李宁详解
孕产期饮食营养

李宁 编著

四川科学技术出版社

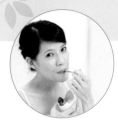

前言
FOREWORD

好"孕"，从饮食中来

准妈妈自从怀上了宝宝，吃饭便是一件再也马虎不得的事情了。孕期饮食营养的重要性不可小觑。如果准妈妈孕期不能好好吃饭，我们所盼望的健康、活泼、聪明的宝宝就不会来得那么容易。

从一颗肉眼看不见的受精卵到出生后拥有3 500克左右的体重，宝宝的这些变化都是在短短的280天内完成的。对成人而言，这些体重或许只是让自己略微发胖了；但对宝宝而言，则是以惊人的速度在快速成长。这如同在高速路上飞驶的汽车，只要速度不变，哪怕出现一点方向性的偏差，都是容易出问题的。因此，准妈妈孕期的饮食大意不得。

准妈妈要做有"意"之人，但在孕期饮食这件事上，一切又都充满了问号，会让准妈妈心中充满疑惑：

孕前，多吃什么样的食物才能养精强卵？

营养素种类很多，哪几种该重点补充？

叶酸很重要，究竟是食补好，还是药补好？

孕早期孕吐，为什么如此严重，会影响胎儿健康吗？

吃什么会加重孕吐？吃出来的孕吐，又能吃回去吗？

食物总有它不为人知的另一面，常见食物哪些易导致流产？

孕期为何爱吃酸？"酸儿辣女"真是吃出来的吗？

胎儿大脑发育关键期，该补充什么营养？

孕期体重一直在增长，"胖"与"不胖"究竟怎么界定？

孕期怎样补充营养，才不至于因产后缺乳而影响宝宝吃饭？

问题，不在于存在，而在于不能及时发现或者没有人提醒。基于此，针对许多困扰准妈妈和新妈妈们的问题，本书给出了详尽的解答。在这段特殊时期里，有我们的营养专家、孕育专家与你一路同行，相信你的孕期和哺乳期一定平安而圆满。

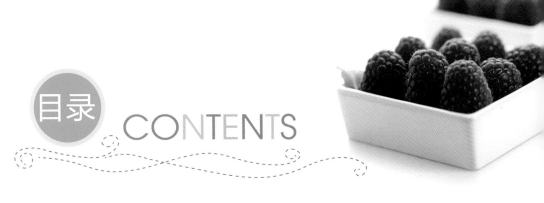

目录 CONTENTS

PART 1
备孕期 孕育优质卵子

PART 2
孕早期　减轻孕吐影响

PART 3
孕中期　搭配完美饮食

孕中期饮食营养指导

孕4月同步饮食方案

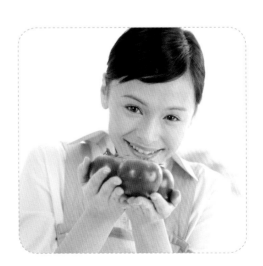

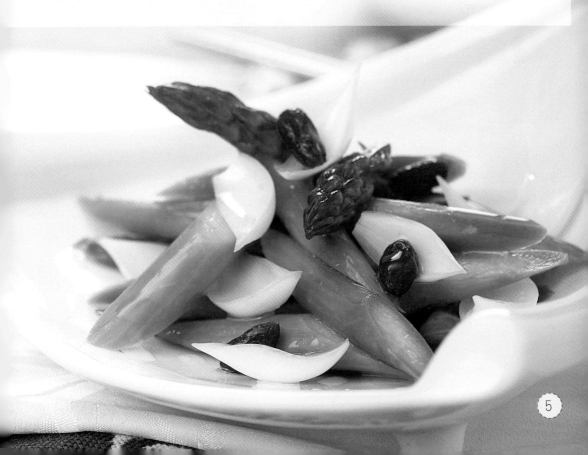

PART 4
孕晚期　营养均衡更重要

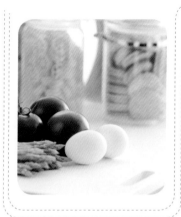

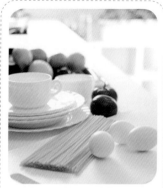

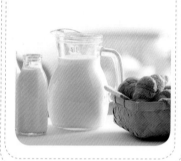

PART 5
孕期营养素补充方案

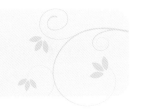

热量：胎儿生长发育的能源

蛋白质：构建生命的原材料

脂肪：构建细胞的重要成员

糖类：提供能源的主力军

PART 6
孕期常见症状饮食调养

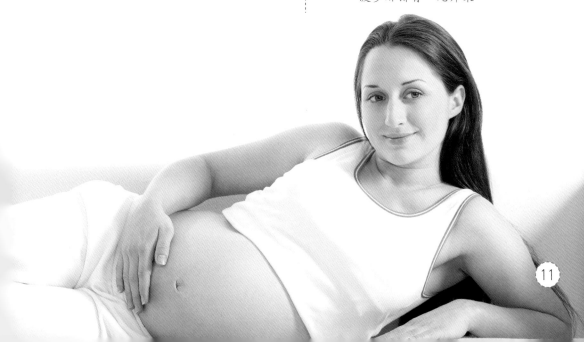

PART 7
产后期　月子饮食宜忌

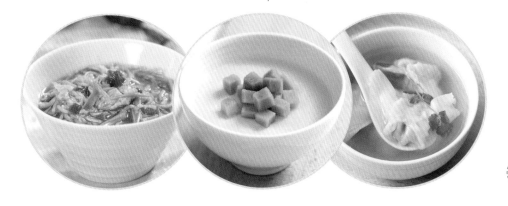

PART 8
产后特殊情况调理

Part 1

备孕期
孕育优质卵子

合理膳食和均衡营养是成功妊娠所必需的物质基础。为降低出生缺陷、提高生育质量、保证妊娠的成功，夫妻双方都应做好孕前的营养准备。育龄女性在计划妊娠前3~6个月应接受特别的膳食和健康生活方式指导，调整自身的营养状况、健康状况和生活习惯。

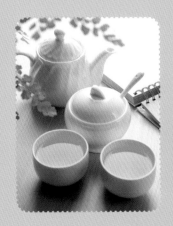
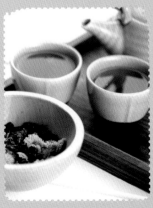
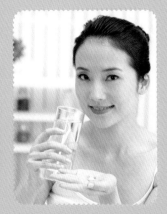

备孕饮食营养指导

一旦准备孕育小宝宝，即将为人父母者担负着极大的责任。这个时候准父母要开始严格要求自己，尤其要在饮食营养习惯和饮食结构上严格要求自己，避免触碰饮食禁区。

🍎 备孕女性应在孕前就加强饮食营养

很多女性知道自己怀孕后，就开始注意饮食的选择和营养的补充，其亲人也特别关心孕妇的饮食，希望她吃得好些。母亲健康，胎儿才能正常发育。这当然是必要的。但是，只重视怀孕后的饮食是不够的，对于孕前的饮食也不可忽视。

女性孕前饮食，主要是为孕早期的3个月储备营养素，这对于妊娠期很关键、很重要。

胎儿发育的重要时期，是怀孕的前3个月。胎儿的各重要器官如心、肝、肠、肾等都在这一时期分化完毕，初具规模。大脑开始发育，胎儿必须从母体内获得足够而齐全的营养，特别是优质蛋白质、脂肪、矿物质和维生素。这些物质一旦不足，就会妨碍胎儿的正常发育。而这些营养成分有的并不能随用随摄入，有一部分要依赖母体的储存。

怀孕后1~3个月的胎儿发育关键期，正是母体妊娠反应时期。孕早期多数女性会出现恶心、呕吐、不想进食等早孕反应，影响充足营养的摄取。妊娠早期胎儿的营养来源，很大一部分依靠母体内的储备。

孕期良好的营养贮备对于胎儿很有益处，有些营养物质是可以提前贮备的。比如一些脂溶性维生素，维生素A、维生素D；以及一些矿物质元素，如钙、铁、碘等。在孕早期有些营养物质的需要量即开始增加，如碘、叶酸等，因此在备孕期贮备这些营养物质就显得更为重要。如果孕前贮备不足，孕早期发生妊娠反应时食物的摄入大大减少，容易造成营养物质的缺乏。此外，对于孕中期开始需要增加的营养物质，如蛋白质、钙、铁、锌等，备孕期适当补充也非常有好处，这样可以减少孕期发生不足的可能性。

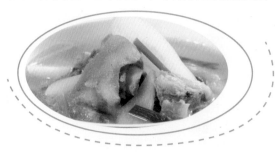

🍎 备孕饮食对胎儿健康及智力的影响

孕前营养储备的多少，会直接影响到胎儿的早期发育。国内外大量的调查资料表明，新生儿的健康状况与母亲的孕前营养状况明显相关。妇女孕前营养不良，体内各种营养素就会储备不足，如果怀孕后又不能及时补充，则胎儿不能从母体中摄取足够的营养素，胎儿的发育就会受到限制。甚至有的母亲由于孕前缺乏维生素A或锌，可能导致胎儿畸形。

宝宝大脑和神经系统的发育和完善，自母亲怀孕第5周左右即开始，一直持续到孩子的青春期为止。其中最关键的时期，是母亲怀孕3~6个月这一阶段。此时，母体的任何不良因素都将影响胎儿脑的发育。研究表明，此时母体营养不良将会导致胎儿脑细胞数量减少或细胞体积缩小，从而影响胎儿脑的发育和出生后的智力，这是后天无法弥补的损失。

再有，平时营养差的妇女，必然体质差。即使孕后加强了营养，但由于胎儿的需求，孕妇的体质不可能有明显的增强。因此，她们往往很难忍受妊娠和分娩期间的大量体能消耗，致使分娩时产力弱，子宫收缩无力，产程延长，甚至造成难产，给产妇、新生儿带来危险。

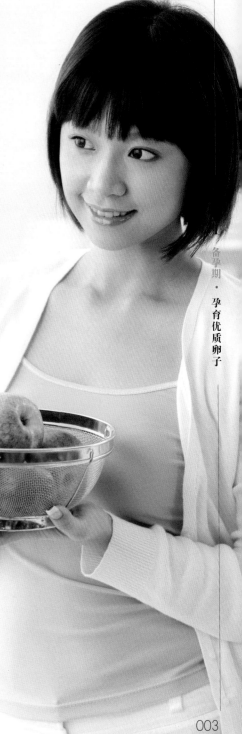

🍎 备孕期营养过剩危害大

怀孕准备阶段以及孕期，我们往往强调营养不足的危害性。其实，营养过剩的危害也不容忽视。

营养过剩对孕妇健康的影响

1. 肥胖：能量或者产生能量的营养素（主要是脂肪和糖类）摄入过多容易造成孕期体重增加过度，从而导致肥胖。

2. 产程延长：肥胖造成孕妇腹部脂肪堆积，生产时腹部力量不足；同时造成胎儿过大。这两者都会导致产程延长。

3. 先兆子痫：肥胖容易造成孕期血压增高，从而增加先兆子痫的发生率。

4. 妊娠期糖尿病：肥胖和营养过剩也使妊娠期血糖增高的危险性增加，增加妊娠期糖尿病的风险。

营养过剩影响胎儿的健康

1. 过多的热能营养素会使胎儿生长发育加速，成为巨大儿，造成难产，出生过程中容易有产伤。

2. 巨大儿出生后容易有低血糖、低血钙、高胆固醇血症等并发症，同时也是成年患肥胖、糖代谢异常、高血压的潜在因素。

3. 某些氨基酸摄入过多，造成营养不平衡时可致胎儿畸形及智力障碍。维生素A过多会导致流产、无脑儿和唇裂等。维生素D过多会导致多脏器钙化等。

中国营养学会·十条饮食建议

1.食物多样，谷类为主，粗细搭配。

2.多吃蔬菜、水果和薯类。

3.每天吃奶类、大豆或其制品。

4.常吃适量的鱼、禽、蛋和瘦肉。

5.减少烹调油用量，吃清淡少盐膳食。

6.食不过量，天天坚持运动，保持健康体重。

7.三餐分配要合理，零食要适当。

8.每天足量饮水，合理选择饮料。

9.如饮酒应限量。

10.吃新鲜卫生的食物。

李宁详解孕产期饮食营养

🍎 备孕期饮食原则

　　合理膳食和均衡营养是成功妊娠所必需的物质基础。为降低出生缺陷、提高生育质量、保证妊娠的成功，夫妻双方都应做好孕前的营养准备。育龄妇女在计划妊娠前3~6个月应接受特别的膳食和健康生活方式指导，调整自身的营养、健康状况和生活习惯，使之尽可能都达到最佳状态以利于妊娠的成功。中国营养学会在其所推荐的十条一般人群膳食指南基础上，对孕前期妇女膳食指南增加了以下内容。

调整孕前体重至适宜水平

　　孕前体重与孕期体重的增加幅度，以及新生儿的出生体重，还有孕期并发症等都密切相关。孕前无论是肥胖还是体重不足，都对妊娠的结局有不利影响。所以处于备孕期的女性应把自己的体重调整到一个合适的水平。一般来讲，是指体重指数在18.5~23.0千克/米^{2}之间。

常吃含铁丰富的食物

　　良好的铁营养是成功妊娠的必要条件，孕前缺铁易导致早产、孕期母体体重增长不足以及新生儿低出生体重。因此，孕前女性应储备足够的铁为孕期所用。建议孕前期妇女适当多摄入含铁丰富的食物，如动物血、肝脏、瘦肉等动物性食物，以及黑木耳、大枣等植物性食物。缺铁或贫血的育龄妇女可适量摄入铁强化食物或在医生指导下补充小剂量的铁剂(10~20毫克/天)。同时，注意多摄入富含维生素C的蔬菜、水果，或在补充铁剂的同时补充维生素C，以促进铁的吸收和利用，待缺铁或贫血得到纠正后，再计划怀孕。

禁烟酒，保持健康生活方式

　　夫妻一方或双方经常吸烟或饮酒，不仅影响精子或卵子的发育，造成精子或卵子的畸形，还会影响受精卵在子宫的顺利着床和胚胎发育，导致流产。酒精可以通过胎盘进入胎儿血液，造成胎儿宫内发育不良、中枢神经系统发育异常、智力低下等。因此，夫妻双方在计划怀孕前的3~6个月都应停止吸烟、饮酒；计划怀孕的妇女要远离吸烟的环境，减少被动吸烟的伤害。

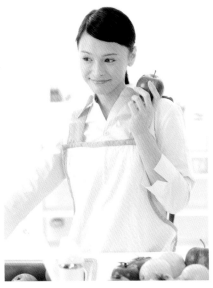

🍎 备孕女性何时开始营养贮备

为了确保孩子的健康成长，备孕女性从准备怀孕开始，就需要注意营养状况的调整。如果准妈妈本身营养摄入不足，宝宝就不能从妈妈的日常饮食中摄取到足够的营养。如果等到怀孕后再注意，那就是"亡羊补牢"了。

不同体质的女性，由于个体之间的差异，在孕前营养补充、饮食调理、开始时间、营养内容、加量多少等问题上，可因人而异。

体质营养状况一般的女性，受孕前3~6个月，就要开始注意饮食调理，每天要摄入足够量的优质蛋白、维生素、矿物质和适量脂肪，这些营养物质是胎儿生长发育的物质基础。

身体瘦弱、营养状况较差的女性，孕前饮食调理更为重要，最好在怀孕前1年左右就应注意。

身体健康、营养状态较好的女性一般来说不需要更多地增加营养，但优质蛋白、维生素、矿物质的摄入仍不可少，只是应少进食含脂肪及糖类较高的食物。

🍎 了解孕期必需的营养素

目前已证实人类必需的营养物质多达40余种，这些营养物质必须通过食物摄入来满足。其中，蛋白质、脂类和糖类不仅是构成机体的成分，还可以提供能量。

在人体必需的矿物质中，有钙、磷、钠、钾、镁、氯、硫等必需常量元素和铁、碘、锌、硒、铜、铬、钼、钴等微量元素。

维生素可分为脂溶性维生素和水溶性维生素。维生素A、维生素D、维生素E、维生素K是脂溶性维生素，维生素B_1、维生素B_2、维生素B_6、维生素B_{12}、维生素C、泛酸、叶酸、烟酸、胆碱和生物素是水溶性维生素。

除了这些营养素外，水也是人体必需的。另外，还有膳食纤维及其他膳食成分对维持健康也是必要的。

李宁详解孕产期饮食营养

🍎 备孕应重点关注的营养素

蛋白质

蛋白质是生命的基础，是构成人的内脏、肌肉以及大脑的基本营养素。如果妇女在孕前摄取蛋白质不足，就不容易怀孕，或者怀孕后由于蛋白质供给不足，胚胎发育迟缓，或者发育不良，造成先天性疾病及畸形，而且容易流产。此外，产后母体也不容易恢复。有的妇女就是因为产前蛋白质摄取不足，分娩后身体一直很弱，还伴有多种并发症发生。因此，成年人蛋白质的推荐摄入量为每天每千克体重1~1.2克。备孕女性按照这个推荐量摄入即可。既不要摄入过低，也不要摄入过高。

饮食指导：含有丰富蛋白质的动物性食物有牛肉、猪肉、鸡肉、肝类、鱼、蛋、牛奶、乳酪等；植物性食物有豆腐、黄豆粉、豆类及其制品。

叶酸

叶酸有抗贫血功能，还有利于提高胎儿的智力。多食叶酸可以预防和治疗妊娠期大细胞性贫血、婴儿营养性大细胞性贫血等疾病。近年来，科学家发现叶酸在改善先天愚型患儿智力方面也有特殊的功能。叶酸是传导神经冲动的重要化学物质，孕妇一旦缺乏它，除了可以引起大细胞性贫血外，还会导致胎儿脑神经受损。所以，为了孕妇的健康以及孩子的成长和智力发育，孕前孕后都要注意叶酸的补充。最好在孕前3个月开始补充叶酸，防止胎儿神经管畸形。

饮食指导：叶酸含量较高的食品有小牛肝、鸡蛋、多叶绿色蔬菜、豆类、谷物、花生等。

钙

钙是形成骨骼与牙齿的主要成分，是胎儿发育过程中不可缺少且用量较多的一种微量营养素。钙可以安定精神，防止疲劳，对将来的哺乳也有利。因此，备孕女性在饮食中一定要有足够的钙摄入。中国营养学会建议普通成年人每天钙的摄入量为800毫克。备孕女性最好不要少于这个量。虽然孕早期对于钙的需要量并未增加，但由于孕中后期胎儿发育需要大量的钙，所以提前做准备更为合适。

饮食指导：含钙多的食物有鱼类、牛奶、乳酪、海藻类及绿色蔬菜等。

铁

铁是血红蛋白的主要成分，在人体内最主要的功能是组成血红蛋白，并进一步形成红细胞。人体如果缺铁，就会发生贫血，容易倦怠。缺铁性贫血是孕期最容易出现的问题。因为进入孕中期以后，母体的血容量大大增加，导致血液稀释；另外，胎中晚期的胎儿也需要大量的铁用于自身发育以及贮备。所以孕期容易出现铁不足。贫血不但不利于胎儿的生长，而且生产时会出现低热或迟发性出血等并发症，出血量也会增加。这样，产后母体恢复较慢，甚至可能造成致命的伤害，非常危险。为了防止妇女怀孕中期贫血，除了在孕期注意补铁外，在孕前就要开始多摄取铁。铁能在人体内储存4个月之久，所以，孕前就应当注意多选用一些含铁高的食物，以免出现铁摄入不足。

饮食指导： 含铁丰富的食物有海带、黑木耳、紫菜、芝麻酱、猪肝、羊肾、驴肉、牛奶、鸡肝、鸡蛋黄、带鱼、萝卜干、荠菜、香菜、豆腐、腐竹、豌豆、绿豆、豇豆、小白菜、大头菜、柑橘、核桃仁等。

锌

锌对人体的生理作用是相当重要的。首先，锌是人体内一系列生物化学反应所必需的多种酶的重要组成部分，对人体的新陈代谢活动有重大影响。缺锌会导致味觉及食欲减退，从而减少营养物质的摄入，影响生长发育。其次，锌还具有影响垂体促性腺激素分泌、促进性腺发育和维持性腺正常功能的作用。因此，缺锌不但可以使人体生长发育迟缓，身体矮小，而且可导致女性乳房不发育、闭经，造成女性不孕，也可使男性精子减少或无精子。

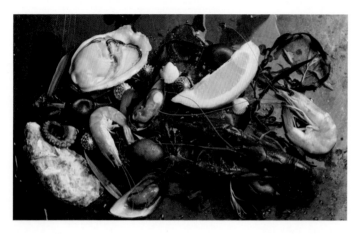

饮食指导： 含锌比较多的食物有豆类、小米、萝卜、大白菜、牡蛎、牛肉、羊排、仔鸡、熏鲟鱼、茶叶等。女性多吃这些食物，可以补锌。

维生素

妇女在受孕前，一定要注意补充各类维生素，补充的时间以受孕前2～3个月为宜。

维生素A

可以保护皮肤和黏膜的健康，增强对细菌的抵抗力。当妇女患维生素A缺乏症时，就难以受孕，即便怀孕也容易流产或造成胎儿骨骼发育不好、抵抗力弱等现象。

饮食指导： 从鱼肝油、奶油、乳酪、牛奶、鳗鱼、肝、绿黄蔬菜等食物中可以补充到维生素A。

维生素C

维生素C的功能在于维持内分泌的平稳，加强血液凝固及增强对细菌的抵抗力。准备怀孕的妇女要摄入足够的维生素C。孕妇如果缺乏维生素C，可能有早产、流产的危险，还会有贫血、分娩时大量出血、胎儿发育不良等异常现象发生。

饮食指导： 橘子、草莓等水果及绿黄蔬菜、淡色蔬菜中都含有大量维生素C。

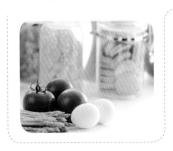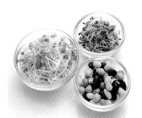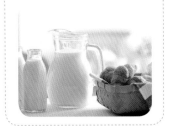

维生素B$_1$

维生素B$_1$在人体内的主要生理功能是构成脱羧酶的辅酶参加糖的代谢。如果缺乏维生素B$_1$，会发生脚部水肿、便秘、食欲不振、心室肥大、神经炎等疾病，孕期缺乏可能造成早产或死胎，也容易生出先天性体质衰弱的婴儿；产妇的分娩时间会延长，引起子宫收缩缓慢等症状。因此，妇女怀孕前，应注意补充维生素B$_1$。

饮食指导： 谷类、肝、肉、豆、牛奶、绿黄蔬菜等都含有大量的维生素B$_1$。

维生素B$_2$

维生素B$_2$在人体内的主要生理功能是构成黄素酶的辅基参加物质代谢。缺乏维生素B$_2$通常会引起口腔炎、角膜炎、皮肤病等，并可能影响胎儿发育。

饮食指导： 维生素B$_2$含量高的食物有动物肝脏、蛋、肉类、牛奶、绿黄蔬菜等。

🍎 了解各种食物的营养特点

营养对于我们来说是个很抽象的概念，日常生活中我们直接面对的是食物，了解这些食物的特点无疑对孕前及孕期营养的摄取很重要。

人类的食物是多种多样的。各种食物所含的营养成分不完全相同，每种食物都至少可提供一种营养物质，但任何一种天然食物都不能提供人体所需的全部营养素。因此，平衡的膳食必须由多种食物组成，才能满足人体的各种营养需求，达到合理又营养，并促进健康的目的。因而，备孕女性应广泛食用多种食物。

食物可分为五大类：

谷类、薯类及杂豆类

谷类包括米、面、杂粮，薯类包括土豆、甘薯、木薯等，杂豆类包括红小豆、绿豆等，主要提供糖类、蛋白质、膳食纤维及B族维生素。

动物性食物

包括肉、禽、鱼、奶、蛋等，主要提供蛋白质、脂肪、矿物质、维生素A、B族维生素和维生素D。

大豆和坚果

包括黄豆、黑大豆、青大豆等大豆类，核桃、杏仁等坚果类，主要提供蛋白质、脂肪、膳食纤维、矿物质、B族维生素和维生素E。

蔬菜、水果和菌藻类

主要提供膳食纤维、矿物质、维生素C、胡萝卜素、维生素K及有益健康的植物化学物质。

纯能量食物

包括动植物油、淀粉、食用糖和酒类，主要提供能量。动植物油还可提供维生素E和必需脂肪酸。

🍎 调整体重，让身体做好受孕准备

怀孕时的标准体重究竟是多少呢？我们可以用下面的公式进行计算。其中BMI为体重指数：

BMI=体重（千克）÷[身高（米）]^2

计算结果即BMI指数在18.5～23.9是正常体重。如果低于18.5，属于偏瘦，应该适当增加体重；如果高于24，属于偏胖，应该适当进行减肥。

太胖的准妈妈可以这么减肥

太胖的准妈妈可以通过调节饮食、合理运动来减少体重。

健康饮食 早饭吃饱，中午吃七分饱，晚饭尽量少吃。饮食粗细搭配适宜，拒绝油炸、烧烤、高热量等不健康食品。多喝水，每次进食多咀嚼几下，少食多餐，促进新陈代谢，减少过量饮食。喝白开水或淡茶水为宜，不喝含糖饮料，每日饮水量保持在1600~2000毫升即可。

坚持运动 每日坚持运动15分钟以上，时间不要太短，也不要过长，避免过度劳累。如果周末天气晴好，多进行一些户外运动，如游泳、登山、打球等。

切记千万不要使用减肥药来盲目减肥，以免药物对身体造成伤害。也不要选择过分节食甚至禁食，如果每日营养跟不上，就会影响各器官的正常运作，影响生殖机能。对于女性而言，过度节食还可能引起内分泌失调，对怀孕造成一定影响，得不偿失。

太瘦的准妈妈可以这么增重

太瘦的准妈妈也可以通过合理的饮食与适当的运动达到增加体重的目的。

◎ 不挑食，一日三餐要吃足、吃好。对于过瘦的准妈妈，还可以选择适当加餐，可在下午食用适量高蛋白及高营养的点心，如三明治、豆浆、鸡蛋等。

◎ 不偏食，饮食粗细搭配，各种食物都要食用，从各种渠道增加营养。

◎ 饮食中增加适量油脂，增加热量。多食用少骨、少刺、多肉的食物，少食用多骨、多刺、费时的食物。如可多食鸡腿，少食鸡翅、鸡脚等。

◎ 调整进食顺序，如先吃饭后喝汤。

◎ 保证充足的睡眠，保持心情愉悦。心情放轻松，营养吸收得多且好。

◎ 适度运动，增加食量，可以选择慢跑、游泳、走路等运动，使体重健康地增长。

如果出现准妈妈体重尚未达到标准就意外怀孕的情况，也不必担心，只要在孕期注意合理补充营养，满足胎儿的生长需求就好。注意听从医生的建议，选择适合自身情况的方式补充营养。

🍎 素食女性这样加强营养

素食者一般由于食物结构的关系，容易在营养素的摄取上有所偏颇。

素食的优点

由于不吃肉类，摄取的胆固醇及饱和脂肪酸较食肉者少，能减少心血管疾病及高血压的罹患率。

由于吃大量蔬菜，摄取较多钾、抗氧化营养素、维生素、植物醇、纤维素等，可减少癌症的罹患率。

健康的生活形态，较少抽烟、喝酒，经常运动，减少慢性代谢性疾病的罹患率。

素食的缺点

全素食者如果没有摄取足够的蔬果、谷类、豆类，会造成营养不良，甚至营养失衡。

蛋奶素者虽然营养佳，但若大量摄入全脂奶制品，或大量油脂及高热量（如棕榈油、氢化油、椰子油等酥炸食品），仍易导致心血管疾病。

蛋素者因不喝牛奶，钙质及维生素D较易缺乏，需从其他食物及晒太阳来获取。

由于不吃肉，从植物性来源食物中吸收的铁质会比较少。因此，餐食中必须配搭大量维生素C，以提高铁质吸收率。

长期吃全素会导致维生素B_{12}缺乏症，导致大细胞性贫血。而维生素B_{12}存在动物性肉类、鸡蛋及乳制品中，蛋奶素者一般不会缺乏。

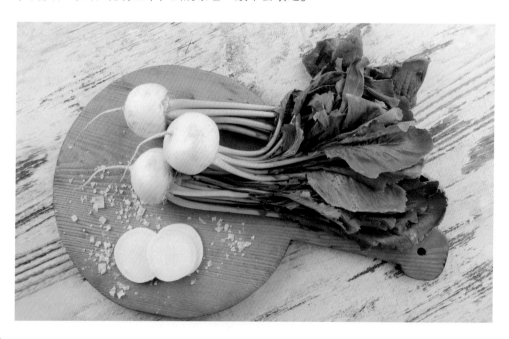

孕期素食的质

要提高蛋白质的生理价值，应特别注意餐点中各式蛋白质的搭配。一般而言，动物性来源蛋白质氨基酸成分中人体必需氨基酸的含量较高且较均匀，吸收到体内后，容易被身体利用，称为"高生理价值的蛋白质"；植物性来源蛋白质（如豆类、五谷根茎类、蔬菜等）的氨基酸组成中，人体必需氨基酸的含量较少且不均匀，吸收到体内后，不易被身体利用，称为"低生理价值的蛋白质"。这就需要将不同食物中的氨基酸，用取长补短的方式组合，来提高蛋白质的吸收率。如大豆中富含赖氨酸，贫于蛋氨酸，五谷类、玉米、坚果类及种子富含蛋氨酸，贫于赖氨酸。将这两种食物有意识地搭配，就可以提高蛋白质吸收率。

孕期素食的量

依照中国营养学会膳食营养的建议，怀孕中期以后每日需增加20克蛋白质，要达到这个量，可以按素食类型，检视每天的食物。

蛋奶素者

1~2个蛋、2~3杯奶、坚果及种子1~2汤匙、水果2~3份、叶菜3~4盘、豆类1~2碗、五谷杂粮饭2~3碗、豆制品2~3份（4~6满汤匙）。

全素者

坚果及种子1~2汤匙、水果2~3份、叶菜4~5盘、豆制品5~6份(10~12满汤匙)、五谷杂粮饭3~4碗。

素食烹调窍门

为了更好地保存食物中的维生素，烹调蔬菜时不宜加水烹煮，应大火快炒。

准备怀孕的女性或已怀孕的准妈妈，不妨尽量放宽自己的饮食范围，比如可以吃奶素或蛋素，就不要选择全素食；能蛋奶素就不要选择蛋素或奶素。越是均衡的饮食，对胎儿的成长会越有益。

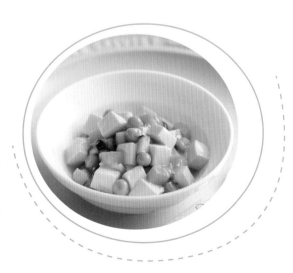

🍎 不孕不育的饮食调理

对于人类来说，生育传承是一种天性，但有的人偏偏有不育的烦恼。大多数时候，我们会在自己的遗传因素上找原因，希望找到一个先天性的缺陷来说明不育不是自己造成的错误。但是现代医学研究告诉我们，不育也与自己不健康的生活方式相关，尤其是在饮食方面。

饮食与不孕不育的关系是非常密切的。饮食习惯不良，比如，偏食或节食等，常常会导致营养不良，从而导致女性的排卵规律和男性的精子质量受到影响。

中医学上认为药食同源，合理适当的膳食对不同原因的不孕都有一定的帮助。

饮食建议

不孕症的食疗，以富含蛋白质、胆固醇和维生素A、维生素E、维生素B_6以及微量元素锌等的食物为宜；部分补肾养血的中药和食物，也可能会有一定的帮助。

女性在生活中不可为了减肥长期刻意不吃东西或者吃素食。这会造成营养不良、卵子活力下降、月经不正常，从而导致难以受孕。尤其是年龄超过30岁的女性，生育能力下降，更要谨慎行事。

饮食不可过于辛辣、刺激。饮食辛辣、刺激会导致女性月经不调，卵泡发育不良。过度饮用可乐、浓茶、咖啡也会对孕育产生影响。大量的咖啡因会使女性雌性激素分泌减少，而雌性激素水平的下降会导致排卵功能的障碍；男性长期大量喝咖啡容易导致性欲的减退，尤其是做爱前喝咖啡等含咖啡因的饮料，易压抑副交感神经，降低性欲。

尽量避免吸烟、喝酒；少吃油炸、烧烤、烟熏、腌渍的食物；也尽量不吃含反式脂肪的食物。

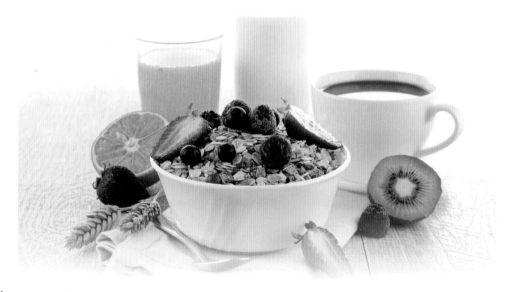

五子衍宗粥

材料： 菟丝子、枸杞子各30克，覆盆子12克，车前子6克，五味子3克，粳米100克，白糖适量。

做法

1.先将上药用布包好，加水煎汁去渣。

2.入米煮粥，粥熟调入白糖，稍煮即可。

服法： 早晚服，7～10日为1个周期，隔3～5日再服。

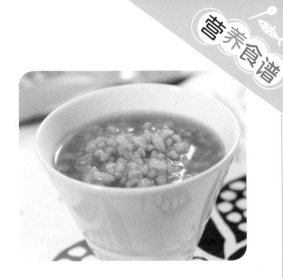

海味调经种玉汤

材料： 墨鱼（干）100克，海藻12克，苍术10克，鹌鹑蛋6个，细盐、生姜末、料酒、味精各适量。猪杂骨汤1500毫升。

做法

1.将墨鱼水发，洗净，切成丝；将海藻、苍术洗净。

2.将墨鱼丝、海藻、苍术同放砂钵内，加入猪骨汤，旺火烧沸，汤沸时打入鹌鹑蛋，加入细盐、料酒、生姜末，改文火，再煨60分钟，起锅时在汤内加入适量味精。

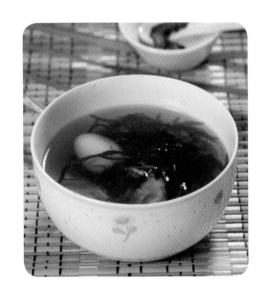

枸杞子粥

材料： 枸杞子20克，大米100克；蜜糖适量。

做法

1.将大米淘洗干净，下锅加清水上火烧开。

2.把枸杞子洗净，放入米锅内，同煮成粥，加入蜜糖调匀即可食用。

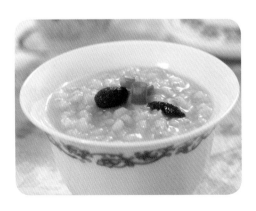

🍎 一日三餐学问大

一般情况下，人一天需要的营养应该均摊在三餐之中。每餐所摄取的热量应该占全天总热量的1/3左右，但午餐既要补充上午消耗的热量，又要为下午的工作、学习提供能量，可以多吃一些。所以，一日三餐的热量，早餐应该占30%，午餐占40%，晚餐占30%，这就是人们常说的"早吃好，午吃饱，晚吃少"。

早餐

30%

早餐要注意数量，还要讲究质量，要适当地增加一些含蛋白质丰富的食物，如牛奶、豆浆、鸡蛋等，使体内的血糖充足，从而使人精神振奋，能精力充沛地工作学习。早餐不能在家吃的人，可以买份三明治，有蔬菜，有主食，比较理想。

吃中式早餐的人，建议在稀粥、酱菜中，加一盘烫青菜，补充纤维素的摄取。另外，吃西式早餐的人，建议少吃夹馅面包，因为热量、油脂量都偏高，不能常吃，可以尝试全麦面包片。如果觉得全麦面包口感不好，可以选择吐司，在上面抹一小匙果酱，但是要经常变换涂抹吐司的酱料，避免每天涂奶油（能量较高，可能积累反式脂肪）、花生酱（脂肪，能量较高）或果酱（能量较高，糖分高），而且要少涂一点。从摄入量来讲，两片吐司抹花生酱、奶油或夹一片低脂奶酪，再喝一瓶低脂牛奶或酸奶，是比较适当的选择。如果有时间，准备一些生菜、西红柿、小黄瓜夹着吃，营养会更均衡。

午餐

40%

午餐应适当多吃一些，而且质量要高。主食如米饭、馒头、玉米面发糕、豆包等，副食要增加些富含蛋白质和脂肪的食物，如鱼类、肉类、蛋类、豆制品等，以及新鲜蔬菜，使体内血糖继续维持在正常水平，以保证下午的工作和学习。

上班族在选择主菜时记住这个原则：一主菜（如红烧肉）、一半荤半素（如青椒炒牛肉）、两道青菜，这样就可以吃到足够的纤维。

选择面食的人，别忘了加一盘烫青菜，或是切个海带、豆干，海带也有可溶性纤维。

李宁详解孕产期饮食营养

晚餐

30%

晚餐要吃得少，以清淡、易消化为原则，至少要在就寝前2小时进餐。如果晚餐吃得过多，并且吃进大量含蛋白质和脂肪的食物，会不容易消化，进而影响睡眠。

每个人一天要吃约500克的蔬菜，若白天无法达到，在晚餐时，别忘了补充足够的绿色蔬菜。

另外，为了保证纤维素的摄取，晚餐可以将白米饭换成五谷杂粮饭。如果不习惯，或觉得不好吃，也不要马上放弃。杂粮种类很多，如黄豆、红豆、薏仁、麦片等，可以换其他种类，总能找到自己喜欢吃的。或者也可以逐步增加杂粮的比例，如先放1/3，习惯了再增加比例。

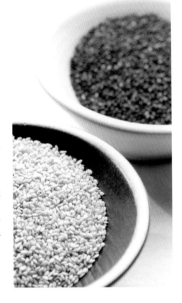

备孕女性一日推荐食物摄入量（克）

［按1800千卡（7535千焦）/天计算］

食物种类	早餐	午餐	晚餐	全天
谷类	75	100	75	250
豆类	-	20	20	40
蔬菜	100	200	200	500
水果	100	50	50	200
肉类	-	25	25	50
乳类	300	-	-	300
蛋类	50	-	-	50
水产品	-	25	25	50
油脂类	5	10	10	25

备孕男性一日推荐食物摄入量（克）

［按2200千卡（9209千焦）/天计算］

食物种类	早餐	午餐	晚餐	全天
谷类	100	125	125	350
豆类	-	20	20	40
蔬菜	100	200	200	500
水果	100	100	100	300
肉类	-	50	25	75
乳类	300	-	-	300
蛋类	50	-	-	50
水产品	-	25	25	50
油脂类	5	10	10	25

🍎 备孕男性应补充的营养

在准备孕育一个健康宝宝之前，我们往往关注的是女性的营养及保健问题，常常忽视了男性的备孕营养。其实，合理地选择食物和养成良好的生活习惯对想当爸爸的男士尤为重要。那么，准爸爸要补充哪些营养元素呢？

锌

研究表明，一部分男性不育患者的生育障碍与体内微量元素的缺失有关。其中，锌的作用尤其重要，它不仅参与精子的构成，还和精子的生成、发育、成熟有密切的关系。因此，男性缺锌可能是男性不育的一个原因。锌的主要食物来源有猪肝、生蚝、扇贝、香菇、牡蛎等。但要注意补锌不可太过，过量的锌反而会抑制生精过程。

常见食物含锌量（毫克/100克）

食物	含锌量	食物名称	含锌量
生蚝	71.20	口蘑	9.04
山核桃（熟）	12.59	香菇（干）	8.57
扇贝（鲜）	11.69	牛肉（前腱）	7.61
芝麻糖	10.26	南瓜子（炒）	7.12
墨鱼（干）	10.02	黑芝麻	6.13
牡蛎	9.39	羊肉（瘦）	6.06

叶酸

叶酸对准爸爸来说，也具有同样重要的意义。当叶酸在男性体内的含量不足时，男性精液的浓度会降低，减弱精子的活动能力，增加受孕难度。另外，叶酸对孕育优质孩子也起着关键作用。如果男性体内的叶酸不足或缺乏，就可能增加染色体缺陷的概率，提高孩子长大后患严重疾病的危险性。叶酸的主要食物来源有动物肝脏、红苋菜、菠菜、生菜、豆类、苹果、柑橘等。

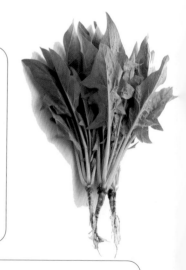

维生素A

男性如果缺乏维生素A，其精子的生成和精子活动能力都会受到影响，从而可能产生畸形精子，影响生育，甚至可能造成不育。富含维生素A的食物有动物肝脏、动物肾脏、乳汁、蛋黄等。

🍎 备孕男性的饮食

精子的生长也需要多方面的营养，其中微量元素锌是精子产生不可或缺的营养元素。男性缺锌，会使性欲及性功能减退，精子产生的数量会下降30%~40%，因此，准爸爸在备孕期也要注意调配日常饮食，为精子提供充足的营养。

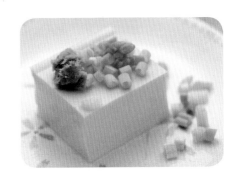

多吃含锌食物 准爸爸可以多吃猪肉、鸡肉、鸡蛋、鸡肝、花生等富含锌的食物。除此之外，也要多补充赖氨酸，它是精子成长不可缺少的成分。男性常吃赖氨酸食物，有益于补肾生精。山药、带鱼、鳗鱼、海参、墨鱼、鱿鱼、泥鳅、银杏、冻豆腐、豆腐皮等食物含有丰富的赖氨酸，平时不妨多食。食用此类食物时，注意不要饮酒，以免破坏其中的营养素，影响吸收。

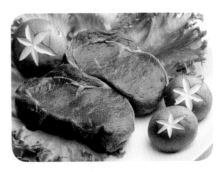

多吃绿色蔬菜、水果 绿色蔬菜中含有大量维生素C、维生素E、锌、硒等利于精子成长的成分。男性缺乏维生素C会损害自身精子的数量和质量，因此，准爸爸们要多食用绿色蔬菜、水果。如果身体体质不能保证从食物中摄取足够的维生素及其他元素，可以在医生指导下服用相关药品，帮助补充。

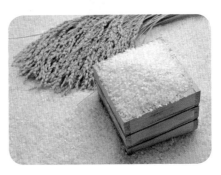

要多吃粗粮 如大豆、小米、糙米等。

少吃加工食品 如咸肉、烤串、香肠、火腿、腌菜等加工食品。

多补充叶酸 研究显示，男性体内叶酸水平过低时，会造成精液浓度降低，精子活力减弱，甚至会加大胎儿出现染色体缺陷的概率。谷类、豆类、花椰菜、菠菜、芦笋、橙、葡萄、肝脏等叶酸含量丰富，日常可以多食用。

不要偏食、挑食 研究表明，偏食、挑食的男性在精子产生数量与质量上都比正常饮食的男性要低，也更容易缺少必要的微量元素。

备孕饮食营养细节

合理的膳食和均衡的营养是成功妊娠所必需的物质基础，女性在计划妊娠前3~6个月应接受特别的膳食和健康生活方式的指导，调整自身的营养、健康状况和生活习惯，使之尽可能都达到最佳状态，以利于妊娠的成功。

🍎 孕前3个月需补充叶酸

叶酸有抗贫血作用，有利于提高胎儿智力，减少胎儿神经管畸形。怀孕的头4周是胎儿神经管分化和形成的重要时期，此时缺乏叶酸会增加胎儿发生神经管畸形及早产的危险。此外，叶酸缺乏还可导致眼、口唇、腭、胃肠道、心血管、肾、骨骼等器官的畸形发生。

由于怀孕的确定时间在妊娠发生的5周以后或更晚，受孕者并没有意识到自己已经怀孕，而有研究显示，妇女在服用叶酸4周以后，体内叶酸缺乏的状态才能得到明显改善。因此，女性可以在怀孕前3个月开始，每天口服叶酸片0.4~0.8毫克，至少要服用到怀孕后3个月。

🍎 孕前需摄入足够的蛋白质

孕早期是胎儿内脏生成和分化的时期，也是脑开始发育的时候。如果准妈妈在孕前摄取蛋白质不足，就不容易怀孕，或者怀孕后胚胎发育迟缓；或胎儿发育不良，出现先天性疾病及畸形。而且蛋白质缺乏容易造成孕妇流产。但是蛋白质的摄入不应超过总能量的20%，摄入量过多会降低女性怀孕的成功率。含有丰富蛋白质的食物有牛肉、瘦猪肉、鸡肉、肝类、鱼、蛋、牛奶、乳酪等；植物性食物中含有蛋白质的有黄豆及其制品、大米、小麦、小米、红薯、花生等。

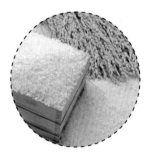
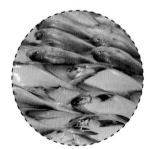
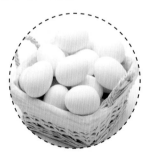

🍎 孕前需贮存钙质

钙是形成骨骼与牙齿的主要成分，是胎儿发育过程中不可缺少且用量较多的一种物质。胎儿骨骼形成所需要的钙完全来源于母体，孕妇消耗的钙量要远远大于普通人，这些钙只靠临时摄入是不能满足的，必须在孕前贮存多量钙质，以供胎儿生长发育需要。孕期摄钙不足会造成肌肉痉挛，引起小腿抽筋以及手足抽搐，严重时还会导致孕妇骨质疏松，引起骨软化症。

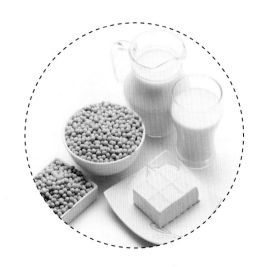

🍎 孕前及时补铁预防贫血

贫血是妊娠常见的并发症。其中，缺铁性贫血是较常见的贫血类型。贫血对母婴都会造成影响。重度贫血可增加母体妊娠期并发症，如妊娠高血压综合征（妊高征）、感染的发生，甚至会出现贫血性心力衰竭；重度贫血对胎儿影响也很大，如早产、胎儿发育不良、胎儿宫内窘迫等发病率均会增加。

为了防止怀孕时发生缺铁性贫血以及为分娩时贮存足够的铁，除了孕期注意补充铁质外，在孕前3个月就要开始有意识地摄取铁质。

🍎 受孕前不要服用安眠药

据分析，安眠药对男女双方的生理功能和生殖功能均有损害。如地西泮、丙米嗪等，都可作用于间脑，影响脑垂体促性腺激素的分泌。男性服用安眠药可使睾酮生成减少，导致阳痿、遗精及性欲减退等，从而影响生育能力；女性服用安眠药可影响下丘脑功能，引起雌激素浓度的改变，造成月经紊乱或闭经，并引起功能障碍，从而影响受孕能力，造成暂时性不孕。

为了避免影响男女双方的生育能力，新婚夫妇或准备怀孕的夫妇千万不要服用安眠药。一旦发生失眠现象，最好采取适当休息、加强锻炼、增加营养、调节生活规律等方法来解决，从根本上改善睡眠。

🍎 受孕不能缺少维生素

维生素是人体必需的营养素，维生素的缺乏会妨碍孕育高质量的宝宝。维生素的补充不能单一化，因为不同的维生素对人体起着不同的作用。维生素A可以维持正常视力和皮肤健康；维生素D可以促进钙的吸收；维生素E在孕早期有保胎防止流产的作用；维生素C可以保护细胞组织免受氧化损伤，增强免疫力，防止维生素C缺乏症（坏血病）和牙龈出血；维生素B$_1$、维生素B$_2$参与能量代谢；其他B族维生素在孕期还有减轻胃部不适、促进食欲、减少妊娠反应的作用。

维生素对男性也起到很大的作用。因此，男性也要合理补充维生素，维生素A能使精子的活动能力增强；B族维生素与男性睾丸的健康有着直接而密切的关系；维生素C能减少精子受损的危险，提高精子的运动性；维生素D能提高男性的生育能力。

所以，在孕前3个月，夫妻双方要正确补充维生素。蔬菜、五谷以及水果中都含有丰富的维生素。

🍎 受孕前充足的碘有益于胎儿智力

近年的研究发现，女性怀孕后，其肾脏对碘的清除率增高，即孕妇的肾脏能够排出较多的碘而发生内源性碘丢失，容易发生孕期碘营养不良。孕妇缺碘不仅能造成胎儿脑发育障碍，还可导致胎儿出生后表现为明显的智力低下和精神运动障碍，如聋哑、偏瘫和身材矮小等典型表现的克汀病，重者可造成畸形、早产、流产、死胎及新生儿死亡。由此可见，碘对孕妇及婴幼儿是非常重要的，准妈妈孕前可以到医院评价一下自己体内碘的营养状况，如果不足，应及时补充。

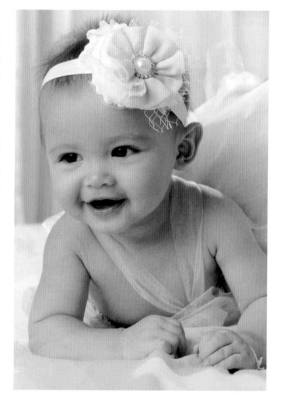

孕妇和哺乳妇女要保证食用合格碘盐，并应适当食用一些富含碘的天然食品，如海带、紫菜、海鱼、虾等含碘丰富的海产品。

🍎 避免吃腌制食品及各种"污染"食品

腌制食品虽然味美，但内含亚硝酸盐、苯并芘等，这两种物质都会使精子和卵子中的遗传物质DNA发生畸变，导致形成的受精卵畸形。因此，准备要宝宝的夫妻最好少吃或不吃这类食物。应尽量选用新鲜天然食品，避免食用含食品添加剂、色素、防腐剂的食品和熟食。水果等要洗净后再食用，以避免农药残留。

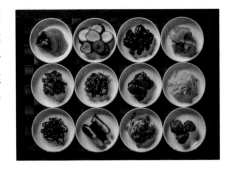

🍎 怀孕前宜戒烟

吸烟妇女在怀孕前要戒烟。专家认为，对妇女怀孕影响最大的首推香烟。香烟中的尼古丁有导致血管收缩的作用，妇女子宫血管和胎盘血管收缩，不利于精子着床。

据统计，吸烟孕妇的自发性流产率为41%，不吸烟孕妇仅为28%。尼古丁对胎儿交感神经系统有毒害作用，可以引起胎儿心动过速、心动过缓或心律不齐，从而引起心脏先天性功能和形态的损伤。吸烟孕妇生下的新生儿容易因为呼吸困难和发育不正常而死亡。而新生儿患先天性心脏病（如动脉导管未闭和法洛四联症）的概率，吸烟孕妇是不吸烟孕妇的2倍。吸烟孕妇生下的新生儿体重可降低90～350克，导致个子矮小、智力发育水平低。

医学专家研究表明，妇女在怀孕20周以前减少吸烟支数或停止吸烟，所生婴儿的出生重量可接近于非吸烟者的婴儿，但仍有先天性异常的危险。因此，妇女在准备要怀孩子时，应提前停止吸烟。

🍎 孕前饮酒的危害

结婚后的夫妻，一方或另一方经常饮酒、酗酒，会影响精子或卵子的发育，造成精子或卵子畸形，使孕妇一开始在体内获得的就是异常受精卵，或影响受精卵的顺利着床和胚胎发育，从而易发生流产。酒后受孕，可造成胎儿发育迟缓，出生后智力低下。酒精可在人体内停留一段时间，因此，受孕前1周就不应饮酒。而对于长期饮酒的女性来说，即使受孕前1周停止饮酒仍有一定的危害。

酒精会导致胎儿正在发育的大脑中的神经细胞自动死亡，这可能导致胎儿出现酒精综合征或成年后患上精神分裂症等。即使是少量、短期的作用，酒精也会使神经系统受损。因此，为了能够孕育一个健康而聪明的宝宝，准备怀孕的夫妻双方，务必在计划怀孕前的6个月甚至1年，停止大量饮酒或酗酒。

🍎 受孕前不宜过量食用高糖食物

怀孕前,夫妻双方尤其是女方,若经常食用高糖食物,则可能引起糖代谢紊乱,甚至成为潜在的糖尿病患者;怀孕后,由于孕妇体内胎儿的需要,孕妇摄入量增加或继续维持怀孕前的不良饮食结构,则极易出现妊娠糖尿病。妊娠糖尿病不仅危害孕妇本人的健康,更重要的是危及孕妇体内胎儿的健康发育和成长,并极易出现早产、流产或死胎等现象。宝宝出生后,孕妇可能成为典型的糖尿病患者,而宝宝可能是巨大儿或发生新生儿低血糖,影响宝宝的健康成长。因此,计划怀孕的夫妻,为了生育健康的宝宝,怀孕前就应调整好饮食结构,避免摄入高糖食物。

🍎 受孕前不宜食用辛辣食物

辛辣食物可以使人的消化功能紊乱,如胃部不适、消化不良、便秘等,甚至会发生痔疮。怀孕后胎儿的长大本身就可以影响孕妇的消化功能和排便,如果继续保持进食辛辣食物的习惯,一方面会加重孕妇的消化不良和便秘或痔疮的症状,另一方面也会影响孕妇对胎儿营养的供给,甚至增加分娩的困难。因此,在计划怀孕前3~6个月,应改变吃辛辣食物的习惯。

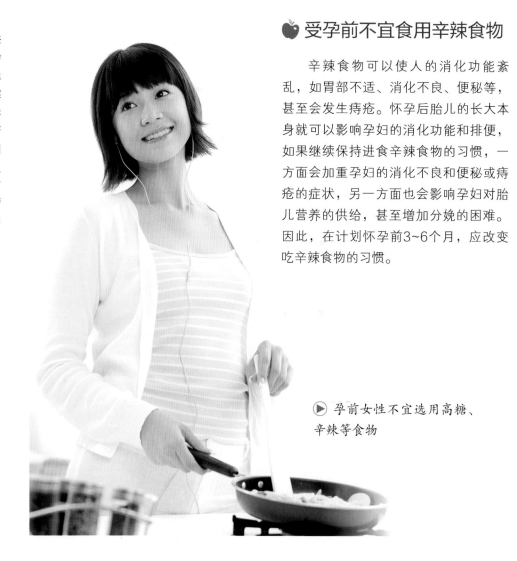

▶ 孕前女性不宜选用高糖、辛辣等食物

Part 2

孕早期
减轻孕吐影响

妊娠早期，胎儿生长缓慢，一般对营养没有太多的要求。但妊娠与未孕前有一定的区别：一是胚胎的发育需要营养；二是绝大部分孕妇会有不同程度的早期妊娠反应，如常发生恶心、呕吐、食欲不振等。所以，在饮食的安排方面要予以注意。

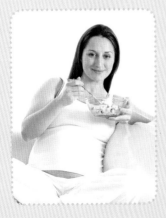
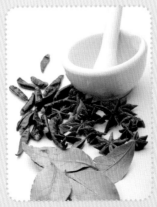
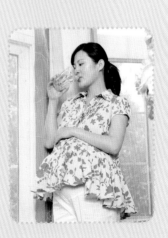

孕早期饮食营养指导

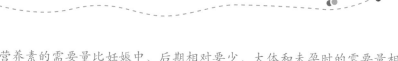

孕早期对营养素的需要量比妊娠中、后期相对要少，大体和未孕时的需要量相同。但这仅是从数量上而言，从饮食质量上，准妈妈不要偏食，要多吃富含蛋白质的食物。孕早期是早孕反应严重的时期，准妈妈要在饮食上加以调理。

🍊 孕早期的营养生理特点

妊娠早期是指怀孕期的前3个月(1~12周)。在此期间，胚胎生长发育速度缓慢，胎盘及母体的有关组织增长变化不明显，母体和胚胎对各种营养素的需要量比妊娠中、后期相对要少，大体和未孕时的需要量相同。

不同的是，妊娠早期正处于胚胎细胞的分化增殖和主要器官系统的形成阶段，是胎儿发育最重要的时期，尤其在怀孕的第3周至第9周，会有很多不利因素使胎儿发育不良或先天缺陷(畸形)。比如，早期胚胎发育所必需的氨基酸不能自身合成，全部需要母体供给。如果氨基酸摄入不足，可使胎儿生长缓慢，身体过小；因氨基酸供给不足而形成的胚胎畸变，是胎儿出生后不可恢复的；胚胎早期的缺锌可导致胎儿生长迟缓，骨骼和内脏变形，中枢神经系统畸形；孕妇摄入微量元素不足，会影响胎儿的正常发育；孕妇饥饿会使血液中酮体蓄积，并积聚于羊水中被胎儿吸收，胎儿吸收过多的酮体，会对大脑的发育产生不良影响，使胎儿出生后至4岁时的智商低于正常儿童的水平。这个时期也是胎儿最不稳定、易于流产的时期。另外，某些食品添加剂、食品污染物对胚胎也具有毒性作用。

在妊娠早期，绝大部分孕妇会有不同程度的早期妊娠反应，如常发生恶心、呕吐、食欲不振等，一般是从怀孕的第6周开始，至第12周消失。妊娠反应往往会改变孕妇的饮食习惯，影响营养素的摄入。

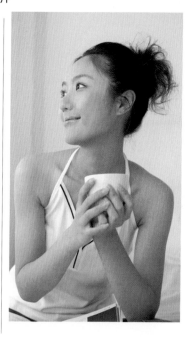

🍋 孕早期的营养要求

全面而合理的营养

在妊娠早期，胚胎各器官逐渐形成，因而需要多种营养成分，包括蛋白质、糖类、维生素、矿物质、脂肪和水等。

优质蛋白质是最重要的物质

蛋白质在胚胎发育中影响最大，蛋白质缺乏会影响胎儿中枢神经系统的发育和功能，使脑组织细胞数量减少，即使在胎儿出生后再摄入足够的蛋白质也不能恢复。妊娠早期蛋白质摄入量应不低于未孕妇女的摄入量。重要的是要选择肉类、奶类、蛋类和鱼类蛋白质，这些都属于优质蛋白质。

注意增加适量的热量摄入

热能主要来源于脂肪和糖类。脂肪主要来自动物油和植物油。植物油如芝麻油、豆油、花生油、玉米油等，既能提供热量，又能满足母体和胎儿对脂肪酸的需要。

注意维生素及无机盐的补充

在怀孕第9~10周，胎儿骨骼开始骨化。钙、磷摄入不足，会影响骨骼的发育；铁摄入不足，会造成中、后期妊娠贫血；锌缺乏，会导致胎儿畸形。因此，多食用含钙、磷、铁、锌等的食物十分重要，如奶类、豆类、海产品、肉类、动物血、芝麻、木耳、动物肝脏、花生、核桃等。B族维生素主要来源于谷类粮食。

孕早期准妈妈营养素每天需求量

营养素	需求量	营养素	需求量
维生素A	700微克	维生素C	100毫克
维生素D	10微克	叶酸	600微克
维生素E	14毫克	钙	800毫克
维生素B$_1$	1.2毫克	铁	20毫克
维生素B$_2$	1.72毫克	碘	230微克
维生素B$_6$	2.2毫克	锌	9.5毫克
维生素B$_{12}$	2.9微克	硒	65微克

🍊 孕早期的饮食安排

妊娠早期的3个月内，胚胎的变化主要是分化发育，体形尚小；孕妇的体重增加不大，所需的营养也不多。这个时期的孕妇半数以上都有不同程度的早孕反应，食欲不好，因此不必强求孕妇补充太多的营养，可以想吃什么就吃什么。饮食以少食多餐、避免油腻、易消化为原则。

烹调多样化

根据准妈妈的口味和妊娠反应情况选用烹调方法。对喜酸、嗜辣者，烹调中可适当增加调料，引起准妈妈食欲。呕吐脱水者，要多食用水果、蔬菜，补充水分、维生素、矿物质。热食气味大，妊娠呕吐者比较敏感，可以适当食用冷食或晾凉再用，以防止呕吐。

少食多餐

准妈妈恶心呕吐严重时间多在早晨起床或是傍晚。此时可采取少食多餐的方法，不必拘泥于进餐时间，想吃就吃，细嚼慢咽。尤其要多吃蛋白质和维生素多的食物，如乳酪、牛奶、水果等，多喝水，少饮汤。早上起床前先喝一杯白开水，再将食物吃下去，稍躺一会儿再起来，可减轻恶心与呕吐。

多吃易消化的食物

准妈妈应选用清淡、易于消化、在胃内存留时间短的食物，如大米粥、小米粥、馒头片、饼干等，以减少呕吐的发生。

讲究饮食卫生，严防腹泻和便秘的发生

孕期饮食一定要卫生，食物一定要干净、新鲜，防止发生腹泻和便秘。在妊娠过程中，孕妇消化功能有所下降，抵抗力减弱，如果出现腹泻和便秘，则会损失大量的营养素，而且因肠蠕动而刺激子宫，容易引起流产。因此，最好的预防方法是多食用新鲜卫生、易消化的食物。一旦出现便秘，应多食含纤维素多的蔬菜、水果、薯类食品。

孕1月同步饮食方案

> 这时，即使怀孕了，准妈妈通常也很难确定。所以，不要因为尚未确定怀孕，而在饮食上有丝毫的放松。孕期营养补充原则要一以贯之，从孕1月开始，准妈妈就要养成良好、科学的饮食习惯。

孕1月营养指导

这个月，准妈妈通常很难确定自己是否怀孕，所以，必须从准备怀孕开始就要注意补充额外的维生素及矿物质。在孕早期，胎儿的器官发育非常需要维生素和矿物质，特别是叶酸、铁、锌，有助胎儿的健康发育。

胎儿神经管发育的关键时期在怀孕初期17~30天。此时，如果叶酸摄入不足，可能引起胎儿神经系统发育异常，导致脊柱裂或无脑儿等神经管畸形。如果从计划怀孕开始补充叶酸，就可有效地预防胎儿神经管畸形。

这个时期在补充叶酸的同时，也应该加强多种微量元素的摄入。因为微量元素锌、铜等也参与了中枢神经系统的发育。充足的锌对胎儿器官的早期发育很重要，有助于防止流产及早产。目前，孕妇缺锌的现象非常普遍。为了避免孕期由于微量元素的缺乏而造成的神经系统发育障碍，在均衡饮食的同时，可适当地吃一些香蕉、动物内脏以及瓜子、花生、松子等坚果类食品，这些食品中富含锌元素。

虽然这时的准妈妈还不会因为缺铁而产生什么状况，但建议尽早补充铁，以预防缺铁性贫血及其所带来的不良后果。怀孕后，孕妇的血容量扩充，铁的需要量就会增加一倍。如果不注意铁质的摄入，会很容易患上缺铁性贫血，并可能使胎儿也患上缺铁性贫血。

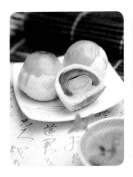

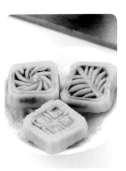

孕1月饮食细节与禁忌

🍊 孕1月不需加大饮食量

一些准妈妈在得知自己怀孕后，立刻开始加大日常饮食量，认为吃得越多对胎儿越好。其实，这是一种误解。

食物的摄入量取决于准妈妈的自身热量需求，不一定吃得多就能为胎儿提供更多的营养，关键在于饮食结构要均衡。因此，准妈妈应该根据自身的身体情况来判断适当多吃何种食物，又适当少吃何种食物。

孕期准妈妈所需热量随孕期变化而改变。孕早期每日热量摄入1800千卡*即可，这也是一般女性每日所需的热量；孕中期每日所需热量为2100千卡；孕后期的热量摄入为每日2250千卡。

准妈妈只要保证每日都摄入足够的营养，做到均衡膳食，就能够为自己和胎儿提供足量且高质量的营养。

*1千卡=4.186千焦

🍊 补充足量蛋白质

准妈妈需要蛋白质来维持子宫、胎盘、乳腺组织及全身的变化，胎儿也需要补充足量的蛋白质来帮助身体成长发育。

蛋白质是胎儿细胞分化、器官形成的最基本物质，在胎儿的整个生长全过程中，起到了极为重要的作用。如果准妈妈缺乏蛋白质，影响的不仅仅是胎儿的身体生长，还将影响胎儿大脑的发育。

胚胎发育过程中，一直在以一定的速度贮存蛋白质。妊娠1个月时胚胎缺乏合成氨基酸的酶类，不能自身合成所需的氨基酸，全部蛋白质需求都由母体供给，蛋白质的贮存速度为每日0.6克。因此，准妈妈需要补充足量蛋白质，为胎儿提供坚实的发育基础。

一般来说，同年龄段的普通女性，一般体力活动，每日蛋白质摄入量约为55克。孕早期胎儿很小，对蛋白质的需求与孕前几乎无差异，所以按孕前的量即可，每天55克蛋白质；进入孕中期后，每日蛋白质在孕前基础上增加15克，达到70克左右；到了孕晚期，则建议在孕前基础上增加30克，达到每天85克左右。

鸡蛋、肉类、鱼虾类是很好的动物优质蛋白食物。豆、豆制品、干果类、花生酱、芝麻酱等是较好的植物优质蛋白食物。

🍊 维生素和矿物质很重要

胎儿期和宝宝1岁前，是决定骨骼和牙齿发育好坏的关键时期，所以要确保钙、磷的摄入。胎儿对锌、铜元素的需求也很多，缺锌、缺铜都可导致胎儿骨骼、内脏及脑神经发育不良。

◆谷类以及蔬菜水果中富含各种维生素、矿物质和微量元素，要多吃这类食物。

◆谷类食物每天不可少于150克，可为准妈妈提供丰富的B族维生素和植物蛋白。

◆要注意品种多样化，可以把大米、面粉、小米、玉米、燕麦等粗细杂粮进行搭配。

◆米面不宜太精细，以免维生素丢失过多，使营养价值下降。

◆多吃绿叶或其他深颜色的蔬菜。这些蔬菜应占蔬菜总量的2/3，可为准妈妈补充叶酸，而叶酸是胚胎神经管发育所需的重要物质。

◆变着花样吃果蔬，如把西红柿和黄瓜洗净后生吃或熟吃；用新鲜蔬菜打汁，或用蔬菜和水果一起打果蔬汁等；生吃柑橘、苹果、香蕉等新鲜水果或饮用鲜榨果汁。

🍊 适量补充维生素C，提高抵抗力

怀孕初期，有些准妈妈发现在刷牙时牙龈会出血，适量补充维生素C能缓解牙龈出血的现象。

维生素C又名抗坏血酸，是连接骨骼、结缔组织所必需的物质。它维持牙龈、骨骼、血管、肌肉的正常功能；增加对疾病的抵抗力；促进外伤愈合。缺乏维生素C，可引起维生素C缺乏症，出现毛细血管脆弱，皮下出血，牙龈肿胀、出血、溃烂等症状。

妊娠期间，胎儿要从母体处获取大量维生素C来维持骨骼、牙齿的发育以及造血系统的正常功能等，因此会造成母体维生素C含量的逐渐降低。一般分娩时，母体内所含的维生素C仅为孕早期的一半左右。

适量补充维生素C可以帮助孕妇提高机体抵抗力，预防牙齿疾病。

孕早期准妈妈每日摄入100毫克维生素C即可，孕中期、孕晚期每日可增加摄入量到115毫克。补充维生素C可以多食用新鲜蔬菜和水果。青红柿椒、菜花、雪里蕻、白菜、西红柿、黄瓜、四季豆、荠菜、油菜、菠菜、苋菜、白萝卜、酸枣、橙、柠檬、草莓、鸭梨、苹果等，都是富含维生素C的食物。

维生素C对热、碱、氧都不稳定，一般蔬菜烹调可以损失30%～50%。因此，除每日摄入足量的维生素C外，还要注意烹调方式，避免烧煮过度，损失维生素C。

🍊 适量进食豆类食品

大豆富含蛋白质，黄豆中蛋白质含量达到36%，是人类日常蛋白质的重要来源之一。大豆中的蛋白质不但数量足，质量也很高，是常见植物性食物中含有优质蛋白最多的食物了。这正好可以弥补米、面等谷类食物中这方面的缺憾。

大豆中还含有较多的脂肪，这些植物脂肪含有较多的不饱和脂肪酸，如亚油酸、亚麻酸、油酸等。同时饱和脂肪的比例很低，所以大豆中的脂肪比大多数动物来源的脂肪都要好。

此外，大豆中还含有较多的大豆磷脂，对于孕妇保持正常的血脂，以及促进胎儿的细胞发育以及大脑和神经的发育都有很多益处。

此外，100克大豆中含钙240毫克，含铁9.4毫克，含磷570毫克，含维生素B_1 0.85毫克、维生素B_2 0.30毫克，含烟酸2.2毫克，这些营养素都是胎儿生长发育所必需的。

大豆对健康有如此重要的作用，准妈妈如果怀孕前不习惯吃豆制品，孕后从胎儿发育的角度出发，也应改一改原有习惯，适量吃些豆类和豆制品。

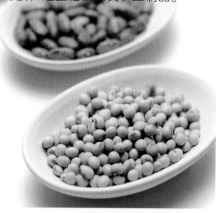

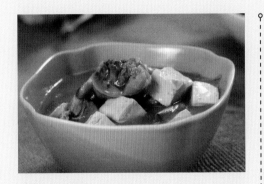

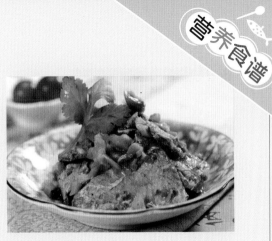

鸡汤豆腐小白菜

材料： 豆腐100克，鸡肉100克，小白菜50克，鸡汤1碗，姜丝适量。

调料： 盐、鸡精各少许。

做法

1. 豆腐洗净，切成3厘米见方、1厘米厚的小块，用沸水氽烫后捞起备用。

2. 将鸡肉洗净切块，用沸水氽烫，捞出来沥干水备用；小白菜洗净切段备用。

3. 锅置火上，加入鸡汤，放入鸡肉，加适量盐、清水同煮。

4. 待鸡肉熟后，放入豆腐、小白菜、姜丝，煮开后加入鸡精调味即可。

榨菜蒸牛肉片

材料： 牛肉200克，榨菜50克。

调料： 酱油2小匙，盐、淀粉、红糖、白糖各1小匙，色拉油、胡椒粉适量。

做法

1. 牛肉洗净，切成3厘米见方、0.5厘米厚的片备用；将榨菜用清水投洗几遍，切成碎末备用。

2. 牛肉片入碗，加入酱油、红糖、淀粉、色拉油、胡椒粉及10毫升凉开水，搅拌均匀，腌10分钟。

3. 将榨菜末用白糖拌匀，拌入牛肉片中。

4. 蒸锅加水烧开，将盛牛肉片的碗放入笼屉中，蒸15分钟左右即可。

豆芽炒猪肝

材料： 豆芽400克，猪肝100克，姜2片。

调料： 盐1小匙，酱油、醋、料酒、鸡精、盐各适量。

做法

1. 豆芽氽烫后沥干备用；猪肝剔去筋膜，入锅煮熟，取出晾凉，切成薄片；姜洗净切丝备用。

2. 锅内加入植物油烧热，放入姜丝爆香，倒入豆芽，大火翻炒几下，烹入适量醋后炒匀，盛入盘中。

3. 另起锅加入植物油烧热后，倒入肝片，迅速炒散，加入酱油、料酒，翻炒几下后将炒好的豆芽倒入锅内，加入鸡精、盐，翻炒均匀即可。

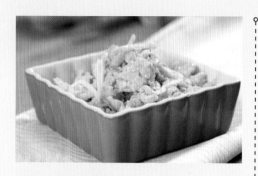

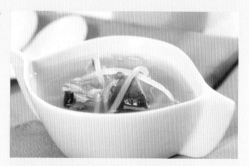

茭白炒鸡蛋

材料： 鸡蛋2个，茭白300克，葱花适量。

调料： 盐、高汤、植物油各适量。

做法

1. 茭白去皮洗净，切丝备用；将鸡蛋洗净，打入碗内，加少量盐调匀备用。

2. 锅内加入油烧热，倒入鸡蛋液，炒出蛋花。

3. 另起锅放油烧热，放入葱花爆香后倒入茭白丝翻炒，加入盐及高汤，继续翻炒，待汤汁收干、茭白熟时倒入炒好的鸡蛋，翻炒均匀即可。

黄豆芽蘑菇汤

材料： 鲜蘑菇、黄豆芽各100克，葱花少许。

调料： 高汤200克，盐、香油各1小匙。

做法

1. 蘑菇去蒂洗净，切片备用；黄豆芽洗净备用。

2. 锅置火上，放入高汤烧开，先将黄豆芽放进去煮10分钟左右，再放入蘑菇，用小火煮10分钟左右。

3. 放入盐，撒上葱花，淋入香油即可。

黑木耳炒黄花菜

材料： 干黑木耳20克，干黄花菜80克，葱1小段。

调料： 素鲜汤100克，水淀粉1大匙，盐、植物油适量，鸡精少许。

做法

1. 将干黑木耳用温水泡发后去蒂洗净，撕成小朵；将干黄花菜用冷水泡发，投洗干净，沥干水后备用。葱洗净，切末备用。

2. 锅内加入植物油烧热，加入葱花爆香后放入木耳、黄花菜煸炒均匀。

3. 加入素鲜汤，烧至黄花菜熟后加入盐、鸡精，用水淀粉勾芡后即成。

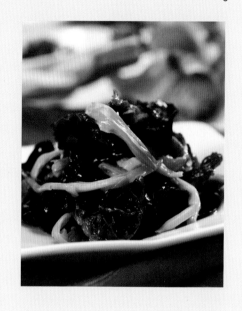

孕2月同步饮食方案

孕2月是胎儿器官形成的关键期。准妈妈除了要继续补充叶酸等必需营养素外，还要避免一切可能致畸的因素。要强调的是，即使不小心吃了一些不该吃的食物，只要不是长期大量的食用，准妈妈就不要有太多的心理负担，以后多加注意就好。

孕2月营养指导

孕2月是胎儿器官形成的关键期。准妈妈要继续补充叶酸及其他维生素、矿物质、蛋白质、脂肪等营养素，同时，还要避免一切可能致畸的因素。这样才能使胎儿得到赖以实施营养胎教的物质基础，也是确保胎儿正常生长发育的必备条件。倘若这个时期营养供给不足，孕妇很容易发生流产，或出现死胎、胎儿畸形等现象。

蛋白质和优质脂肪酸的摄入是关键。蛋白质主要富含在瘦肉类食物和豆类食物中，每天要保证摄入量不少于70克。优质脂肪酸主要是单不饱和脂肪酸和多不饱和脂肪酸，主要来自于植物油脂中。不过，孕妇还应注意主食及动物脂肪不宜摄入过多，因为摄入过多的脂肪会产生巨大儿，造成分娩困难。

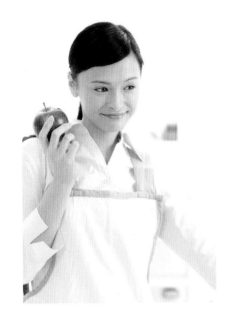

人体必需的各种维生素和矿物质是胎儿发育的重要保证，如维生素A、维生素E、维生素K、维生素C、B族维生素，铁、锌、钙等重要矿物质。另外，这个月仍要注意补充叶酸。因此，孕妇一定要纠正偏食的不良习惯，常食和多食富含叶酸的食物，如菠菜、牛奶、动物肝脏、土豆、水果、西红柿等。

本月胎儿还很小，还不需要大量的营养素，准妈妈只要保持饮食均衡即可满足胎儿的营养需求。在饮食安排上，如果准妈妈以前的营养状况就很好，体质也不错，一般就不需要再特意去加强营养。但如果自身营养状况不佳，体质又较弱，就应该及早改善营养状况，把增加营养当成孕早期保健的一项重要内容。

孕 2 月饮食细节与禁忌

◉ 本月主打营养素——维生素C、维生素B$_6$

作用： 缓解牙龈出血、抑制妊娠呕吐。

怀孕的第2个月，有些准妈妈会发现自己在刷牙时牙龈出血，适量补充维生素C能缓解牙龈出血的现象，并可以帮助准妈妈提高机体抵抗力，预防牙齿疾病。生活中的维生素C来源于新鲜的水果蔬菜，如青椒、菜花、白菜、番茄、黄瓜、菠菜、柠檬、草莓等。

对于那些受孕吐困扰的准妈妈来说，维生素B$_6$有一定的缓解孕吐作用。可以多吃一些含维生素B$_6$高的食物。很多食物都含有维生素B$_6$，瘦肉特别是白肉（如鸡肉和鱼肉）中含量较多，动物肝脏中含量也较丰富，其次豆类和蛋黄中含量也较高。其他含有较多维生素B$_6$的食物有：香蕉、土豆、黄豆、胡萝卜、核桃、花生、菠菜等。

◉ 孕吐期间宜食食物

孕早期的饮食原则中重要的一条就是少食多餐，因为妊娠反应带来的食欲不振、恶心呕吐会引起严重的厌食。口味挑剔意味着妊娠期餐桌上的食物样样都要通过精心选择，即需要能满足营养需求和缓解孕早期生理反应的食物。

针对怀孕早期的特点，推荐一些能满足特殊时期营养和防止食欲不振的食物。

麦片

为了让自己有一个充满活力的早晨，可把早餐的烧饼、油条换成麦片粥。麦片不仅能让人一上午精力充沛，还能降低体内胆固醇的水平。最好选择天然、没有任何糖类或添加成分的麦片。可按自己的口味在煮好的麦片粥里加一些果仁、葡萄干或蜂蜜。

脱脂牛奶

妊娠期每天需要从食物中吸取的钙大约比平时多1倍。孕早期准妈妈每天应该摄取大约800毫克的钙，每天至少喝250克的牛奶，再加上其他食物中的钙，则基本可以满足需求。

瘦肉

铁元素在人体血液转运氧气和红细胞合成过程中起着不可替代的作用。孕期血液总量有所增加，为保证能够通过血液供给胎儿足够的营养，需要摄入足量的铁。如体内储存的铁不足，会感到极易疲劳。瘦肉中的铁含量最丰富，也最易于被人体吸收。

全麦饼干

小零食，多用途。可以在床上细细地咀嚼，能有效缓解孕吐反应；上班路上，在车里吃上几块，可打发时间；在办公室里突然有想吃东西的欲望时，它携带方便且能保证血糖平稳、精力充沛。

柑橘

尽管柑橘类的水果里90%都是水分，却富含维生素C、叶酸和大量的纤维。能帮助人保持体力，防止因缺水造成的疲劳。

香蕉

能快速提供能量，抗击疲劳。受到呕吐困扰的时候，容易被胃接受。可直接吃，也可和牛奶、全麦面包一起做早餐。

全麦面包

把精粉白面包换成全麦面包，就可以保证每天20～35克纤维的摄入量。全麦面包还能提供丰富的铁和锌。

绿叶蔬菜

菠菜含有丰富的叶酸和锌；甘蓝是很好的钙的来源。把沙拉的原料改革一下，加入莴苣，一定会提高这道菜的营养价值。

坚果

坚果脂肪含量高，而脂肪对于胎儿脑部的发育很重要。坚果可以让人饿得不那么快，但每天摄入量要控制在30克左右。如果平时有过敏，要避免食用容易引起过敏的花生等食物。

豆制品

对于素食者，豆制品是再好不过的健康食品了，它能提供很多孕期所需的营养，如蛋白质。

鸡蛋

不少准妈妈看见肉就觉得恶心，鸡蛋就成为孕期摄取蛋白质的最佳来源。鸡蛋中还含有人体所需的各种氨基酸。煎鸡蛋再配上新鲜蔬菜，既简单又丰盛。如果受不了煎鸡蛋的味道，就煮或蒸两个鸡蛋吃。

花椰菜

营养丰富，健康美味，富含钙、叶酸、纤维和抵抗疾病的抗氧化剂。还富含维生素C，可以帮助吸收其他绿色蔬菜中的铁。

干果

干果是方便、美味的零食，可随身携带，随时满足想吃零食的欲望。各种干果都可以适量吃，如：葡萄干、蓝莓干、蔓越莓干、苹果干等。但均不宜过量，因为这些水果干中糖分含量很高。

冰激凌

完全没有必要因为怀孕而剥夺自己吃冰激凌的权利。一些甜食，包括冰激凌、酸奶或者是牛奶做成的布丁，可以成为午后的小点心，可以提供每天所需钙质的1/3，但须注意不要过量。

低脂酸奶

酸奶富含钙和蛋白质，对于患有乳糖不耐症的准妈妈来说，酸奶易于吸收，还有助于胃肠保持健康的状态。

专家提示

如果准妈妈早上起床后，恶心、呕吐厉害的话，不妨吃点干的食物，如咸饼干、烤馒头片、面包等，能够缓解呕吐。另外，这一时期，准妈妈的饮食一定要清淡，不吃辛辣、油腻、刺激性的食物。

◉ 孕吐严重时如何补充营养

孕吐是早孕反应的常见症状，一般会在怀孕4～8周的时候开始，在第8～10周时达到顶峰，然后在第12周时回落。不过也有部分准妈妈孕吐现象持续的时间很长。

饮食、精神因素、怀孕后体内激素的变化以及黄体酮的增加，都是引发孕吐的原因。轻度的孕吐反应，一般在妊娠3个月左右会自然消失；剧烈而持续性的呕吐（表现为全身困倦无力、消瘦、脱水、少尿甚至酸中毒等危重病症），对母胎健康影响很大，应及时请医生治疗。

由于怀孕最初3个月，是胚胎分化最旺盛、胎儿各种器官形成的关键时刻，因此，孕吐期的饮食调理十分重要。

早餐一定不能少

孕吐期的准妈妈大部分都会有晨起恶心的症状，这是由于很长一段时间没有吃东西导致体内血糖含量降低造成的。因此，准妈妈早晨起床之前应该先吃点含蛋白质、糖类的食物，如温牛奶加苏打饼干，再去洗漱，就会缓解症状。

此外，清晨不要太着急起床，起床太猛会加重反胃的情况。

少食多餐，干稀搭配

准妈妈的进食方法以少食多餐为好。每2～3小时进食1次，一天5～6餐，甚至可以想吃就吃。恶心时吃干的，不恶心时喝稀汤。进食后如发生呕吐，可做深呼吸动作，或听音乐、散步后，再继续进食。晚上反应较轻时，食量宜增加，食物要多样化，必要时睡前可适量加餐。

水果入菜，增加食欲

呕吐剧烈时可以尝试用水果入菜，如利用柠檬、脐橙、菠萝等做材料来烹煮食物以增加食欲；也可用少量的醋来增添菜色美味；还可以试一试酸梅汤、橙汁、甘蔗汁等来缓解妊娠的不适。

◉ 讲究饮食卫生

孕期的饮食卫生，除了要注意食物本身的卫生外，还要注意餐具卫生、就餐环境卫生以及食物添加剂等方面的问题。

1. 蔬菜应充分清洗干净，必要时可以放入清水中浸泡一下，去除表面的农药或洗洁精残留物质。

2. 水果应去皮后再食用，以避免农药污染，并用专用的水果刀来削水果皮。切忌用菜刀削水果皮，因为菜刀经常接触生肉、鱼、生蔬菜，会把寄生虫或寄生虫卵带到水果上，带来安全隐患。

3. 尽量选用新鲜天然的食品，避免食用含食品添加剂、色素、防腐剂物质的食品。尽量饮用白开水，避免饮用各种含咖啡因和可乐型的饮料。

4. 吃完东西后要漱口，尤其是水果。因为有些水果含有多种发酵糖类物质，对牙齿有较强的腐蚀性，食用后若不漱口，口腔中的水果残渣易造成龋齿。

5. 未经高温消毒的方便食品，如热狗、生鸡蛋、生鱼片等要避免食用，以防止感染李斯特菌、弓形虫。

6. 最好将切生熟食、切肉与切蔬果的案板分开。切生肉后洗手，还要注意清洗案板和刀具，以免间接感染病菌。家里的炊具应尽量使用铁锅或不锈钢炊具，避免使用铝制品及彩色搪瓷制品，以防止铝元素、铅元素对人体细胞的伤害。

7. 减少外出就餐次数，必须在外吃工作餐时，注意挑选一个卫生放心的就餐之处，然后有选择地进食。

🍚 重视吃早餐

一些孕妇有不吃早餐的不良习惯，这对身体是非常不利的。人们通常上午工作量较大，所以在工作前应摄入充足的营养，才能保证身体需要。早餐是一天中最重要的一餐，准妈妈吃营养充足的早餐，不仅有益于自身的健康，而且有益于胎儿的健康。

促进早餐的食欲

为了克服早晨不想吃饭的习惯，孕妇可以稍早点起床，早饭前活动一段时间，比如，散步、做操和参加家务劳动等，以激活器官的活动功能，促进食欲，加速前一天晚上剩余热量的消耗，以产生饥饿感，促使自己想吃早饭。另外，早晨起床后，可以饮一杯温开水，通过温开水的刺激和冲洗作用，激活器官功能，使肠胃功能活跃起来。当体内血液被水稀释后，会增加血液的流动性，进而活跃各器官功能。

就餐时间

最合适的早餐时间是起床20~30分钟，因为这时人的食欲最旺盛，吸收能力也最强。另外，早餐与午餐间隔4~5小时为好，也就是说早餐7~8点为好。如果早餐过早，就需要将早餐的量增加或将午餐的就餐时间提前。

营养搭配

营养健康的早餐应该包括富含纤维的全麦类食物，并搭配质量好的蛋白类食物，如牛奶、蛋类（淀粉和蛋白质的摄取比例最好是1:1），以及蔬菜和水果，如几片黄瓜或西红柿汁。早餐避免食用过甜、过油的食物，特别要注意食物不宜太凉，因为过凉的食物会降低肠胃的消化能力，而且在秋冬寒冷季节里容易引起腹泻等问题。

🍊 孕妇为何爱吃酸

怀孕后，胎盘分泌出的人绒毛膜促性腺激素会抑制胃液分泌，使消化酶活性降低，影响胃肠的消化吸收功能，使准妈妈食欲下降、恶心、呕吐。而酸味能刺激胃液的分泌，提高消化酶的活性，促进肠胃蠕动，增加食欲。所以，怀了宝宝的准妈妈们口味可能会发生变化，变得嗜酸了。

从营养角度来看，孕妇吃些酸性食物有助于满足母亲和胎儿的营养需要。一般孕2~3个月后，胎儿骨骼开始形成。构成骨骼的主要成分是钙，酸性食物有利于钙的吸收。此外，孕妇多吃些酸性食物有利于铁的吸收，促进血红蛋白的生成。维生素C也是孕妇和胎儿所必需的营养物质，对胎儿形成细胞基质、产生结缔组织及心血管的生长发育、造血系统的健全都有重要的作用。维生素C还可增强母体的抵抗力，促进孕妇对铁质的吸收，而富含维生素C的食物大多数呈酸性。由此可见，孕妇喜食酸性食物是符合生理及营养需要的。

然而，孕妇食酸应讲究科学，并非所有的酸味食物都适合准妈妈食用。

适合准妈妈吃的酸味食物

酸奶

酸奶含有丰富的钙质、优质蛋白质以及多种维生素和糖类，既可促进人体对营养的吸收，又能将有毒物质排出去。

酸味蔬果

许多水果都带有天然的酸味，如杨梅、橘子、西红柿、青苹果等。这些蔬果含有充足的水分和粗纤维，不但可以增加食欲、帮助消化，而且能够通便，可以避免因便秘对子宫和胎儿造成的压力。

不适合准妈妈吃的酸味食物

人工酸味剂

人工酸味剂较多的食物：如各种酸甜味道的糖果、饮料等。里面含有很多的糖分以及人工合成的柠檬酸、磷酸等。不适合早孕期的妈妈多吃。

人工腌制的酸菜、醋制品

此类食物虽有一定的酸味，但维生素、蛋白质、矿物质、糖分等多种营养成分几乎损失殆尽，而且腌菜中的致癌物质亚硝酸盐含量偏高，食用过多显然对母体、胎儿健康无益。

忌多食动物肝脏

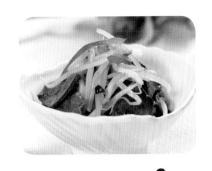

动物肝脏尤其是鸡肝、牛肝、猪肝，是维生素A、维生素D、叶酸、维生素B$_1$、维生素B$_2$、烟酸及铁的优质来源，也是供应优质蛋白质的良好来源。但这并不意味着吃起来多多益善。过量摄入动物肝脏，不仅无益于健康，还可能会损害孕妇和胎儿的健康。

近年国内外的诸多报道证实，孕妇长期或大量摄入维生素A及其衍生物，会导致胎儿在母体内发育异常。若胎儿正处于发育期，可导致胎儿牙滤泡移位，甚至使分娩不久的新生儿生出牙齿，或引起胎儿畸形，产下有耳朵缺陷、头面形状异常、唇裂、腭裂、两眼内斜视、神经系统缺陷和胸腺发育不全的婴儿。另外，动物肝脏是动物体内最大的毒物中转站和解毒器官，一些有毒物质不可避免地会对孕妇及胎儿产生不良影响。所以，妇女在妊娠期间不宜过多食用动物肝脏。

专家提示

世界卫生组织规定的维生素A的每日摄入量最高限量为33 000微克。适量食用动物肝脏可为准妈妈提供必需的营养，以每周食用1～2次，每次100克左右为宜。

适量补充脂肪的摄入

孕妇早期因妊娠反应不愿食用油腻而脂肪多的肉类食物，这就必然造成妊娠早期摄入脂肪少。但是，脂肪却是早期妊娠妇女体内不可缺少的营养物质。脂肪可促进脂溶性维生素A、维生素D、维生素E、维生素K的吸收，尤其是维生素E有安胎的作用。脂肪可固定内脏器官的位置，使子宫衡定在盆腔中央，为胚胎发育提供一个安定的环境。脂肪的主要作用是氧化供能，1克脂肪可产生37.68千焦的热量，是效率最高的热量来源。

因此，孕期还应补充一定的脂类物质，对于预防母亲和婴儿将来的某些疾病以及产后泌乳均有益处。

孕妇每天脂肪的摄入量占总能量的25%～30%，合每天摄入50~60克脂肪，这包括食物中自有的脂肪和烹调油。孕期不要吃太多的脂肪，以免造成体重增加过度。孕妇可用吃核桃、芝麻等来补充脂肪。脂肪含量丰富的食物主要有肥肉、乳制品、果仁和食用油等。

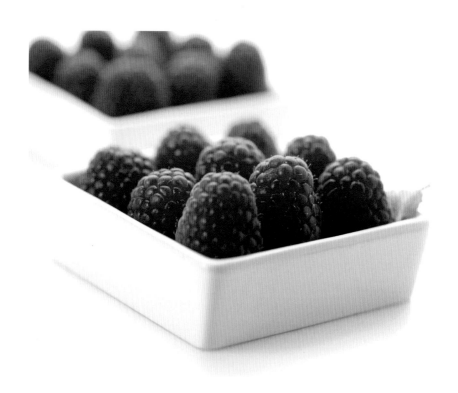

忌喝含有乙醇的饮料

母体的子宫内膜和胎盘的绒毛膜形成了一个严密保护层，医学上称为胎盘屏障。在正常情况下，母体即使发生感染，致病微生物及其毒素一般也不易通过胎盘进入胎儿体内。

乙醇即俗称的酒精，其分子量很小，而且具有脂溶性，穿透力很强，胎盘对酒精没有屏障作用，母体血液中的酒精可以畅通无阻地通过胎盘进入胎儿体内。另外，因为乙醇在人体内的降解需依赖一种叫乙醇脱氢酶的化合物来催化，而胚胎中却无此种酶类，使得乙醇在胚胎中的滞留时间较长。进入和滞留在胎盘内的乙醇，可直接对胎儿构成危害而严重影响胎儿的发育。胎盘中的乙醇及其代谢产物乙醛可大致均匀地渗入胎儿各个组织和内脏。其中，最为明显的是引起神经细胞变性、坏死及因神经细胞分化延缓或细胞结构被破坏而造成的中枢神经系统发育障碍，引发胎儿酒精综合征。这是一种包括胎儿智能发展障碍、身体发育障碍及先天性畸形发生率增加为特征的综合征。

另外，由于乙醇的刺激，可使脐带充盈度降低，造成胎盘供血减少，使得胎儿的营养供给缺乏，发育受到限制。胎儿长期处于乙醇、乙醛刺激的环境中，不但大脑、肾脏、肺脏等重要器官的发育受到损害，而且心肌收缩也受到影响，因而会直接影响胎心的发育。一些研究还发现，孕妇饮酒可导致胎儿泌尿生殖系统的畸形，如阴蒂、阴唇、阴道缺陷，输卵管和子宫发育异常以及两性畸形等。

◉ 每日饮食兼顾"五色"

中医认为，食物的颜色与人体五脏相互对应，合理搭配，是营养均衡的基础。所谓"五色"，是指白、红、绿、黑、黄五种颜色的食物。每日饮食尽量将五种颜色的食物搭配齐全，做到营养均衡。

分类	作 用
白色食物	白色食物含纤维素及抗氧化物质，具有提高免疫力、防癌和保护心脏的作用，如大米、白面以及白菜、白萝卜、冬瓜、菜花、竹笋等蔬菜
红色食物	红色食物可减轻疲劳、稳定情绪、增强记忆，如红肉、红辣椒、胡萝卜、大枣、洋葱、番茄、草莓、苹果等
绿色食物	绿色食物富含纤维素，堪称肠胃的"清道夫"。主要指各种绿叶蔬菜，还包括青笋、绿豆等
黑色食物	黑豆、黑芝麻、黑糯米、黑木耳、香菇、乌鸡等黑色食物可以通便、补肺、抗衰老
黄色食物	黄色食物含有丰富的胡萝卜素及维生素C，具有健脾护肝、保护视力及美白皮肤等作用。常见的黄色食物有玉米、大豆、南瓜、柿子、干黄花菜、橙子、柚子等

◉ 孕妇多吃瘦肉有什么好处

瘦肉中含有丰富的蛋白质、脂肪、糖类、矿物质及维生素等，这些物质都是孕妇不可缺少的营养物质。人体对一些谷类食物中铁的吸收率只有百分之几，但较易吸收各种动物的瘦肉和肝脏中的铁，吸收率约为20%。

特别是瘦肉中含铁、磷较多，铁又以血色素铁的形式存在，不受食物及其他因素的影响，生物利用率高，是膳食铁的良好来源。同时，瘦肉中蛋白质的营养价值也很高，是一种利用率高的优良蛋白质。

另外，动物肌肉中存在能促进非动物铁吸收的物质。若单独吃玉米膳食，则铁的吸收率只有2%，而与牛肉共食，铁吸收率就能达到8%。孕妇在怀孕期对铁的需要量骤增，整个孕期共需铁约1000毫克，很难从一般饮食中得到满足。因此，孕妇多吃些瘦肉、肝脏和动物血，不但可以补充大量的铁和促进非动物铁的吸收，而且还可以补充必需的动物蛋白质，从而在较短的时间内提高孕妇的血红蛋白水平，改善或防止贫血。

🍊 孕妇多吃鱼虾有什么益处

鱼和虾中均含有丰富的优质蛋白，同时脂肪含量较低，适合孕妈妈补充蛋白质。

鱼类含有丰富的氨基酸、卵磷脂、钾、钙、锌等营养元素，这些都是胎儿发育的必需物质。另外，鱼类脂肪中的多不饱和脂肪酸是一种有益于大脑的物质，对脑细胞，特别是对脑的神经传导和突触的生长发育有重要作用，对人的智力、记忆力和思维能力等也有影响。所以，准妈妈多吃鱼有利于胎儿发育，特别是脑部神经系统的发育。

鱼、虾和有根茎的蔬菜还含有较多的镁。孕妇多食这类食物，可以预防由于体内缺镁而引起的先兆子痫。这种病症会使孕妇出现高血压、水肿和蛋白尿，严重者可出现抽搐和昏迷，甚至造成孕妇死亡和死胎。

🍊 远离油炸食品

油炸食品香脆可口，颇为诱人，但油炸食品存在许多危害，准妈妈不能多食。

食品专家认为，炸食品的食用油往往经过反复加热、煮沸，炸制食品会使油变质，并含有一些的致癌物质。常食用油炸食品会将有毒物质带入体内，危害身体健康，更会伤害到腹中的胎儿。再者，油炸食品经过高温处理，食物中的维生素和其他营养素受到较大程度的破坏，含脂肪又太多，食物的营养价值大打折扣且难以消化吸收。

由于孕早期的妊娠反应，准妈妈一般不喜欢吃荤腥、油腻的食物，加之油炸食品比较难消化吸收，会导致准妈妈食欲不佳，所以应远离。孕中期由于子宫增大，肠道受压，肠蠕动差，食用油炸食物很容易发生便秘，严重者可引起便后出血。有些准妈妈消化能力本来就不好，油炸食品更不应该吃或少吃。

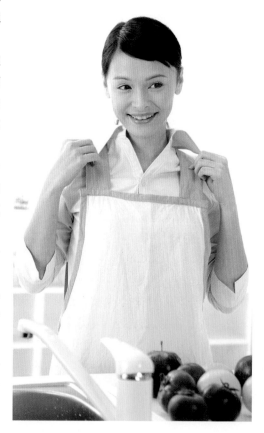

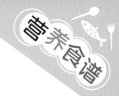

土豆炖鸡

材料： 土鸡1只，土豆300克，葱白2段，姜3片。

调料： 八角2粒，花椒8粒，红糖、酱油、盐各适量。

做法

1. 将土鸡去毛、去内脏，用清水洗净，切成2厘米见方的大块；将土豆洗净，去皮切块。

2. 锅内加入植物油烧热，放入花椒、八角、姜片，爆香后放入鸡块，翻炒均匀。

3. 加入土豆、盐、酱油、红糖，炒至鸡块颜色变成金黄色后放入葱白和水适量（以刚没过鸡块为宜），先用大火煮开，再用小火炖10～15分钟即可出锅。

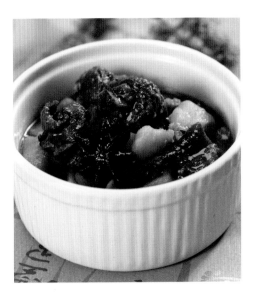 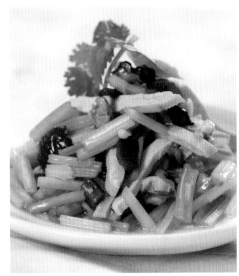

凉拌素火腿

材料： 芹菜100克，豆腐干100克，新鲜核桃仁30克，红椒10克，香菜少许。

调料： 香油、盐各半小匙，鸡精少许，米醋适量。

做法

1. 核桃仁用温水泡10分钟左右，剥去核桃衣，放入沸水中烫一下，捞出来沥干水，切成小丁。

2. 芹菜切段；豆腐干切成0.5厘米左右粗细的条备用；红椒洗净切丁；香菜洗净切成段备用。

3. 将切好的豆腐干和芹菜一起放入沸水中氽烫5分钟左右，捞出来沥干水，加入核桃仁、红椒、香菜、香油、盐、鸡精、米醋，拌匀即可。

清炒山药

材料：山药400克，葱、枸杞子少许。

调料：盐、鸡精各适量。

做法

1. 山药去皮，切成0.5厘米厚的菱形片，用开水汆烫后捞出来沥干水分。

2. 葱只取嫩叶，洗净，切成葱花；枸杞用清水泡软备用。

3. 锅内加入植物油烧热，放入山药片，中火炒熟后，加入盐、鸡精、葱花、枸杞子，翻炒均匀后即可。

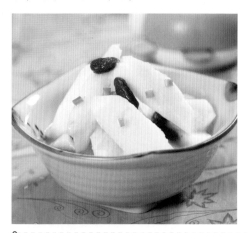 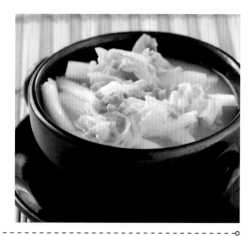

奶汁白菜

材料：大白菜250克，火腿15克。

调料：高汤小半碗，鲜牛奶2大匙，盐、鸡精、水淀粉、香油、植物油各适量。

做法

1. 大白菜洗净，切成4厘米长小段备用；火腿切成碎末备用。

2. 锅内加入植物油烧热，放入大白菜，用小火缓慢加热至白菜变干后捞出。

3. 另起锅放入高汤、牛奶、盐，烧沸腾，倒入白菜煮3分钟左右。

4. 用水淀粉勾芡，撒入火腿末，加入鸡精后淋少许香油装盘即可。

韭菜炒虾皮

材料：韭菜300克，虾皮20克。

调料：酱油、盐、植物油各少许。

做法

1.将韭菜择去黄叶和老根洗净，切成4～5厘米长的段；虾皮洗净备用。

2.锅内加入植物油烧热，先放入虾皮煸炒几下，随即倒入韭菜快速翻炒。

3.至韭菜色转深绿时加入酱油、盐，翻炒均匀即可。

蚝油菜花

材料：菜花400克，葱10克，姜少许。

调料：淀粉3大匙，海鲜酱油1大匙，蚝油、料酒各2小匙，香油、白糖、盐、植物油各适量。

做法

1. 把菜花洗净，掰成小朵，下入凉水锅中，加入1小匙盐，大火烧开，中火煮熟后捞出，沥干水，均匀地滚上一层干淀粉（薄薄地裹上一层即可，不能过厚、过多）。

2. 将海鲜酱油、盐、蚝油、白糖、料酒和剩下的干淀粉放入碗中，兑成芡汁。

3. 锅内加入植物油烧热，下入菜花炸至金黄色，捞出沥油。

4. 锅中留少许底油烧热，放入葱花爆香，加入菜花，倒入芡汁，翻炒均匀淋入香油即可。

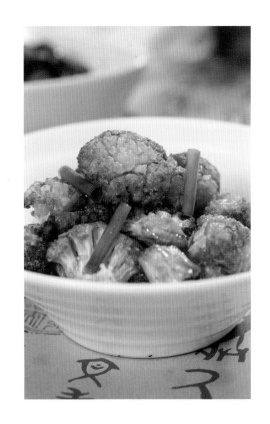

豌豆苗扒银耳

材料：豌豆苗150克，银耳100克，彩椒丝少许。

调料：盐、料酒、水淀粉、鸡精、香油各适量。

做法

1. 将银耳用温水泡发，去掉老根，洗净，用沸水氽烫后捞出沥干水，撕成小朵；将豌豆苗洗净，取叶，用沸水氽烫。

2. 将锅置火上，加入适量清水，放入银耳，再加入盐、鸡精、料酒，中火煮5分钟左右。

3. 待汤汁浓稠后，用水淀粉勾芡，淋上香油，撒上豌豆苗、彩椒丝即可。

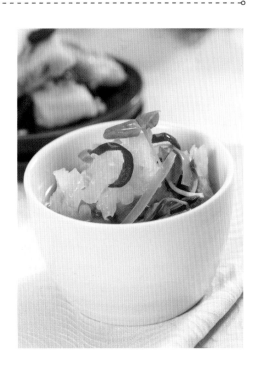

孕3月同步饮食方案

早孕反应几乎是每个准妈妈都可能碰到的问题。克服早孕反应，除了少食多餐、膳食多样化，饮食以易消化、清淡、少油腻、新鲜的食物为主外，更重要的是在心理上战胜它。仅从时间上看，它不过相当于我们多得了几次感冒而已。

孕3月营养指导

孕3月是孕妇补充营养的关键时期。由于胎儿体积尚小，所需的营养不在于量的多少，而在于质的好坏。

怀孕初期是胎儿发育的重要阶段，胎儿的五官、心脏及神经系统等方面均在此时成形。孕妇应特别注意蛋白质、叶酸、铁质、锌、碘及维生素A的摄取，除了可以帮助预防发生贫血的现象，还可以帮助胎儿神经系统的良好发育。

提供给孕妇足够的锌，可防止怀孕初期因缺乏锌所产生的倦怠及流产情况。

胎儿的脑部发育在怀孕第7周开始出现雏形，神经管开始发育，3个月后神经管闭合，大脑和脊椎开始发育。因此，这个阶段是胎儿脑细胞增殖的激增期，也是胎儿成长的关键阶段。准妈妈应注意多吃富含DHA、胆碱的海产品以及含有充足的蛋白质的食物，满足胎儿脑部发育所需的营养。

此外，维生素B$_6$对于缓解早孕期恶心呕吐有一定的作用，早孕期可以多选择一些含有维生素B$_6$较高的食物。富含维生素B$_6$的食品还有香蕉、土豆、黄豆、胡萝卜、核桃、花生、菠菜等植物性食品。动物性食品中以瘦肉、鸡蛋、鱼等含量较多。

由于早孕反应，以及增大的子宫压迫胃和其他消化器官，孕妇常会出现消化不良、食欲不振等情况。这时孕妇除了少吃多餐外，膳食调配上应多样化，营养要丰富全面，以易消化、清淡、少油腻、新鲜的食物为主。

这个时期，如果孕妇胃口好转，可适当加重饭菜滋味，但仍需忌食辛辣、过咸、过冷的食物。

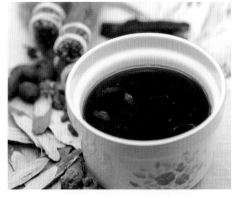

孕 3 月饮食细节与禁忌

◎ 本月主打营养素——镁、维生素A

作用：促进胎儿生长发育。

镁有助于胎儿骨骼的正常发育，对胎儿肌肉的健康也至关重要。近期研究表明，怀孕早期3个月摄取镁的量关系到新生儿身高、体重和头围大小。在绿叶蔬菜、坚果、大豆、南瓜、甜瓜、葵花子和全麦食品中都能很容易地找到镁。另外，镁对准妈妈的子宫肌肉恢复也很有好处。

胎儿发育的整个过程都需要维生素A，它能保证胎儿皮肤、胃肠道和肺部的健康。怀孕的头3个月，胎儿自己还不能储存维生素A，准妈妈一定要供应充足。含维生素A高的食物为动物性食物，主要是动物肝脏。此外，黄绿色的蔬果如甘薯、南瓜、菠菜、芒果等含有大量的胡萝卜素，在体内可以转化为维生素A。

◎ 要严格控制食盐摄入量

不少孕妇在妊娠期间由于妊娠反应而导致口淡无味，喜进咸食。由于孕妇在生理上的特殊变化容易引起体内水钠潴留，因此，过咸食物对孕妇和胎儿有害。如果进食盐分太多，会加重体内水钠潴留而出现水肿，增加心和肾脏的负担，对孕妇的心、肾功能不利，会诱发妊娠高血压综合征，发生死胎、胎儿发育不全、肺部发育不全的情况。因此，孕妇必须限制食盐的摄入量。

▶ 准备食物时应控制食盐的量

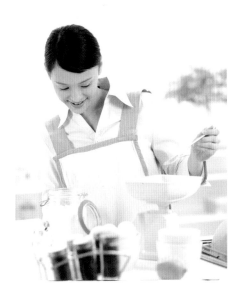

值得注意的是，提倡孕妇吃淡些，并不是说越淡越好。如果孕妇体内缺盐，甚至几乎没有盐，那么孕妇就会发生肌肉痉挛、恶心、抵抗力降低等症状，胎儿也将深受其害。专家指出，中等量的食盐摄取量是每日4~6克，这其中1～2克的食盐应来自含有钠的食品，另一部分则靠我们做饭做菜时添加进去。对孕妇来说，饮食可稍淡些，每日食盐不超过6克即可。

🍊 蔬菜如何吃更有营养

蔬菜是重要的营养来源。准妈妈孕期一日三餐吃饱饭菜，身体就能获得足够的热量和蛋白质。但是，在复杂的人体代谢过程中，还需要维生素来帮助催化。蔬菜中含有丰富的维生素。但是，蔬菜中的维生素在去皮加工、烹饪的过程中常常被破坏掉，要保留蔬菜中的营养素，就需要在保存、洗、切、煮上掌握一些技巧。

1. 刚买回来的蔬菜，不要着急放进冰箱内，应先洗净后，再以保鲜袋装好，并且在保鲜袋上留一些小孔，然后放在冰箱最低层。烹调时取出切炒即可，不必再洗。

2. 洗菜时动作要快，绿叶菜不可用力搓揉或挤压，也不应将菜叶久久浸在水中，否则菜叶部分的营养素便会流失掉。

3. 洗涤蔬菜时，尽量少丢弃外层的叶、茎及皮，因为越靠外皮的部分，营养越丰富。如黄瓜、胡萝卜和番薯等外皮的营养都比内部高，萝卜、芹菜的绿叶部分所含营养也很丰富。在食用黄豆、绿豆、红豆等豆类时，应连胚带膜食用，因为这部分的B族维生素含量特别丰富。

4. 菜色越绿，维生素C及胡萝卜素越多，其外层所含的钙和铁也较多。建议将老叶、外皮洗干净后切细，放在开水中将维生素A、维生素C及钙、铁质浸出，再利用这些开水煮别的菜或汤，便可获取更多的营养。

5. 菜最好等到临放进锅时再切，以免维生素B、维生素C被破坏。

6. 能生吃的蔬菜，如胡萝卜、小黄瓜等，尽量生吃，保持原味和营养。要炒的菜，待油开后才下锅，用猛火炒，以缩短烹调的时间，能保持蔬菜原有的色泽和鲜味，最重要的还能保留它的营养价值。

7. 煮菜叶不要放苏打，以免破坏维生素B和维生素C，水也不宜放得太多，同时要盖紧锅盖，菜汤不宜倒掉，也不应回锅多次。

李宁详解孕产期饮食营养

每天宜吃多少水果

水果的好处人们都知道，它可以养颜美容、补充维生素、促进肠胃蠕动、改善孕期便秘的情况；也是生津止渴、补充水分的佳品。好处多得说不完。但就是因为它的好，人们往往会忽略一个很重要的事实，即水果含有相当高的热量。

吃水果的误区

除了含有热量之外，食用水果还有许多认识上的误区。

因为"好"，所以狂吃

人们都认为水果是好东西，因此完全没有戒心，有时甚至还会刻意去多吃。水果是非常好的东西，但是要知道，任何一种东西，不管本质再好，摄取到一定数量都要适可而止，只要过量，则未蒙其利反受其害。

不经意摄入额外热量

绝大部分人都是饭后才吃水果，常常会摄取到额外的热量。也就是说，正餐已经吃饱了，或是一些需要控制饮食的准妈妈，有时应该摄取的热量已经算好了，但在餐后再多吃水果，热量就会超标。

吃进多少难计算

有一些水果很"单纯"，容易判断，如苹果、梨、番石榴等，一个一个的，一次大概会吃一个或半个，很容易算出吃进多少的热量。但有一些水果却很难算出吃了多少，如芒果、菠萝、西瓜等，吃的时候常是切成小块用叉子来吃，绝少有人会真的算自己吃了几块；又如葡萄、荔枝、龙眼这些粒状水果，也很少人会算自己到底吃了几颗；再加上如果全家人在一起，大家餐后聊天、吃水果，心情愉快，你一颗我一粒，往往吃下去了很多也不自知。

糖分高，易肥胖

水果所含的热量，绝大部分都是糖类，几乎没有脂肪和蛋白质。人体在运用能量上有一个很重要的特性，就是在需要时会优先使用糖类，除非不够用才会去燃烧脂肪或是分解蛋白质。也就是说，当人体活动量大，或要从事体力劳动的时候，多摄取一些糖类就无妨，甚至还是必需的。但是，如果活动量少，糖类摄取过多的时候，身体就会把它转化成肝糖或是脂肪来储存，无法变成蛋白质，也不可能自己排出体外。其后果在一般人身上就是造成肥胖，但在准妈妈身上，问题就会更加复杂。

准妈妈本身除了体重过重可能造成妊娠高血压、妊娠糖尿病等并发症之外，还有可能因为皮下脂肪增加过多，而在生产的时候造成"软组织难产"的现象。

有不少准妈妈体重增加过多，或在超声波产检时发现胎儿体重过重、羊水过多，产科医生希望准妈妈做饮食控制，却一直得不到很好的效果，仔细询问多半都是吃了大量的水果，或是吃喝冷饮的习惯。

吃水果的原则

吃水果要避免因对其认识不清、食用过量而对身体造成负担，可遵循以下原则：孕早期按照孕前的标准，每天水果摄入量为200~350克；孕中晚期适当增加，每天水果摄入量为200~400克。

再好的水果每天也不要吃超过500克

不少准妈妈都希望宝宝能够皮肤白嫩，于是拼命地吃水果。可是水果虽好，也要限量吃。因为水果中含有的葡萄糖、果糖被胃肠道消化吸收之后会转化为中性脂肪，使准妈妈体重增加，还容易引起高脂血症。所以，每天吃水果最好不要超过500克，妊娠期糖代谢异常或者是患有妊娠糖尿病的准妈妈则要减半，最好是等到血糖得到平稳控制之后再吃水果。

改成餐前吃水果

如果怕热量摄取过多，准妈妈可以改成在餐前吃水果，如果发觉水果吃得太多了，可以通过少吃主食来进行调整。另外，如果希望大量摄取水果，可以选择热量较低的水果，首选是西红柿，其在食用量的方面几乎完全没有限制。

这些水果准妈妈要少吃

荔枝、桂圆

荔枝、桂圆属于热性水果，准妈妈在怀孕之后，体质一般偏热，阴血往往不足。这时候再过多地食用荔枝、桂圆，就容易出现便秘、口舌生疮等上火症状。有先兆流产的准妈妈更要注意，因为热性水果很容易引起胎动不安，严重时还会导致流产。

柑橘

柑橘性温味甘，能够补阳益气，可是吃多了容易引起体内燥热而使人上火，引发口腔炎、牙周炎、咽喉炎等。所以，柑橘虽然好吃，准妈妈也要控制食用量，每天不能超过3个，重量控制在250克以内。

菠萝、香蕉、葡萄、西瓜

这几种都是含糖量较高的水果，吃得过多，可能会引发妊娠糖尿病。所以，准妈妈要少吃，肥胖、有糖尿病家族史的准妈妈尤其要少吃。

准妈妈的首选水果——苹果

苹果富含多种维生素和矿物质、苹果酸、鞣酸和细纤维等。对于怕胖的准妈妈来说，多吃苹果能够防止过度肥胖，对胎儿的发育也好处多多。

苹果能够调节肠胃功能，如果连皮一块吃，能改善便秘和腹泻的症状。

苹果具有很好的美容功效，准妈妈如果贫血、气色不好等，多吃些苹果可以改善这些症状。

苹果还能够缓解孕吐，准妈妈孕早期如果食欲不好、恶心，可以多吃些苹果。

不可贪食冷饮

随着人民生活水平的不断提高，在炎热的夏季，各种各样的冷饮或饮料相继进入到日常生活中。适量食用冷饮可防暑解渴，对健康并无影响，但如果长期大量食用冷饮，就会不同程度地影响胎儿发育。

在怀孕期间，孕妇胃肠对冷热的刺激非常敏感，多吃冷饮会使胃肠血管突然收缩、胃液分泌减少、消化功能降低，从而引起食欲不振、消化不良、腹泻，甚至引起胃部痉挛，出现腹痛现象。孕妇的鼻、咽、气管等呼吸道黏膜常常充血，并有水肿现象，如大量贪食冷饮，充血的血管突然收缩，血流减少，可致局部抵抗力降低，使潜伏在咽喉、气管、鼻腔、口腔里的细菌与病毒趁机而入，引起嗓子痛哑、咳嗽、头痛等症状，严重时还能诱发上呼吸道感染或扁桃体炎等。

在有些时候，孕妇大量食用冷饮，还可能会影响胎儿，造成胎儿子宫内躁动不安。因此，孕期不宜贪食冷饮。

牛奶是必不可少的营养品

怀孕是母体的一个特殊生理调整过程。在整个孕期，母体约需要贮存钙50克，要供给胎儿30克。如果母体钙摄入不足，胎儿需要时会从母体夺取，以满足生长的需要，这就会使母体血钙降低，发生小腿抽筋或手足抽搐。营养专家认为，孕妇补钙最好的方法是每天喝200~400克牛奶，每100克中含钙约120毫克。牛奶中的钙最容易被人体吸收，并且还含有磷、钾、镁等多种矿物质，十分符合准妈妈的营养需求。

牛奶在加工过程中会损失掉一些成分，如维生素和一些微量的功能性蛋白质等，其口味也会发生一定的变化。孕妈妈喝奶首选是需要冷藏的巴氏消毒的鲜奶以及酸奶等。常温奶和奶粉作为不方便冷藏时选用。

100克牛奶中所含的营养成分

蛋白质	3.3克	糖类	5克
磷	93毫克	铁	0.2毫克
维生素B_1	0.04毫克	维生素B_2	0.13毫克
维生素C	1毫克	水分	87克
钙	120毫克	维生素A	24微克
烟酸	0.2毫克	脂肪	4克

🍊 牛奶应该怎样喝

喝牛奶是准妈妈在孕期补充钙质的最好方法。但是好东西也要讲究一定的方法才能起到好的作用。那么牛奶怎样喝才能发挥其最大功效呢？

配合主食一起喝

如果早餐只喝牛奶，则牛奶中的大部分蛋白质会在体内燃烧产生能量，造成蛋白质的浪费，同时产生更多的代谢废物，增加肝肾的代谢负担。所以，喝牛奶时要配合吃一些主食，主食中的碳水化合物来负责产生能量，就可以让更多的蛋白质起到应有的作用。

不要过量饮用牛奶

中国人一般每天牛奶的摄入量为350~500克，较多的可以达到750克左右。牛奶喝得太多可能会导致腹部不适，也可能会影响其他食物的摄入。另外，牛奶也不要一下子喝得太多，一般每次喝250克左右。可以少量多次地喝。

先热牛奶后加糖

牛奶中天然含有乳糖，所以牛奶是自带甜味的。首先我们并不建议孕妈妈在喝牛奶时加糖，但有些人确实喜欢喝更甜一些的牛奶。在鲜牛奶中加糖后再加热饮用，这种方法是不正确的，因为牛奶中的赖氨酸与白糖中的果糖在加热的情况下产生果糖基赖氨酸，对人体健康有不利影响。所以，如果在牛奶中加糖，应该在加热牛奶后再加糖为好。

🍊 孕妇能饮酸奶吗

酸奶是一种发酵奶制品，是将消毒后的牛奶加入适量的乳酸菌，放置在恒温箱内经过发酵而制成的。它除了具有鲜牛奶的全部营养成分外，还具有以下优点：

乳酸菌把鲜牛奶中的乳糖转变成乳酸，乳酸能刺激人的消化腺，使它分泌更多的消化液，增强消化能力。

乳酸可以起到降低肠道pH值，使肠道酸性增强的作用，而较低的肠道pH更适合益生菌的生长及增殖，从而有益于肠道健康。

缺少胃酸的人，喝了酸奶可增加胃酸，促进消化。

有人缺乏乳糖酶，喝鲜牛奶容易腹胀、腹泻。在酸奶发酵过程中，乳糖已经被乳酸菌分解而形成乳酸，不再需要乳糖酶的分解。因此，缺乏乳糖酶的人喝酸奶较为合适。

酸奶中的乳酸还可以促进肠道对钙的吸收；乳酸还能使蛋白质凝结成细腻的凝乳，从而提高蛋白质的消化吸收。

某些乳酸菌能合成维生素C，所以酸奶中维生素C含量较高。

由此可见，喝酸奶对母亲和胎儿健康都有益处。

⊜ 准妈妈喝水有禁忌

水是占人体重量60%的各种体液的主要成分，水的重要作用是不言而喻的。喝水也是有一些讲究的，准妈妈要注意以下几种水不能喝。

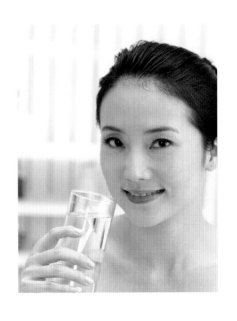

保温瓶中贮存超过24小时的开水

准妈妈也不能喝在保温瓶中贮存超过24小时的开水，因为随着瓶内水温的逐渐下降，水中含氯的有机物会不断地被分解成为有害的亚硝酸盐，对准妈妈身体的内环境极为不利。

没有烧开的自来水

准妈妈切忌喝没有烧开的自来水。因为自来水中的氯与水中残留的有机物相互作用，会产生一种叫三氯甲烷（氯仿）的致癌物质。

保温杯沏的茶水

准妈妈不要喝保温杯沏的茶水。茶水中含有大量的鞣酸、茶碱、芳香油和多种维生素等，如果将茶叶浸泡在保温杯的水中，多种维生素被大量破坏而营养降低，且茶水苦涩，有害物质增多，饮用后会引起消化系统及神经系统的功能紊乱。

受污染的水

准妈妈绝对不能喝被工业生产中的废气、废水、废渣等排放物污染过的水。这样的水即使经过高温煮沸，水中的有毒化学物质仍然存在。

勿等口渴才喝水

准妈妈切忌口渴才饮水。口渴是缺水的结果而不是开始，是大脑中枢发出要求补水的救援信号。口渴说明体内水分已经失衡，细胞脱水已经达到一定的程度。此时饮水并不能起到很好的补水效果。准妈妈饮水应每隔2小时1次，每日8次，共1600毫升。

🌾 适宜粗粮益健康

粗粮泛指糙米、玉米、燕麦、紫米、薏仁、全麦面包等五谷杂粮，还有红薯、芋头、南瓜等未精致加工过的食物。

吃粗粮有益健康

粗粮中保存了许多细粮中没有的营养，膳食纤维比较多，富含B族维生素等。对于准妈妈来说，适当补充粗粮，不但能补充细粮中所没有的营养，而且粗粮里的纤维素可降低人血浆胆固醇水平，降低餐后血糖生成和血胰岛素升高的反应，有促进肠胃蠕动、帮助消化的作用，可以防止孕期便秘。

粗粮并不是越多越好

粗粮也并非吃得越多越好。粗粮含较多的膳食纤维，口感粗糙也不太容易消化。吃太多粗糙会造成胃肠道不适，如胃胀、食物从胃中排空慢、肠道胀气、腹泻等。有时吃太多粗粮还会影响食物中矿物质元素的吸收，如铁、锌等。因此，一般每天粗粮的摄入量为50~60克就可以了，吃的时候最好粗细搭配。如果有肥胖或血糖问题的孕妈妈，可以根据具体情况适当增加粗粮的比例。

适合准妈妈吃的粗粮

玉米

玉米含有丰富的不饱和脂肪酸、淀粉、胡萝卜素、矿物质、镁等多种营养成分。其中，胚芽含52%不饱和脂肪酸，是精米精面的4~5倍；玉米油富含维生素E、维生素A、卵磷脂及镁等，亚油酸含量高达50%。准妈妈经常食用，可以加强肠壁蠕动，促进身体新陈代谢，加速体内废物排泄。

红薯及其他薯类

富含淀粉和钙、铁等矿物质，而且其所含的氨基酸、维生素都要远远高于那些精制细粮。

豆类

如黄豆、绿豆、黑豆、赤小豆、芸豆、豌豆等。它们都含有较多的膳食纤维，具有良好的润肠通便、降血压、降血脂、调节血糖、解毒、抗癌、预防结石、健美减肥的作用。哺乳期女性多吃赤小豆，还有催乳的功效。

糙米

糙米胚芽含有蛋白质、维生素以及锌、铁、镁、磷等矿物质，这些营养素都是准妈妈每天需要摄取的。

荞麦

荞麦含有其他谷物所不具有的叶绿素和芦丁，其维生素B_1、维生素B_2含量比小麦多2倍，烟酸含量比小麦多3~4倍。含有丰富的赖氨酸成分，能促进胎儿发育，增强准妈妈的免疫功能。

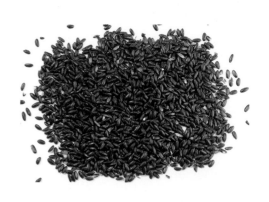

🍊 预防食物过敏

食物过敏以女性较多见。有食物过敏史的妇女，在怀孕期间更应注意避免食用致敏食物，因为致敏食物中的某些成分作为抗原可以通过胎盘影响胎儿的发育。食物过敏一般表现为头痛、眩晕、流涕、鼻塞、流泪、耳痛、胸闷、气喘、心悸、恶心、呕吐、腹泻、胃肠胀气、皮肤起红点或发疹、四肢肌肉和关节酸痛等。

怎样预防食物过敏

为防止食物过敏，首先应查明过敏源，也就是说对哪些食物容易过敏。容易过敏的准妈妈需要注意以下几点。

以往发生过过敏现象的某些食物，在怀孕期间应禁止食用。

不要吃过去从未吃过的食物或霉变的食物。

食用某些食物时，如果出现全身发痒、出荨麻疹、心慌、气喘，或腹痛、腹泻等现象，应考虑为食物过敏，须立即停止食用。

不吃易过敏的食物，即使怀孕之前不会过敏的食物，在怀孕期间也可能发生过敏，如生吃海产鱼、虾、蟹、贝壳类食物及辛辣刺激性食物等。

牛奶、豆浆、鸡蛋等一般食物，可采用高温破坏抗原的方法，因高温会使蛋白质变性。牛奶、豆浆可反复煮沸，鸡蛋可于开锅后再煮30分钟，减弱部分抗原的致敏作用。

多吃些含维生素C、维生素B_1、维生素B_2丰富的食品，以调节毛细血管的通透性，减少过敏反应的发生。

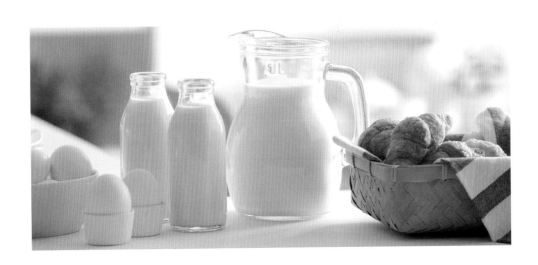

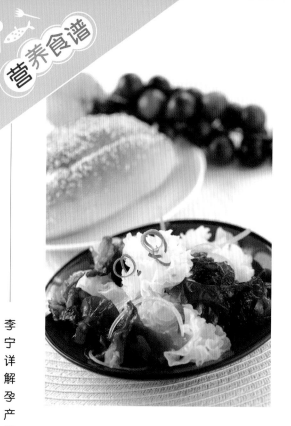

拌双耳

材料： 银耳(干)、黑木耳(干)各100克，葱丝、彩椒丝各适量。

调料： 盐、白糖各1小匙，香油、醋、鸡精、胡椒粉各适量。

做法

1. 将银耳和黑木耳分别用温水泡发，去掉根蒂，洗净，撕成小朵，用开水汆烫，捞出投入凉开水中过凉，再捞出沥干水。

2. 将银耳和木耳装入盘中，撒上葱丝、彩椒丝。

3. 将盐、醋、鸡精、白糖、胡椒粉、香油用冷开水调匀，浇在银耳和黑木耳上，拌匀即可。

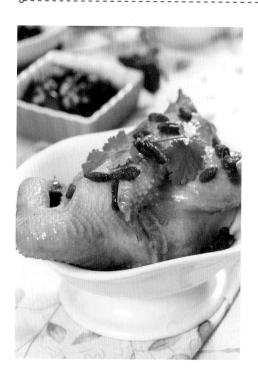

枸杞蒸鸡

材料： 净母鸡1只（1000克左右），枸杞子15克。

调料： 料酒2大匙，盐1小匙，高汤适量，胡椒粉少许，葱20克，姜10克。

做法

1.将母鸡洗净，放入沸水中汆烫透，捞出过一遍凉水，沥干水；葱切段，姜切片；枸杞子洗净备用。

2.将枸杞子装入鸡腹中，腹部朝上放入碗中，加入葱段、姜片、料酒、高汤、胡椒粉，上笼大火蒸2小时左右。

3.拣去姜片、葱段，加盐调味即可。

口蘑烧茄子

材料：嫩长茄子（紫皮）300克，口蘑50克，毛豆50克，大蒜2瓣。

调料：盐、生抽各1小匙，清汤、水淀粉各适量。

做法

1. 将茄子洗净，削去皮，切成拇指肚大小的丁；毛豆用开水煮熟，去掉豆荚；口蘑、大蒜均洗净切片备用。

2. 锅内加入植物油烧热，放入蒜片、茄丁，中火炒至茄子变软。

3. 加入口蘑、毛豆，注入清汤，调入盐、生抽，用小火烧透后以水淀粉勾芡即可。

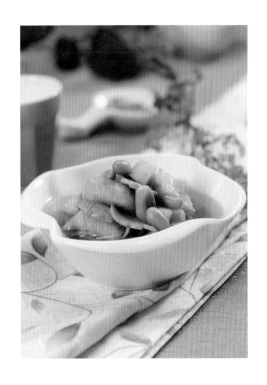

肉丝芹菜炒千张

材料：豆腐丝、芹菜各100克，瘦猪肉50克。

调料：淀粉、酱油、料酒各1小匙，盐小半匙，鸡精少许，葱、姜、植物油各适量。

做法

1. 猪肉切成丝，加入淀粉、酱油、料酒拌匀。芹菜切成细丝，汆烫2分钟；葱切段，姜切片备用。

2. 锅内加入油烧热，放入肉丝，大火炒熟备用。

3. 另起锅放油烧热，放入芹菜，加入盐、豆腐丝炒匀后，倒入炒好的肉丝和剩余的酱油、料酒，大火快炒几下即可。

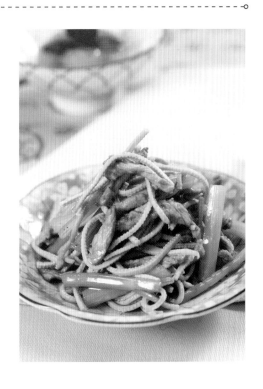

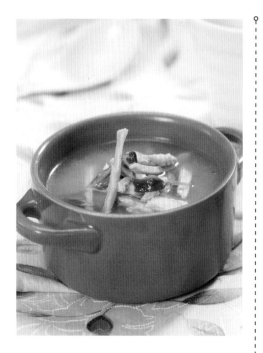

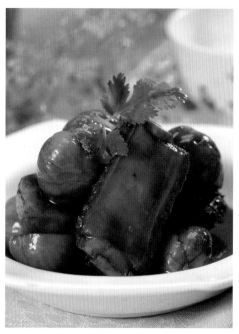

鸡汤煮干丝

材料： 白豆腐干300克，鸡肉50克，虾仁50克，豌豆苗10克，葱、姜各适量。

调料： 料酒、盐、酱油、植物油各1小匙，虾酱少许。

做法

1. 将鸡肉洗净，切成薄片，放入锅中，加葱、姜、料酒和少许盐煮熟，捞出来沥干水备用；豌豆苗洗净，放入沸水中汆烫熟；虾仁洗净备用。

2. 将白豆腐干切成细丝，投入开水锅中汆烫至透，用筷子轻轻拨散，捞出再反复烫2次，捞出来沥干水备用。

3. 锅内加入植物油烧热，放入虾仁，炒至乳白色，盛出备用。另起锅加入鸡汤烧开，下入豆腐干丝、鸡肉，小火煮至入味，加入豌豆苗、虾仁、虾酱，拌匀即可。

栗子焖排骨

材料： 猪排骨300克，鲜栗子100克，大蒜(白皮)10克。

调料： 酱油、料酒各1大匙，淀粉2小匙，盐1小匙，白糖小半匙，香油、植物油各适量。

做法

1. 排骨洗净，剁成小块，加入料酒、盐、白糖、酱油、淀粉、植物油（1大匙左右），腌至入味。

2.将栗子剥去皮，洗净备用；大蒜去皮洗净，切成片备用。

3. 锅内加入植物油烧热，放入蒜片爆香，倒入排骨，大火爆炒至半熟后加入栗子，继续翻炒5分钟左右，加适量清水，小火焖15分钟。淋入香油即可出锅。

孕妇营养阅读中心

●●● Part 3

孕中期
搭配完美饮食

孕中期是胎儿迅速发育的时期，这时孕妇体内发生一系列变化，妊娠反应减轻，食欲趋于好转，胃口开始大振。孕中期膳食应根据这一特点进行安排，其膳食量应比孕早期适当增加，每日进食量要合理分配到一日三餐之中。

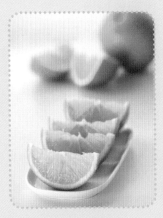
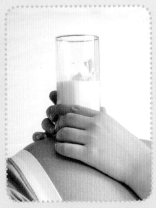
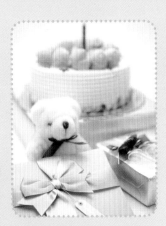

孕中期饮食营养指导

进入孕中期，准妈妈对营养素的需要量逐渐多了起来，营养素种类很多，哪一种都不能缺少，这往往使准妈妈很迷惑，怕真的缺了什么营养素。其实，只要保证饮食多样化，吃足够的量，就不会有太大问题。

孕中期的营养生理特点

妊娠中期是指怀孕的第13~28周，也就是怀孕的第4~7个月。妊娠中期，胎儿和母体都发生了明显变化，胎儿各器官系统迅速增殖发育。怀孕3个月时的胎儿体重大约为20克，从第4个月开始，胎儿体重增长加快，逐渐发育成熟。至妊娠中期末时，胎儿体重可增加到1000克。

妊娠中期，为了适应胎儿生长发育的需要，母体各系统发生了巨大的适应性变化。子宫的容积随着胎儿、胎盘和羊水的增长而扩大；乳腺增生加速，乳房增大；血容量扩充；肾脏排泄功能加速，部分营养素可随尿液丢失。孕妇可因雌激素的影响或缺乏维生素C出现牙龈充血、肿胀、疼痛、出血等症状。蛋白质、糖、脂肪、矿物质等的代谢发生变化，各种营养素的需要量显著增加。整个妊娠期，孕妇体重增加大约10千克，妊娠早期(怀孕期的前3个月)仅增加0.8~1.5千克，妊娠中期和后期每周大约增加0.4千克。妊娠中期，大部分孕妇的早期妊娠反应消失，食欲改善，饮食量增加。

孕中期的营养要求

根据孕中期的营养生理特点，此期饮食营养应注意以下几点。

相应增加热能

孕中期孕妇基础代谢增强，故所需热能应相应增加，但热能的摄入与消耗以保持平衡为宜，过多摄入并无益处。我国营养学会建议孕妇在非孕期的基础上每日增加840千焦的热能摄入，孕妇每周增重不足0.4千克者可增加热能的摄入，超过0.55千克者要减少。孕中期孕妇每日主食摄入量为225~235克，并应注意粗细粮的搭配。

摄入足量的蛋白质

孕中期是母体和胎儿组织增长的快速时期，尤其是胎儿脑组织细胞分化发育的第一个高峰。为此，我国营养学会建议孕中期每日膳食应多摄入15克蛋白质，故孕中期从事极轻体力劳动的孕妇每日摄入蛋白质总量应为80克。其中，动物类和豆类食品等优质蛋白质应占1/3以上。

适量的脂肪供给

妊娠中期，脂肪开始在孕妇腹壁、背部、大腿及乳房等处存积，为分娩和产后哺乳做必要的能量储备；孕24周时，胎儿也开始贮备脂肪。所以，孕妇要在妊娠中期摄入适量的脂肪。

脂肪的摄入量一般以占全部热能的25%～30%为宜。植物油所含的必需脂肪酸比动物油更为丰富，动物性食品如肉类、奶类、蛋类含有较多的动物性脂肪。因此，孕妇不必再额外摄取动物油，只摄取植物油就可以了。

供给适量的矿物质

适量的矿物质对孕妇的健康和胎儿的发育非常重要。孕中期的妇女常出现小腿抽筋等症状，这通常与缺钙有关。钙、磷是胎儿骨骼生长发育必不可少的元素，为此，孕妇孕中期应选择含钙高的食物，如小白虾、酥鱼、虾皮、奶及奶制品等。

从孕中期开始，孕妇甲状腺功能活跃，对碘的需求量增加，所以要注意多吃含碘丰富的食物，如海带、紫菜等。锌对胎儿器官的形成极为重要，孕妇从孕中期起要开始增加锌的摄入量。孕妇每日锌的摄入量应从孕前的11.5毫克增至16.5毫克。此外，孕妇还要注意补充铁、镁等矿物质。

增加维生素的摄入量

妊娠中、后期，孕妇对叶酸的需要量增加，同时由于孕妇胃酸分泌减少，胃肠功能减弱，吸收率较低，故在这个时期巨幼红细胞贫血比较多见。所以，孕妇要多补充叶酸和维生素B_{12}。叶酸最丰富的食物来源是动物内脏，其次是绿色蔬菜、酵母，孕妇应适当摄入。而维生素B_{12}主要存在动物肝脏中，也存在于奶、肉、蛋、鱼中，植物性食品一般不含维生素B_{12}。

孕中期准妈妈营养素需求量

维生素A（微克）	900	胆碱	500
维生素D（微克）	10	生物素（微克）	30
维生素E	14	钙	1000
维生素B_1	1.5	磷	700
维生素B_2	1.7	钾	2500
维生素B_6	1.9	钠	2200
维生素B_{12}（微克）	2.6	镁	400
维生素C	130	铁	25
泛酸	6.0	碘（微克）	200
叶酸（微克）	600	锌	16.5
烟酸	15	硒（微克）	50

注：除标注外单位为毫克。

🍄 孕中期的饮食安排

孕中期是胎儿迅速发育的时期，这时孕妇体内发生一系列变化，妊娠反应减轻，食欲趋于好转。孕中期的膳食应根据这一特点进行安排。

增加主粮摄入

米、面等主粮是热量的主要来源。孕中期胎儿迅速生长以及母体组织的功能维持需要大量热量，均需摄入主粮予以满足。为此，提倡孕妇选食标准米、面，或搭配些杂粮，如小米、玉米、燕麦片等。

增加动物性食品摄入

动物性食品所提供的优质蛋白质是胎儿生长和孕妇组织功能维持的物质基础。动物性食品提供的蛋白质应占总蛋白质的1/3以上。

保证必需脂肪酸的摄入

脂质尤其是必需脂肪酸是细胞膜及中枢神经系统髓鞘化构成的物质基础。孕中期胎儿机体和大脑发育速度加快，对脂质及必需脂肪酸的需要增加，必须及时补充。因此，孕中期应每天摄入适量植物油（25～30克），如花生油、芝麻油、橄榄油、亚麻籽油等；和适量坚果（20～25克），如花生、核桃、芝麻、开心果、杏仁等。

合理烹调，减少维生素损失

除选择维生素含量丰富的食品外，还要避免烹调加工不合理而造成的维生素损失。比如，烹调蔬菜应做到先洗后切，切后即烧，烧炒时要旺火快炒等。

增加餐次，食量适度

孕中期每餐摄食量可因孕妇食欲增加而有所增加。随着妊娠进展和子宫增大，胃部常因受到挤压而在餐后出现饱胀感，因此可增加每日的餐次，分4～5次进行，每次食量适度。如果盲目地吃得过多，会造成营养过剩，孕妇体重增加过多，出生的婴儿常为肥胖体质，易患心血管方面的疾病。

🍄 孕中期的每日饮食构成

孕中期的膳食量应比孕早期适当增加，每日进食量要合理分配到一日三餐之中。一般早、中、晚餐的能量分别占总能量的30%、40%、30%，即早餐要吃好，中餐要吃饱，晚餐要吃少。每日膳食中要包含五大类食物，各类食物搭配要合理，要保证蛋白质的摄入量，优质蛋白要占总蛋白质量的1/3，绿色蔬菜占总蔬菜量的2/3。

孕中期每日食物构成推荐品种及数量

食物	数量
米、面、小米、玉米及其他杂粮薯类	400～500克
蛋类	50～100克
畜、禽、鱼肉	100～150克
动物内脏	50克(每周1次)
豆类及豆制品	50克
新鲜蔬菜(绿叶蔬菜为主)	500克
时令水果	200克
植物油	30～40克
牛奶	250克

孕4月同步饮食方案

进入本月，多数准妈妈的早孕反应逐渐消失，食欲变得旺盛。而此时，胎儿对营养素的需要也大大增加。胎儿有需求，妈妈有胃口，正可谓恰逢其时。饮食上，孕早期建立的良好习惯一定要保持。

孕4月营养指导

进入本月，孕妇的情况已经大有改善，早孕的不适反应基本消失，流产的危险也变得很小。但是，对于饮食营养的关注丝毫不能放松。因为此时胎儿的器官组织开始迅速生长发育，每天需要大量营养素。准妈妈要尽量满足胎儿迅速生长及自身营养素存储的需要，避免营养不良或缺乏对胎儿生长发育和自身健康造成的影响。膳食上宜粗细搭配、荤素搭配，不要吃得过于精细，避免造成某些营养元素吸收不够。

首先，应增加主粮的摄入，应选用标准米、面，搭配食用一些杂粮，如小米、玉米、燕麦片等。一般来说，孕中期每日主粮摄入量应为275～325克，这对保证热量供给、节省蛋白质有着重要意义。

其次，要增加动物性食物的摄入，因为动物性食物所提供的优质蛋白质是胎儿生长和准妈妈组织功能维持的物质基础。此外，准妈妈应多吃些海产品和鸡蛋。

本月准妈妈还应注意补充碘和锌。妊娠14周左右，胎儿的甲状腺开始起作用，制造自己的激素，而甲状腺需要碘才能发挥正常的作用。母体摄入碘不足，新生儿出生后甲状腺功能低下，会影响孩子的中枢神经系统，尤其是大脑的发育。鱼类、贝类和海藻等是含碘最丰富的食物来源。每周可以吃2～3次。

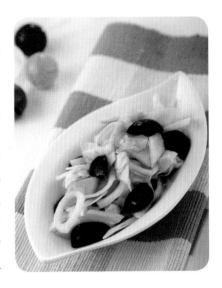

需要注意的是，进入本月之后，多数准妈妈的早孕反应逐渐消失，食欲会变得旺盛。准妈妈可以适当地吃自己平时喜欢的食物，但应注意饮食搭配均衡，也尽量少吃煎、烤、炸、熏、腌的食物，尽管爱吃也不要多吃。另外，即便是健康食物，也应注意适量，不宜一下子吃得过多，以免体重增加过快。

孕4月饮食细节与禁忌

🍄 本月主打营养素——锌

作用： 防止胎儿发育不良。

这个月准妈妈需要增加锌的摄入量。准妈妈如果缺锌，会影响胎儿在宫内的生长，会使胎儿的脑、心脏等重要器官发育不良。缺锌会造成准妈妈味觉、嗅觉异常，食欲减退，消化和吸收功能不良，免疫力降低，这样势必造成胎儿宫内发育迟缓。富含锌的食物有生蚝、牡蛎、肝脏、口蘑、芝麻、赤贝等。

🍄 饮食习惯早养成

进入怀孕中期后，准妈妈妊娠反应会逐渐消失，食欲也会慢慢回升，应当充分摄取足够的营养，满足准妈妈本身组织成长和胎儿发育的需求。

从现在开始，一定要培养良好的饮食习惯。

定时

无论一天的工作有多忙，也应当"把吃饭的时间还给自己"。最理想的吃饭时间为早餐7~8点，午餐12点，晚餐6~7点。最好用30~60分钟的时间吃饭，进食过程要从容，心情要愉快。

定量

抽出一点时间，了解一些营养知识，合理搭配食物。

定点

养成定点吃饭的习惯。如果希望未来宝宝能坐在餐桌旁专心进餐，准妈妈吃饭时，就应当固定在一个安静、温馨的地方，用餐尽量不被干扰、影响、打断。

营养均衡多变化

多变化食物的种类，每天吃多种不同的食物，营养素就容易摄取充足。

以新鲜、不过于加工的食物为主

尽量多吃原生类食物，如五谷、青菜、新鲜水果，烹调方式以保留食物原味为主，少用调料，少吃垃圾食品，油炸食物和市售的成品食物要少吃，让宝宝在胎儿期就习惯于健康有益的饮食模式。

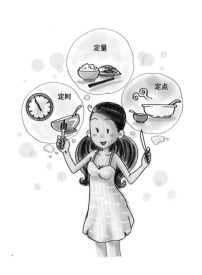

🍄 掌握少食多餐原则

准妈妈的子宫会随着孕期不断增大，胃的位置也相应提高，胃部常因受到挤压而在餐后出现饱胀感。这个时候可以"少食多餐"取代"一日三餐"，定好食物摄入量，每天分几次摄入，每次吃得少一点。每天摄入的热量控制在2100千卡左右。在三种能量的摄入比例中，建议蛋白质为10%～15%，脂肪为20%～30%，糖类为60%～70%。在同一能量内部，也要注意来源构成，比如，蛋白质来源构成最好保持为：动物性食物占44%，豆类食物占23%，植物性食物占33%。如果吃得过多，会造成营养过剩，孕妇体重增加过多，出生的婴儿常为肥胖体质，易患心血管方面的疾病。

🍄 增加食物摄入量，保证热量供应

妊娠期孕妇自身各器官的新陈代谢、胎儿的生长发育以及孕妇为分娩和哺乳储存的养料，都需要一定的营养供给，这些都要从孕妇每天所吃的食物中摄取。孕妇需要的热量比常人要高，一般比非孕期所需热量高25%。有的孕妇怕自身发胖或怕胎儿长得过大，有意控制热量的摄入，这对胎儿和孕妇本身都不利。

孕中期热量消耗增多，这些热量都需要通过孕妇的膳食来补充，因此每天须增加约200千卡的热量摄入量。

热量的主要来源为谷类食物，孕妇平均每天需要摄入275～325千克。为满足热量的供应，孕妇要注意主食品种的多样化，如大米、面粉、小米、玉米、薯类等要搭配食用。同时，也要注意避免热量摄入过多，孕妇的膳食应以副食为主，主食按平时每日进食的副食品，如鱼、肉、油类的多少加以调节。

🍄 保证蛋白质的摄取

胎儿身体的成长和孕妇的子宫、胎盘、乳房等器官的发育，以及分娩时失血的补充，都需要蛋白质。此外，孕妇体内还要储存一定量的蛋白质，以备产后哺乳的需要。因此，保证孕妇有充分的蛋白质是十分重要的。

妊娠中期，胎儿和孕妇的子宫、胎盘、血液、乳房等组织对蛋白质的需求迅速增加。此时胎儿脑细胞分化发育仍处于第一个高峰期，缺乏蛋白质可导致脑细胞的永久性减少，使胎儿出生后智力不佳，以后也无法弥补。

妊娠中期，孕妇对蛋白质的需求，一般每天要比妊娠早期多15克，大约合每天70克蛋白质。动物性蛋白质和植物性蛋白质各占一半。富含蛋白的食物有豆类、奶类、动物内脏、肉类、水产类、蛋类等。

🍄 食物放心吃

准妈妈在这个时候会发现自己异常能吃，很多以前不喜欢吃的食品现在反倒成了最喜欢的东西。因此，准妈妈可以好好利用这段时间，多吃点东西，加强营养，增强体质，也能为将来分娩和产后哺乳做准备。

妊娠23周时，准妈妈会特别偏好某些食品，看到平时爱吃的甜品或者饮料时难免特别眼馋。偶尔可以稍稍地放松一下对自己的要求，但一定要有节制，不可过量食用，尽量用其他的健康食品来替代这些可能给自己和胎儿带来损害的食物。

越接近孕晚期的阶段，准妈妈的食欲愈是大增，体重也随之增加。为了顺利分娩，应注意在均衡饮食的基础上，减少高脂肪、高热量的食物摄入，增加适量维生素食物的摄取。

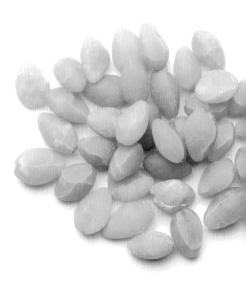

🍄 健康饮食，严防腹泻

在妊娠过程中，孕妇消化功能有所下降，抵抗力减弱，如果出现腹泻，则会损失大量的营养素，而且会因肠蠕动刺激子宫，容易引起流产。因此，最好的预防方法是多食用新鲜卫生、易消化的食物。

易引起腹泻的食物搭配

牛奶与巧克力同吃易发生腹泻

牛奶含丰富的蛋白质和钙，巧克力则含草酸，若二者混在一起吃，牛奶中的钙会与巧克力中的草酸结合成一种不溶于水的草酸钙，食用后不但不吸收，还会发生腹泻、头发干枯等症状。

水果与海鲜不宜同吃

吃海鲜的同时，若再吃葡萄、石榴、柿子等水果，就易出现呕吐、腹胀、腹痛、腹泻等症状。

鸡蛋不要与兔肉同吃

鸡蛋与兔肉同食会刺激胃肠道，引起腹泻。另外，生鸡蛋及半熟的鸡蛋含有大量细菌，吃了同样有可能引起腹泻，而且也不利于消化吸收。

🍄 易被忽视的健康元素

现在大部分家庭对于准妈妈的照顾都是无微不至的，饮食方面的营养更是唯恐有一点闪失。但是，有一些健康元素却往往被忽视了。

水

饮水不足，就不能很好地运送其他物质和电解质。

怀孕期间常饮水有助于皮肤和肺部的排泄及调节体温。水的重要作用是不言而喻的，然而在多喝水的同时，却应注意少吃盐和含盐过多的食物，否则体内大量存在的钠离子会引起浮肿和不适。

新鲜空气

清新的空气也是孕妇必需的。常有一些孕妇怕"招风"感冒，卧室不开窗，人为地限制了新鲜空气的摄取。长此以往，不仅会使孕妇的健康受损，而且会给胎儿带来一定的影响。

孕妇在早上起床之后，可以到有树林或草地的地方去做操或散步，呼吸新鲜空气，这样可使孕妇精神焕发。再者，树木多的地方以及有较大面积草坪的地方，尘土和噪音都比较小。

那些在较高温度下工作的孕妇，除早晨外，在工间休息时也应到有树木、草坪或喷水池的地方走走。晚上最好能开小窗睡眠，若天太冷可关窗，但应在起床后，打开一部分窗户以更换空气。

阳光

以前有一种典型的孕期并发症，其主要症状是孕妇贫血消瘦、动作缓慢、身体疲惫、腰酸腿痛、手脚抽搐，常可使胎儿营养缺乏，患先天性佝偻病，孕妇还会发生难产，连累胎儿受损和死亡。这就是骨质软化病，皆因孕妇体内缺乏钙、磷，及代谢功能发生障碍而引起。现在由于生活水平的提高，这种病症已大为减少，但是许多出生后得佝偻病的婴儿也在常常提醒更多的准妈妈们：在孕期就要注意从膳食和阳光中摄取维生素D，以帮助身体正常地吸收钙和磷。

阳光中的紫外线照到人体的皮肤上，可穿透皮肤表面，作用于皮下的"7-脱氢胆固醇"，使它发生一系列的变化，成为帮助体内钙质吸收的维生素D。所以说，孕妇除了服用脂肪含量较多的乳、蛋和鱼肝油外，勤晒太阳也可以吸收一些宝贵的营养。

阳光中的紫外线除了能防治佝偻病外，还具有杀菌和消毒的作用。阳光照射30分钟以上，能达到空气消毒的效果。所以，经常开门让室内受到阳光照射，可以提高孕妇的抵抗力，预防感染性疾病，有益于胎儿发育。

🍄 健康吃夜宵

孕中期的准妈妈对营养的需求量比之前增多，才吃过不久就会觉得有点饿，尤其是晚上。这时就需要适当吃点夜宵，以免饿得睡不着觉。但吃夜宵也要小心不要犯了睡前饮食禁忌，否则也会扰得准妈妈睡不安稳。

吃夜宵的注意事项

1. 适当地补充能量就可以了，高油脂、高热量的食物，如油炸食物、烧烤、比萨等能量高的食物不要食用。油腻的食物会增加肠胃的负荷，影响睡眠甚至是第二天的食欲。水分和糖分含量高的水果以及利尿的食物也要避免吃，以免影响睡眠。

2. 吃夜宵与睡眠之间要间隔一定的时间，吃完夜宵40～60分钟后再睡觉。

3. 由于空腹吃甜品会使得胃酸分泌过多，引发胃部不适，所以最好不要用甜品来做夜宵。

4. 夜宵的量一定要小，不能超过全天进食份额的1/5，品种也不宜太多。准妈妈的肠胃功能在孕期有所下降，进食过多会加重肠胃负担，导致烧心、消化不良，从而引起失眠。

5. 吃得不要太咸，否则会喝大量的水，使得夜尿增多，早晨起来还可能面部肿胀。高盐分食物还会导致血压上升，情绪紧绷，引起失眠。

6. 像辣椒、大蒜之类的辛辣食物，不管怎么做，都可能引起烧心和消化不良，干扰睡眠。

7. 不要食用胀气的食物作为夜宵。食物产生气体导致腹胀感容易影响睡眠，这样的食物有豆类、洋葱、绿椰菜、土豆、红薯、芋头、香蕉及甜点等。

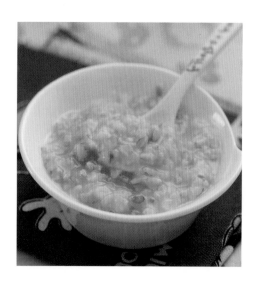

专家提示

粥中的淀粉能够与水分充分地结合，不但能提供一定的热量，还能提供一定的水分，并且粥营养美味又容易消化，不会给肠胃造成负担，所以是健康夜宵的首选食物。鱼片粥、猪肝粥、八宝粥都是不错的选择。

🍄 少吃火锅为宜

火锅涮肉——弓形虫的藏匿之地

吃火锅少不了涮肉，而肉类常会感染弓形虫。有关资料表明，羊群中弓形虫的感染率为61.4%，猪为0.6%，牛为13.2%，鹅为35%，而狗尤为惊人，达70%以上。有些人吃火锅时，只把肉片稍稍一烫，这种短暂的加热并不能杀死寄生在肉片细胞内的弓形虫幼虫或虫卵。孕妇感染时无明显不适，或仅有类似感冒的症状，但幼虫可通过胎盘传给胎儿，严重者可发生流产、死胎，或影响胎儿脑的发育。如果要吃火锅，则一定要把肉片煮透才可食用。

生熟混用易得寄生虫病

吃火锅是用生肉、生鱼、生菜边涮边吃。这些食品均易被致病微生物和寄生虫卵所污染，吃时须在滚开的汤中煮熟煮透。食用时熟食应该与未煮熟的食物分别用不同的碟子装，夹生食与熟食的筷子也应该分开，这样才能防止或减少消化道炎症和肠道寄生虫病的发生。

火锅汤底反复使用不利健康

火锅汤反复使用会使汤中含有较多的来自肉类食物中的嘌呤。嘌呤可以增加血中尿酸的含量，容易诱发痛风。

另外，火锅汤反复熬煮也会增加汤中亚硝酸盐的含量，这些亚硝酸盐主要来自蔬菜的多次涮煮。亚硝酸盐是一种较强的致癌物质，容易引起消化道肿瘤。

所以孕妈妈吃火锅建议现涮现吃，不要一锅汤反复使用。

🍄 不宜多吃方便食品

准妈妈对于营养的需求比普通人要高出25%，而要保证充足的营养，就需要准妈妈全面补充，均衡摄取。不少准妈妈因为妊娠反应而吃得太少，又过分依赖方便食品，尤其是在怀孕的前3个月。这样虽然吃了足量的蛋白质，却使必要的脂肪酸未达到营养需要，容易直接影响胎儿的生长发育，出生后的婴儿也会体重较轻。因为不饱和脂肪酸是胎儿血管和神经等的构造成分，严重缺少脂肪酸的胎儿会受到不良发育的影响。

所以，在为准妈妈调剂饮食时，一定不要怕麻烦、图方便，要遵照医嘱制订出丰富多样的食谱。

🍄 孕妇进食要细嚼慢咽

妇女怀孕后，胃肠、胆囊等消化器官及所有肌肉的蠕动减慢，消化腺的分泌也有所改变，消化功能减弱。特别是怀孕早期，由于妊娠反应，食欲不振，食量相对减少，这就更需要在吃东西时尽可能地多咀嚼，把食物嚼得很细。细嚼慢咽能使唾液与食物充分混合，同时也能有效地刺激消化器官分泌消化液，更好地消化，更多地吸收。

部分妇女妊娠后有牙龈炎、牙床水肿充血，甚至牙齿松动，咀嚼功能减退，吃东西更应慢动作，方能把食物嚼碎、嚼细，这样不仅有利于消化，也有利于保护牙齿。

李宁详解孕产期饮食营养

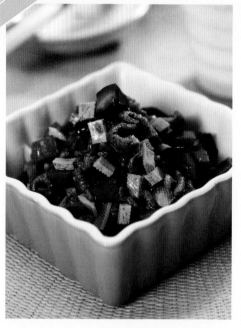

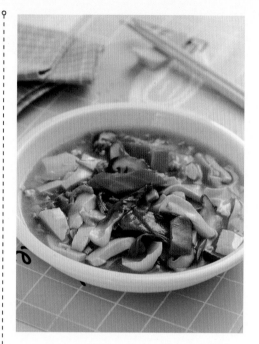

红白海米丁

材料: 胡萝卜100克，鲜香菇50克，海米30克，白豆腐干3块，姜适量。

调料: 甜面酱100克，盐1小匙，酱油、料酒、水淀粉、白糖、香油、植物油各适量。

做法

1. 将海米泡发，加入料酒腌10分钟左右。将豆腐干、胡萝卜、香菇分别洗净，切成小丁；姜去皮洗净，剁成姜末。

2. 锅内加入植物油烧热，放入胡萝卜丁、豆腐干丁炸透，捞出来控干油。锅中留少许底油烧热，放入甜面酱、姜末，加入少许清水炒匀。

3. 放入海米翻炒至上色后下入胡萝卜丁、豆腐干丁、香菇丁，加入盐、酱油、白糖，翻炒至入味，用水淀粉勾芡，淋入香油即可。

三鲜豆腐

材料: 豆腐、蘑菇各200克，胡萝卜、油菜各100克，海米10克，姜、葱各少许。

调料: 酱油、鸡精、盐、水淀粉、高汤、植物油各适量。

做法

1. 将海米用温水泡发，投洗干净泥沙备用；豆腐洗净切片，投入沸水中汆烫一下捞出，沥干水备用；将蘑菇洗净，放到开水锅里汆烫一下，捞出来切片。

2. 胡萝卜洗净切片；油菜洗净，沥干水备用；葱切丝、姜切末备用。

3. 锅内加入植物油烧热，放入海米、葱、姜、胡萝卜煸炒出香味，加入酱油、盐、蘑菇，翻炒几下，加入高汤。

4. 放入豆腐，烧开，加油菜、鸡精，烧开后用淀粉勾芡即可。

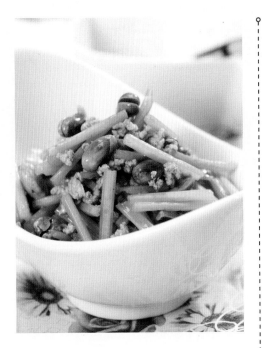

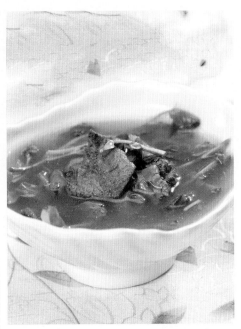

花生米炒芹菜

材料： 芹菜150克，花生米50克，瘦猪肉50克，红甜椒1个，大蒜3瓣。

调料： 水淀粉1大匙，酱油、白糖、盐各1小匙，植物油适量。

做法

1. 将猪肉洗净，剁成肉末，加入酱油拌匀，腌5分钟左右；将芹菜洗净，切成小段；花生米洗净，沥干水；红甜椒洗净，切成小块；大蒜去皮洗净切片。

2. 锅内加入植物油烧热，放入花生米，用小火炸熟后捞出控油。

3. 锅内留少许底油烧热，下入肉末炒散，加入蒜、芹菜、红椒，中火炒至七八成熟，加入盐、白糖，翻炒均匀。

4. 倒入炸好的花生米，用水淀粉勾芡，翻炒均匀即可。

鸡肝豆苗汤

材料： 鸡肝2个，豌豆苗50克。

调料： 鸡汤250克，盐、料酒、胡椒粉各适量。

做法

1. 鸡肝用清水洗一遍，捞出来沥干水，切成薄片，加入料酒和适量清水浸泡2分钟左右；将豌豆苗洗净，投入沸水中略氽烫一下捞出。

2. 锅内加入鸡汤烧开，下入鸡肝，小火氽烫至嫩熟捞出，放入汤碗内。

3. 撇去锅内汤面上的浮沫，加入盐、胡椒粉调好味，大火煮开。

4. 豌豆苗放入盛鸡肝的碗中，倒入鸡汤即可。

孕5月同步饮食方案

进入本月，准妈妈腹部愈加隆起，胎儿对营养素的需要大量增加。这时，准妈妈进食的心态可能发生变化，相信多总胜于少，往往大补特补。量的变化往往导致质变，孕期饮食也因此变得不科学了，准妈妈要尤其注意。

孕 5 月营养指导

进入孕5月，胎儿的大脑、骨骼、牙齿、五官和四肢都将进入快速发育的时期，为了满足胎儿生长发育的需求，准妈妈的体内基础代谢会逐渐增加，对各类营养的需求都会持续增加。为了满足热能需要，准妈妈应增加主食的摄入，但一定注意调整主食的品种花样，如大米、小米、玉米、薯类等。

优质蛋白是整个孕期的主题。此阶段需要摄入的蛋白质，比妊娠早期要多15～25克。除了面粉、大米等主食外，肉类、鱼类、奶类等食品及豆类制品都是蛋白质的重要来源。

考虑到胎儿骨骼发育和即将开始的视网膜发育，准妈妈应注意补充维生素A、钙和磷。食物中肝、奶、蛋黄及鱼等含维生素A较多，还应吃些胡萝卜、南瓜、李等。

进入本月之后，胎儿的骨骼生长得特别快，并开始出现雏形的牙龈。本阶段将是骨骼迅速钙化时期，对钙质的需求剧增。因此，准妈妈尤其要注意补钙，可以选择含钙丰富的牛奶、孕妇奶粉或酸奶来补钙。还要补充维生素D以促进钙的吸收。对于长期在室内工作，缺乏晒太阳机会的孕妇更是如此。

胎儿日渐加速发育，需要充分的营养，当铁质不足时，极易造成母体贫血，严重时还会影响到胎儿的健康。肉类、豆类、鱼类、蛋类、蔬菜中都含有铁，尤其是动物血含铁丰富，可以常吃。妊娠中期，甲状腺功能活跃，需要的碘增加，各种海产品中都含有丰富的碘，可以增加摄取量。

从怀孕第5个月起，孕妇的基础代谢率增加，每天所需的营养也比平时多。由于食欲增加，孕妇的进食会逐渐增多，有时会出现胃中胀满。此时，可服用1～2片酵母片，以增强消化功能。也可每天分4～5次吃饭，既能补充相关营养，也可改善因吃得太多而产生胃胀的感觉。

李宁详解孕产期饮食营养

孕5月饮食细节与禁忌

🍄 本月主打营养素——钙、维生素D

作用： 促进胎儿骨骼和牙齿的发育。

怀孕的第5个月起，胎儿的骨骼和牙齿生长得特别快，是迅速钙化的时期，对钙质的需求剧增。因此，从本月起，牛奶、孕妇奶粉或酸奶是准妈妈每天必不可少的补钙饮品。此外，还应该多吃些容易摄取到钙的食物，如干乳酪、豆腐、鸡蛋或鸭蛋、虾、鱼类、海带等。另外，在医生的指导下，准妈妈可每天服用钙剂。需要注意的是，钙的补充要贯穿于整个孕期的始终。

当然，单纯补钙还是不够的，维生素D可以促进钙的有效吸收，准妈妈要多吃鱼类、鸡蛋。另外，晒太阳也能促进人体内维生素D的合成，准妈妈可以适当晒晒太阳，但应注意把握好度。

🍄 缺铁的危害

铁是人体制造血红蛋白的主要原料，人体内2/3的铁存在于血红蛋白中，另外1/3贮存于肝、脾、骨髓及小肠上皮细胞内。妇女在妊娠期血容量平均增加1500毫升，红细胞中度增生，而血浆相对增加更多，因而出现血液稀释。

怀孕后半期，随着胎儿的生长，不断从母体中摄取并储存出生后所需要的铁，准妈妈对铁的需要量大大增加。如果准妈妈的饮食中所含的铁元素不多，又没有在医生的指导下服用铁剂进行补充，就容易出现缺铁性贫血。此时准妈妈会出现贫血症状，如头疼、头晕、耳鸣、目眩、疲倦、乏力、记忆力减退，严重的可引起贫血性心脏病，甚至心力衰竭；易发生早产，对失血的耐受性变差，容易出现宫缩无力、产程延长、产后出血等危急状况；产后抵抗力低，易感染；贫血使胎儿供氧减少，影响胎儿的生长发育，胎儿体重比正常儿低，宫内缺氧严重可导致胎死宫内，新生儿易发生窒息。

贫血的准妈妈要充分补充铁质，以改善贫血状况，不贫血的准妈妈也要补铁，预防贫血。除了从饮食中摄取铁外，贫血或有贫血趋势的准妈妈有必要服用专门的铁剂来保证铁的吸收量。

🍄 多食含铁的物质

在孕中期和最后2个月，胎儿体内储存的铁需要大量增加，以保证胎儿出生后6个月的消耗。孕妇铁摄入量不足时，会影响胎儿铁的储备，使婴儿期的宝宝较早出现缺铁及缺铁性贫血。

所以，妊娠中期应多食含铁丰富的食物，必要时要给予铁剂治疗，以免孕妇发生贫血。

准妈妈在孕期应多选用一些含铁丰富的食物。在普通食物中补铁效果最好的食物只有三类，即：红色瘦肉、动物肝脏和动物血，如猪里脊、牛肉、羊肉、猪肝、鸭肝、猪血、鸭血等。它们都属于动物性食物，动物性食物中的铁吸收率大大高于植物性食物，所以作为补铁食物的首选。此外，一些含铁高的植物性食物也可以作为辅助，如芝麻、芝麻酱、菠菜、紫菜、海带、黑木耳等。

常见食物铁的含量（毫克，以100克可食部计）

食物	含量	食物	含量	食物	含量
鸭血（白鸭）	30.5	鸡血	25.0	猪血	8.7
鸭肝	23.1	猪肝	22.6	鸡肝	12.0
蛏	33.6	河蚌	26.6	蛤蜊（均值）	10.9
牛肉干	15.6	羊肉（瘦）	3.9	猪肉（瘦）	3.0
木耳（干）	97.4	紫菜（干）	54.9	蘑菇（干）	51.3
葡萄干	9.1	桂圆肉	3.9	枣（干）	2.3
黄花菜（干）	8.1	油菜（黑）	5.9	豌豆尖	5.1
芥菜	5.4	菠菜	2.9	白菜薹	2.8

维生素C能增加铁在肠道内的吸收，孕妇应多食用维生素C含量多的蔬菜、水果。茶叶中含有鞣酸，能抑制铁的吸收，孕妇不宜大量饮用浓茶。牛奶含铁量低，且吸收率也低；蛋黄含铁量稍高，但不易吸收。

总之，铁的来源是多方面的，适当的饮食搭配，并注意食品的质和量，即可摄入足量的铁。

孕妇奶粉为准妈妈增加营养

孕妇奶粉是专门为准妈妈准备的一种奶粉，它在牛奶的基础上，特别添加了叶酸、钙、铁、DHA等各种孕期所需要的营养成分，营养搭配合理，有条件的准妈妈可以适当饮用。

孕妇奶粉符合孕期营养需要

很多准妈妈认为奶粉的营养价值不如鲜奶，其实这种想法是不正确的。即使准妈妈膳食结构比较合理、平衡，也可能出现某些营养摄取不足的情况，比如，叶酸、铁、钙、锌、维生素D等。孕产妇的配方奶粉则强化了多种维生素，如叶酸、维生素A、维生素D等，以及多种矿物质，包括钙、铁、锌等，另外，还添加了促进胎儿大脑和视网膜发育的DHA。因此，对于准妈妈来说，其营养价值是比较高的，而且也很容易消化。

孕妇奶粉何时开始吃最好

孕早期可以不用喝孕妇奶粉，因为孕早期胚胎较小，生长比较缓慢，准妈妈所需热能和营养素基本上与孕前相同，所以在孕早期不需要马上食用孕妇奶粉，再加上早孕反应，准妈妈可能也喝不下孕妇奶粉。

到了妊娠中期，胎儿所需的营养也越来越多了，即使均衡饮食，也有相当一部分准妈妈由于食量、习惯等原因，难以获得满足胎儿生长及保证自身健康的诸多营养素，尤其是钙、铁等。所以，建议有条件的准妈妈可以在孕中、晚期，将孕期所需的牛奶换成孕妇奶粉，来弥补营养不足。

孕期应该怎样正确地喝孕妇奶粉

绝大多数的孕妇奶粉都进行了营养物质的强化，如添加了钙、铁、DHA等营养物质。所以，如果孕妈妈没有服用孕期膳食补充剂（如爱乐维、玛特纳等），可以按照奶粉说明书的冲调方法，每天2杯，上午（或早餐）和下午（或晚上）各1杯。如果服用了膳食补充剂，可以每天喝1杯孕妇奶粉；或者喝2杯孕妇奶粉，但当天不使用膳食补充剂。

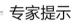

专家提示

不是所有的准妈妈都适合喝孕妇奶粉。孕妇奶粉中的脂肪含量及热量都相对较高，如果准妈妈患有糖尿病，或是体重超标、体重增长过快，都应在选择孕妇奶粉之前征求一下医生的意见。

怎样选择合适的孕妇奶粉

第一次买最好不要选大桶装，因为每个人都有口味喜好，如果第一次买的口感不符合自己的喜好，大桶装就容易造成浪费，不妨多试吃免费试用装，或买小包装，尝试后觉得合适再买大的也不迟。

另外，还要有针对地来挑选，每种奶粉的特点不同，可以根据自己的需要购买。比如，对维生素需求高时，可以挑选配方里维生素种类和含量相对多一些的奶粉。

🍄 缺锌影响胎儿发育

微量元素锌与体内50多种酶有着紧密的联系，它是体内100多种酶的组成成分，参与体内能量的代谢，与蛋白质的合成密切相关。胎儿缺乏锌会影响大脑发育，影响智力，导致低体重，甚至畸形。因此，锌越来越多地被人们所重视。

如果孕妇严重缺锌，所生下的婴儿发生畸形的概率就大大增加。缺锌还可造成核酸及蛋白质合成障碍，影响胚胎的生长发育，这可能是引起畸形的重要因素。缺锌孕妇所分娩的婴儿可发生先天性畸形，如无脑儿、脊柱裂、软骨发育不全、软骨发育不良性侏儒、尿道下裂、隐睾等。据报道，因缺锌造成的流产及死胎较为多见。

🍄 孕妇如何补锌

妊娠期间，人们往往注意加强对铁、钙的补充，而忽略对锌的补充。有时摄入过量的铁，也会影响锌的吸收，从而导致锌的缺乏，引起腹中胎儿发育不良。孕期由于特殊的生理要求，更应该增加锌的摄入量，以保障母亲和胎儿的健康。

膳食锌的摄入量受食物来源、种类的影响，以牡蛎含锌量最高，其他海味和肉次之。植物食品中的植酸盐可与锌结合而影响锌的吸收，动物食品中的锌吸收率较高，是人体摄入锌的可靠来源。具体来说，含锌比较高的植物食品有黑芝麻、油面筋、白糯米、黄豆、毛豆、紫菜等；动物食品有猪心、猪排、猪蹄膀、猪腿肉、猪肝、猪舌、羊肉、鲫鱼等，孕妇应多选吃这些食品，以补充足够的锌。

🍄 注意对钙、磷的摄入——为宝宝牙齿健康打好基础

钙和磷是构成胎儿骨骼和牙齿的重要物质。在妊娠中期，胎儿骨骼和牙齿开始发育，这时需要补充大量的钙、磷和维生素D。如果准妈妈钙和磷摄取不足，会使胎儿的骨骼发育不好，胎儿出生后就有可能患佝偻病和软骨病，婴儿出牙时间延迟，容易发生龋齿。另外，还有可能造成孕妇骨盆变形，出现难产，产后也易患软骨症和牙齿脱落、腰腿痛、手足抽搐等病症。

婴幼儿骨骼和牙齿发育的好坏主要取决于胎儿期和出生后第1年的营养。在孕3个月时，胎儿的乳牙就开始钙化，到出生前全副（20只）乳牙胚基本形成，同时恒牙的胚体层也早在胎儿发育4个月时产生，离开母体前第1对恒牙已钙化。所以，要使宝宝牙齿长得坚实、整齐，必须注意母亲孕期中钙和磷的供给。

维生素D有帮助人体吸收钙的作用，补充维生素D有助于补钙。缺维生素D的人，即使摄入大量的钙和磷，有时作用也不大，如果同维生素D混吃，效果就会更好。

含钙、磷的食物有海带、黄豆、黑木耳、花生米、动物肝以及鱼虾类。蔬菜也可以弥补钙和磷的不足。必要时还可用钙片和鱼肝油（维生素A+维生素D）来补充。

李宁详解孕产期饮食营养

🍄 科学合理补充钙质

胎儿骨骼形成所需要的钙完全来源于母体，准妈妈消耗的钙要远远大于普通人。

高钙食物

牛奶

500毫升牛奶里面就含钙500毫克左右，并且牛奶中的钙质很容易被人体吸收，所以，牛奶可以作为日常补钙的主要食品。另外，其他奶制品，如酸奶、奶酪、奶片，也是很好的补钙食品。喝牛奶补钙要少量多次，如果将一杯500毫升的牛奶分成2~3次喝，补钙效果要好于1次全部喝掉。

豆制品

大豆类食品的含钙量也比较高，500克豆浆里含钙50毫克，150克豆腐的含钙量达到了250毫克。不过，豆类食品在吃的时候要注意：豆浆需煮沸3~5分钟后才可以食用；豆腐和菠菜同吃时有可能会减少豆腐中钙的吸收，因为菠菜中含有草酸，可以与钙结合形成不溶于水的草酸钙，降低人体对钙的吸收。所以吃菠菜炖豆腐时可以先把菠菜用开水烫一下，去掉大部分草酸再做菜，会更合理。另外，也可以让豆腐与其他含草酸低的蔬菜，如大白菜等一起烹调。

海带和虾皮

海带和虾皮都是含钙量很高的海产品，而且它们还可以降血脂，预防动脉硬化。夏天将海带煮熟后凉拌，冬天用海带炖排骨，都是不错的补钙美食。用虾皮做汤或者做饺子馅、包子馅都是日常补钙很好的选择。

蔬菜

有很多蔬菜都是钙含量很高的食物，如100克雪里蕻含钙230毫克；100克小白菜、油菜、茴香、香菜或者芹菜大约含钙150毫克。蔬菜在炒的时候时间要短，菜不能切得太碎。

服用钙片

如果选择服用钙片来补钙，最好选择剂量小的钙片，每天分2~3次口服，比1次服用的效果好。

补钙的最好时机应该是在睡觉前和两餐之间。后半夜和早晨人体的血钙浓度最低，最适宜补钙。

专家提示

生活中很多食物都含有钙质的克星，如果在吃高钙食物时又吃了这些食物，补钙就会白忙一场。含有草酸、植酸、碳酸的食物，如菠菜、苋菜、竹笋、大米、白面、黄豆、碳酸饮料、咖啡、汉堡包等，以及高钠食品，都会影响人体对钙质的吸收。要认清这些钙质克星，补钙的时候避开吃这些食物，补钙的目的才能达到。

晒太阳

不管如何补钙，到室外晒太阳绝对不容忽视。维生素D可以促进人体对钙的吸收，有利于骨骼的生长和钙化。但我们从食物中摄取的维生素D非常有限，而日光中的紫外线能促进身体内维生素D的合成。此外，应该到室外晒太阳，因为即使普通玻璃也能阻隔大部分紫外线，在室内晒太阳基本上只能达到取暖的作用。即使是在寒冷的冬日，只要天气晴朗，准妈妈都要坚持到室外晒太阳，每周至少晒1小时。身上的衣服尽量穿多一点，不戴帽子或手套，以便更好地接受日光的爱抚。

🍄 科学补碘促进大脑发育

碘是人体所需要的微量元素之一。它是人体甲状腺激素的主要构成成分，约占61%。人体内的甲状腺所分泌的甲状腺激素可以促进人体生长、发育，还可影响大脑皮质和交感神经的兴奋。

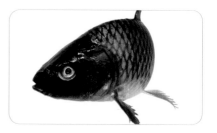

近年的研究发现，女性怀孕后，其肾脏对碘的清除率增高，即孕妇的肾脏能够排出较多的碘而发生内源性碘丢失，容易发生孕期缺碘。如果孕妇机体内含碘量不足，就会造成胎儿甲状腺激素缺乏，胎儿的中枢神经系统，尤其是大脑的发育会受到严重损害，出生后表现出四肢短小、鼻梁扁平、口唇肥厚、面容呆滞、肌张力低下、皮肤干燥、畏寒、食欲低下、反应迟钝、鸭行步和程度不同的听力和语言障碍，这就是呆小症或克汀病。出生后治疗效果不佳，难以补救。由此可见，碘对孕妇及婴幼儿是非常重要的，孕妇孕前就要到医院测定碘含量，如果不足，应及时补充。生活在缺碘地区和克汀病易发区，孕妇更要适当补碘，以利优生。

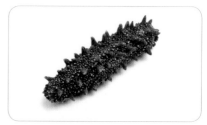

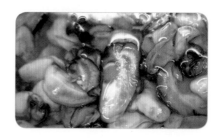

孕妇和哺乳妇女要保证食用合格碘盐，并应适当食用一些富含碘的天然食品，多吃海带、紫菜、海鱼、虾、蚶、蛤、蛏、干贝、淡菜、海参、海蜇等含碘丰富的海产品。

🍄 要补充B族维生素

B族维生素对大脑的功能有间接的作用。B族维生素有维生素B_1、维生素B_2、维生素B_6、叶酸、维生素B_{12}、烟酸等，这些B族维生素是推动体内代谢，把糖、脂肪、蛋白质转化成热量不可缺少的物质。孕期妇女缺少B族维生素，可造成胎儿精神障碍，出生后易有哭闹、不安、烦躁等症状，还可以引起胃肠蠕动减弱、便秘、消化液分泌减少、食欲不振等症状，并且加重了孕妇的早孕反应，使母体对营养的吸收更差，造成胎儿各方面营养缺乏，从而严重地影响脑的发育，影响胎儿今后的智力。因此，怀孕的妇女一定要注意B族维生素的摄取，尤其是B族维生素还有减轻早孕反应的作用。

维生素B_1

维生素B_1具有促进生长发育、维持机体的正常代谢、促进乳汁分泌及保证末梢神经兴奋传导的正常进行等功能。在妊娠期间，孕妇维生素B_1不足或缺乏，表现为血液浓度下降及细胞活性降低，还可表现为小腿酸痛及心动过速等。

维生素B_1普遍存在于各类食物中，以谷类、豆类及肉类食物中的含量较为丰富，粮食子粒的胚和酵母是维生素B_1的最好来源。

维生素B_2

维生素B_2参与体内的物质代谢，对维持生命活动，促进胎儿和婴幼儿的生长发育具有重要作用。妊娠期母体代谢旺盛，故维生素B_2需要量增多。如果维生素B_2不足或缺乏，可引起或促发孕早期妊娠呕吐，孕中期口角炎、舌炎、唇炎及早产儿发生率增加。

维生素B_2在自然界中分布于动植物组织中。含维生素B_2最丰富的是酵母，动物肝、肾和心脏中的含量也较丰富，其次为奶类、蛋类、鳝鱼及螃蟹等。植物性食物中干豆类（青豆、黄豆、赤豆）、花生和绿叶蔬菜的含量较高，而米、面等粮食中含量较少。

维生素B_6

维生素B_6是人体色氨酸代谢和糖代谢的必需物质。女性的雌激素和肾上腺糖皮质激素代谢也需要维生素B_6。维生素B_6对许多疾病，特别是妊娠期并发的一些疾病具有一定的治疗作用，如手足水肿、小腿痛及指关节疼痛等。维生素B_6还可以防止孕妇患牙齿疾病。

在妊娠阶段，由于雌激素增加，色氨酸代谢增加，维生素B_6需要量也在增加。胎儿5个月时，为中枢神经系统发育的高峰期，对维生素B_6最为需要，因而孕妇必须重视对维生素B_6的摄入。

动物肝脏、瘦肉、鸡肉、鱼、谷物、胡桃、花生、葵花子、面粉都富含维生素B_6；麦芽中所含的维生素B_6比猪肝还多；新鲜香蕉所含的维生素B_6比其他水果高5倍。

维生素B_{12}

维生素B_{12}的生理作用是以辅酶的形式促进血红蛋白、核酸和蛋白质的合成，并与神经系统的功能有关。缺乏维生素B_{12}或叶酸，孕妇会患巨幼红细胞性贫血，新生儿也可患贫血，而且胎儿畸变发生率有可能增加。

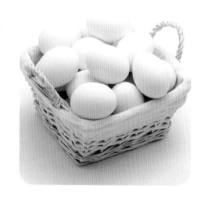

维生素B_{12}主要来源于动物性食物，如肝、瘦肉、蛋类及鱼虾等。多数植物性食物不含维生素B_{12}或含量甚少。

叶酸

叶酸是多种酶的辅酶，参与血红蛋白、核酸和蛋白质的合成。叶酸缺乏的临床表现为巨幼红细胞性贫血、舌炎及胃肠功能紊乱。患者有衰弱、苍白、精神萎靡、健忘、失眠和阵发性欣快症。

孕早期如果缺乏叶酸，则可导致胎儿严重畸形。孕期缺乏叶酸还可导致流产、死产、未成熟儿、胎盘早剥等不良后果。

叶酸最丰富的食物来源是动物肝脏；其次为绿叶蔬菜、酵母及肾脏；牛肉、小麦及花菜也含一定量的叶酸；而根茎类蔬菜，西红柿、玉米、洋葱及猪肉等则含量甚少。

烟酸

烟酸作为两种辅酶的重要成分参与体内物质代谢。缺乏烟酸的人可能发生糙皮病（癞皮病），主要表现为皮炎、腹泻和痴呆三大症状，且患者常伴有维生素B_1和维生素B_2缺乏。

烟酸在食物中常与维生素B_1和维生素B_2同时存在。含烟酸丰富的食物有动物的内脏、谷皮、谷胚、花生、豆类、肉类和酵母等。

专家提示

膳食中B族维生素缺乏时，只补充维生素B_1，则可加剧烟酸缺乏；维生素B_1缺乏，又影响维生素B_2的利用；维生素B_1和维生素B_2同时缺乏，体内维生素C含量就会急剧下降。所以，B族维生素之间的平衡尤为重要，要注意补充多种维生素。

🍄 孕期饮食与未来婴儿视力的关系

妇女怀孕时多吃油质鱼类，如沙丁鱼和鲭鱼，孩子可以比较快地达到成年人程度的视觉深度。这是因为油质鱼类富含一种构成神经膜的物质，被称为Omega-3脂肪酸，其含有的DHA与大脑内视神经的发育有密切关系，能帮助胎儿视力健全发展。怀孕第7～9个月到出生前后的胎儿如果缺乏DHA，会出现视神经炎、视力模糊，甚至失明。但不建议孕妇吃鱼类罐头食品，最好购买鲜鱼自己烹饪。孕妇每个星期至少吃1次鱼。

此外，准妈妈还应多吃含胡萝卜素的食品以及绿叶蔬菜，防止维生素A、维生素B、维生素E缺乏。尤其是因妊娠反应剧烈，持续时间比较长而影响进食的孕妇，一定要注意维生素和微量元素的补充。孕早期妊娠反应严重者，要勇敢地面对，尽最大可能吃东西。为了腹中的宝宝有一双明亮健康的眼睛，要鼓励自己，多吃对孩子有益的食品。

准妈妈还要注意补充钙质。调查表明，缺钙孕妇生的孩子在少年时患近视眼的概率是不缺钙孕妇所生孩子的3倍。因此，怀孕期间补充足够的钙是非常必要的。

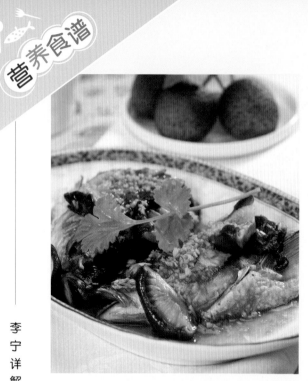

姜汁鱼头

材料：鲢鱼头350克，鲜蘑菇100克。

调料：高汤少许，酱油、料酒各1小匙，盐、胡椒粉、鸡精各适量，葱白1段，姜5片。

做法

1. 将鱼头洗净，剖成两半，投入沸水中汆烫一下，捞出沥干水；鲜蘑菇洗净，切成两半。

2. 将姜洗净拍破，切成片，加入少许清水浸泡出姜汁；葱白洗净切段备用。

3. 将鱼头放入蒸盘中，加入鲜蘑菇、料酒、酱油、葱、姜、鸡精、胡椒粉、盐和高汤，大火蒸20分钟左右；拣出葱姜，淋入姜汁即可。

干炸小黄鱼

材料：小黄鱼500克，面粉150克。

调料：鸡精少许，料酒、盐、植物油各适量。

做法

1. 将小黄鱼去掉头和内脏，清洗干净，加入盐、鸡精和料酒，腌1个小时左右；逐个放入面粉中滚几次，使鱼身上均匀地裹上一层面粉。

2. 锅内加入植物油烧至六七成热，将小黄鱼逐个放入炸至呈金黄色，取出控油。

3. 继续加热油锅，待油温升至八成热时，逐个放入黄鱼再炸一遍，使小黄鱼焦脆即可。

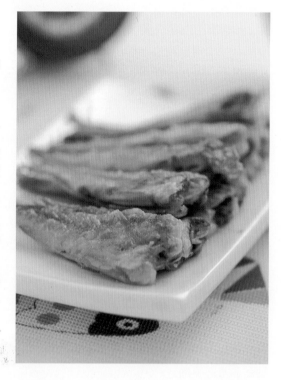

田园小炒

材料： 西芹100克，鲜蘑菇、鲜草菇各50克，胡萝卜50克，小西红柿5个。

调料： 料酒1小匙，盐、植物油适量。

做法

1. 将西芹择去叶洗净，切成3厘米左右长的段，投入沸水中余烫一下，捞出来沥干水；将鲜蘑菇、鲜草菇、小西红柿分别洗净，切块；将胡萝卜洗净，切成细丝。

2. 锅内加入植物油烧热，依次放入西芹、胡萝卜、鲜蘑菇、鲜草菇，翻炒均匀。

3. 烹入料酒，加入盐，大火爆炒2分钟左右，加入小西红柿，翻炒均匀即可。

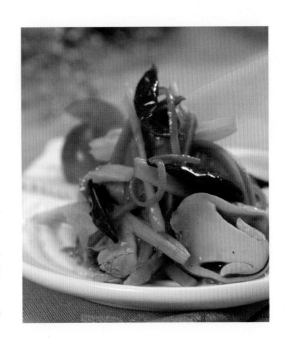

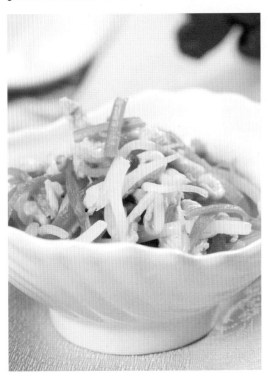

银芽鸡丝

材料： 芹菜、胡萝卜各50克，鸡胸肉、绿豆芽各200克。

调料： 盐、糖、香油、黑胡椒粉各适量。

做法

1. 鸡胸肉洗净，放入锅中加半锅冷水煮开，焖10分钟，捞出冲冷水，待凉，用手剥成细丝。

2. 芹菜切成小段，绿豆芽洗净，去除根部，一起放入沸水中余烫，捞起，以冷开水冲凉。

3. 胡萝卜去皮，切细丝，放入碗中加一半盐腌至微软，以清水冲净，放入盘中。

4. 加入烫好的鸡丝和芹菜、绿豆芽混合搅拌，加入剩余的盐、糖、香油、黑胡椒粉拌匀即可。

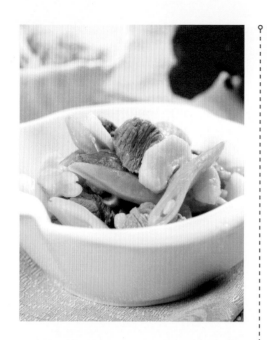

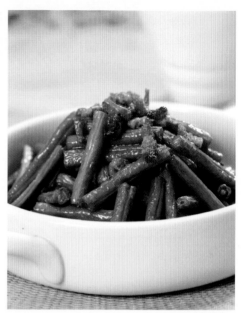

芸豆烧荸荠

 荸荠300克，芸豆100克，牛肉100克。

调料： 高汤3大匙，料酒、葱姜汁、水淀粉各1大匙，盐、鸡精、植物油各适量。

做法

1. 荸荠削去外皮，切成片；芸豆斜切成段；牛肉抹刀切成片，用料酒、葱姜汁各半小匙和盐少许拌匀腌渍入味，再用水淀粉半小匙拌匀上浆。

2. 锅内加入植物油烧热，放入肉片用小火炒至变色，加入芸豆段炒匀，烹入余下的料酒、葱姜汁，加汤烧至微熟。

3. 放入荸荠片及适量盐，炒匀至熟，加鸡精，用余下的水淀粉勾芡即可。

金钩嫩豇豆

材料： 嫩豇豆500克，海米20克，葱少许。

调料： 香油1小匙，料酒、盐、鸡汤、植物油各适量。

做法

1. 将豇豆择洗干净，切成5厘米左右的段；海米洗净，用温水泡软，捞出来沥干水，剁成碎末。葱洗净，切成葱花。

2. 锅内加入植物油烧热，放入豇豆炸至表面起皱，捞出控油。

3. 锅中留少许底油烧热，下入葱花、海米，翻炒几下，倒入豇豆炒匀，加入料酒、盐、鸡汤，大火收汁。

4. 待汤汁快干时，淋入香油，翻炒几下即可。

孕6月同步饮食方案

随着准妈妈体重的变化，孕期营养越来越重要。但很多时候，准妈妈无从判断自己的营养补充是否有效。其实，孕期体重变化的幅度就是判断营养合理的一个简单指标。饮食上控制科学的量，体重又在合理的区间，准妈妈的营养一般不会出现问题。

孕6月营养指导

进入孕6月，准妈妈的体形会显得更加臃肿，本月末的准妈妈将会是一个大腹便便的标准孕妇模样了。

此阶段，准妈妈和胎儿的营养需要猛增，很多准妈妈从这个月开始发现自己贫血，这是由于胎儿生长和准妈妈自身血容量增加导致的缺铁。准妈妈要注意摄入充足的矿物质铁，多吃含铁丰富的食物，来防止妊娠期贫血的发生。准妈妈应注意不要吃得过咸，以免加重肾脏的负担或促发妊娠高血压综合征。这段时间也容易便秘，准妈妈应常吃富含纤维素的新鲜蔬果，此外，酸奶是有利于排便的一种食物，可多选用。

在增加营养的同时，要重点增加维生素的摄入量。孕6月，孕妇体内能量及蛋白质代谢加快，对B族维生素的需要量增加。由于此类维生素无法在体内长期存储，必须有充足的供给才能满足机体的需要，因此，孕妇在孕中期应该摄入富含此类物质的瘦肉、肝脏、鱼、奶、蛋及绿叶蔬菜、新鲜水果。本月仍是胎儿的骨骼发育快速期，对钙的需求量保持旺盛，准妈妈仍需注意持续补钙。

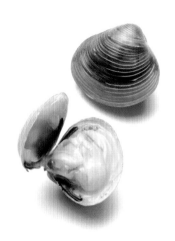

孕妇还应对食物有所选择，并限制一些不利于健康的食物。应少吃的食物有辣椒、胡椒等辛辣食物；应限制饮入咖啡、浓茶、酒等，这些饮品都有刺激神经的作用，不利于孕妇休息，酒对胎儿还有毒性作用。

简而言之，营养要均衡全面，以保证体重正常增长。

孕6月饮食细节与禁忌

🍄 本月主打营养素——铁

作用：防止缺铁性贫血。

此时的准妈妈和胎儿的营养需要量都在猛增，许多准妈妈开始出现贫血症状。铁是组成红细胞的重要元素之一，所以，本月尤其要注意铁元素的摄入。

为避免发生缺铁性贫血，准妈妈应该注意膳食的调配，有意识地吃一些含铁质丰富的动物肝脏、瘦肉、血及其他食物等。还可以从这个月开始在医生指导下每天口服铁剂。

🍄 不可滥服鱼肝油

鱼肝油的主要成分是维生素A和维生素D，孕期适量补充鱼肝油，有利于母体健康和胎儿发育，同时也有益于孕妇对钙的吸收。但如果片面地认为服用鱼肝油越多越好，则会对孕妇和胎儿造成危害。对于一个正常人来说，人体需要的维生素A的量极微，日常的饮食基本可以满足生理需要。准妈妈是否需要服用鱼肝油应在医生指导下进行。

维生素A、D过量会引起食欲减退，皮肤发痒、毛发脱落，眼球突出，血中凝血酶原不足及维生素C代谢障碍等。同时，血中钙浓度过高，会出现肌肉软弱无力、呕吐和心律失常等，这些对胎儿生长都是没有好处的。胎儿的牙滤泡会在宫内过早钙化而萌出。维生素A服用量过大，将会引起胎儿骨骼畸形、腭裂以及眼、脑畸形等病症的发生。

正确服用鱼肝油

很多准妈妈在孕期会服用孕期复合营养补充剂，如爱乐维、玛特纳等，这些补充剂一般都含有维生素A和维生素D。再加上从食物中摄入的，一般都可以满足孕期所需。如果没有使用孕期营养补充剂，或有特殊情况需要额外补充维生素A或/和维生素D，应该在产科医生或营养师的指导下来选择并使用。目前市面上此类制剂很多，有单一的维生素A或维生素D制剂，也有维生素A+D制剂，其含量也不尽相同，在使用时要遵医嘱或仔细阅读药品说明书。

▶ 准妈妈吃任何药都要征询医生的意见

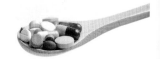

李宁详解孕产期饮食营养

🍄 妈妈多吃鱼，宝宝更聪明

海产鱼，如沙丁鱼、鳗鱼、鲭鱼等海鱼，通过食物链，可从浮游生物中获得微量元素，储存于脂肪中。二十二碳六烯酸（DHA）是构成大脑神经髓鞘的重要成分，能促进大脑神经细胞的发育。多食富含DHA的鱼类，宝宝会更聪明。另外，鱼肉中含有较多磷质、氨基酸，这些物质对胎儿中枢神经系统的发育会起到良好的作用。因此，在孕妇的膳食中增加些鱼类食物，对胎儿和孕妇本身来说，都是十分有益的。

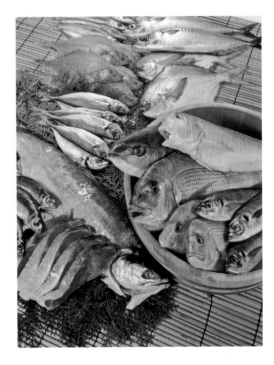

受污染的鱼不能吃

保存不当腐败的鱼，或来自受污染水域的鱼都不适合准妈妈食用。准妈妈吃了这类鱼会对胎儿造成不利影响，甚至会使胎儿中毒。

咸鱼不宜吃

有些人偏好吃咸鱼，但怀孕的准妈妈最好不要吃。首先咸鱼中盐分含量太高，不利于准妈妈血压的控制；另外，腌制食品营养损失较大，也可能会含有一些不健康的成分，如亚硝酸盐等。这些均不利于胎儿健康，所以怀孕不要吃咸鱼。

少吃罐头鱼

罐头鱼经过高温灭菌，会有一定的营养损失，如鱼肉中的B族维生素就损失较多；罐头鱼在加工过程中放入了盐，所以含钠量也高于鲜鱼；另外，罐头鱼的口味也远远不如鲜鱼。

吃鱼的其他注意事项

要多吃深海鱼类，如鲑鱼、鲭鱼等。
烹调的方式最好是蒸或者炖，以最大限度地保留鱼的营养。

🍄 健康从全麦早餐开始

我们在超市里经常可以看到食品包装袋上"全麦"的字样，也经常听到很多人买食品"一定要买全麦的"。全麦早餐到底有什么神奇之处呢？

全麦食品指的是用保留了大部分种皮和胚芽的麦类所做的食物，比我们一般吃的精制面粉的颜色黑一些，口感也较粗糙，但全麦食品富含各种维生素、矿物质和抗氧化剂，并含有大量的水溶性膳食纤维，营养价值更高。常吃全麦食品有助于准妈妈控制体重，缓解孕期便秘，预防妊娠糖尿病甚至动脉粥样硬化和癌症等疾病的发生，更有研究指出还可以预防心脏病的发生。

其实无论是大人还是小孩，从健康角度来讲，都有充分的理由坚持每天早餐吃全麦食品。全麦食品应该成为准妈妈餐桌上的"常客"。

特别是北方的孕妇，把早餐的烧饼、油条换成麦片粥很有必要，虽然多少会有些不习惯。麦片可以使孕妇保持较充沛的精力，还能降低体内胆固醇的水平。当然不要买那些口味香甜、精加工的麦片，天然的、没有任何糖类或其他添加成分在里面的麦片最好。吃时可以按照自己的喜好加一些花生米、葡萄干或是蜂蜜。全麦饼干类的小零食，细细咀嚼能够非常有效地缓解孕吐反应；全麦面包可以提供丰富的铁和锌。

目前，市面上可以买到的全麦食品包括燕麦、大麦、糙米、全麦面包、全麦饼干等。

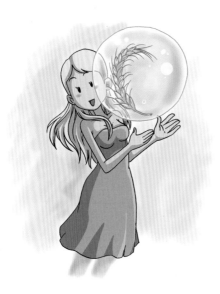

 专家提示

虽然全麦食品有诸多益处，但也不能一味地只吃粗粮。注意粗粮与细粮的平衡，保证食物多样化，这样才能得到全面、均衡的营养。

李宁详解孕产期饮食营养

🍄 孕妇适宜饮绿茶

以往的观点认为孕妇不宜饮茶，因为茶水中的咖啡因具有兴奋作用，会刺激胎动，影响胎儿的生长发育。茶叶还含有大量鞣酸，它可与孕妇食物中的铁元素结合形成一种不能被机体吸收的复合物，影响铁的吸收。

但近年来的研究表明，孕妇适量饮用绿茶，不仅可补水解渴，而且能够提供母胎双方都极需要的维生素与微量元素。有研究表明，每天饮用20克绿茶，便可获得一天维生素C生理需要量的87%，饮用5杯绿茶，可摄取到一天叶酸生理需要量的25%。此外，享有"生命的火花"之称号的锌元素，也以绿茶，尤其是茉莉花茶的含量为高。常饮绿茶的孕妇及胎儿脐血的含锌量，比不饮者多16毫克。

饮用绿茶应安排在就餐1小时以后，因为食物中的铁元素在进餐后30～60分钟即已吸收完毕，这个时候饮茶就可消除绿茶中的鞣酸干扰铁吸收之弊了。但应注意适量饮用，不宜过多

🍄 抗斑的有效食物

爱美的准妈妈一怀孕后，就开始担心自己白皙的脸庞会长满黄褐斑。专家指出，黄褐斑的形成与孕期饮食有着密切的关系，如果准妈妈的饮食中缺少维生素C的摄入，长黄褐斑的可能性就会增加。下面为准妈妈推荐几种对防治黄褐斑有很好疗效的食物，爱美的准妈妈不妨试试。

猕猴桃

猕猴桃被喻为"水果金矿"。它含有丰富的食物纤维、维生素C、B族维生素、维生素D、钙、磷、钾等营养素。猕猴桃中的维生素C有助于抑制皮肤内多巴醌的氧化作用，使皮肤中深色氧化型色素转化为还原型浅色素，干扰黑色素的形成，预防色素沉淀，保持皮肤白皙。

柠檬

柠檬也是抗斑美容水果。柠檬中所含的枸橼酸可一定程度上防止皮肤色素沉着，使用柠檬制成的沐浴剂洗澡能使皮肤白皙光滑。

西红柿

西红柿丰富的番茄红素、维生素C是抑制黑色素形成的最好武器。西红柿内含有一种谷胱甘肽，这种物质除有抗癌作用外，还可抑制酪氨酸酶的活性，可使沉着的色素减退消失、雀斑减少，起到美容作用。西红柿中的胡萝卜素可保护皮肤弹性。实验证明，常吃西红柿可以帮助减少黑色素形成。

🍄 教你选对美味零食

为了孕育一个健康的优质宝宝，准妈妈不得不放弃平时心爱的零食。其实，在怀孕期间，也有很多零食不仅不需要忌口，而且还可以帮助胎儿成长得更健康。只要懂得谨慎选择，馋嘴妈妈还是可以继续享受美味的零食。

要懂得吃零食的原则

1. 低脂、低糖、低盐。

2. 天然，不含太多的防腐剂。

3. 包含准妈妈所需的营养成分，如钙质、叶酸、铁质、脂肪酸和纤维素等。

推荐几种适合馋嘴准妈妈的零食

❋ 果粒酸奶＋麦片——富含丰富的钙质、蛋白质以及纤维素。

❋ 麦片制成的小饼干——糖类独有的甜味，可补充能量。

❋ 麦片制成的麻花卷——增加纤维素。

❋ 半个香蕉卷＋全麦面包——钾＋蛋白质＝超级营养的零食。

❋ 蓝莓或者蓝莓干——拥有美味维生素C。

❋ 提子巧克力——含铁质和纤维较多，较其他巧克力为优。

❋ 芒果块——含丰富的维生素A，有助于胎儿的细胞成长。

❋ 甜瓜片配上酸橙——丰富的维生素A和维生素C给你清醒的感觉。

❋ 包心菜卷——维生素A和维生素C超级多的食品，是素食准妈妈的最爱。

❋ 蔬菜黄豆或甜豆——煮熟冷却后撒盐食用，含蛋白质、维生素A、铁及钙。

❋ 克力架饼干——不属高热量，脂肪含量也较低，易饱肚，如麦饼就是不错的零食。

❋ 低脂肪南瓜糕点——含有维生素及矿物质。

❋ 粗粮制成的可口蛋卷——加上一条条黑色的糖浆可补充铁。

❋ 烤土豆洒上纯酸奶——土豆皮含有丰富的铁。

❋ 烤甜土豆片——一种比普通土豆片更健康、更营养的选择。

❋ 苹果片＋奶酪片——取得纤维素和钙的很好途径。

🍄 大枣好处多，吃法有讲究

"天天吃大枣，青春永不老" "一天十个枣，一辈子不显老" "五谷加大枣，胜过灵芝草" "若要皮肤好，粥里加大枣" 等说法，充分说明了大枣的养生功效。我国最早的中药专著《神农本草经》将大枣列为上品，称其有 "安中养脾，助十二经。平胃气，通九窍，补少气，少津，身中不足……和百药" 等功效。

大枣含有丰富的营养物质和多种微量元素，有 "天然维生素" 的美誉，对于准妈妈补充营养及胎儿生长发育都有很大的帮助。

大枣的诸多好处

促进胎儿大脑发育 大枣中含有十分丰富的叶酸，微量元素锌的含量也很丰富，有利于大脑发育，促进智力发展。

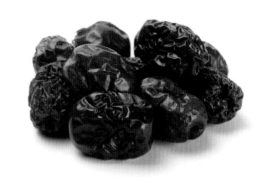

增强免疫力 大枣含有丰富的维生素类物质，特别是维生素C的含量为百果之冠，可增强抵抗力。

安神补血 大枣可促进对铁质的吸收，具有养血安神、舒肝解郁的作用，如果准妈妈感到精神紧张和烦乱，不妨在汤或粥中加点大枣同食。

降血压 大枣中含有的芦丁，是使血管软化、降低血压的物质。

健脾益胃 大枣能补益脾胃，多吃大枣能显著改善肠胃功能，达到增强食欲的功效。

吃大枣应注意的细节

1. 大枣可煮、可蒸、可生食、可制甜羹，也可调制家常小菜，还可配合其他食品烹调。如果是用大枣进补，则水煮最好，既不会改变药效，也可避免生吃可能引起的腹泻。

2. 生食大枣时，一定要洗净。

3. 大枣是一种容易变质、发酵的食品，尤其是生大枣，一定要注意选择和贮藏，变质的大枣不能吃。

4. 大枣可以经常食用，但不可过量，否则会有损消化功能，并引起便秘等症。

5. 大枣糖分多，尤其是制成零食的大枣，患糖尿病的准妈妈不应多吃。

6. 孕期水肿的准妈妈不宜多吃大枣，因为大枣味甜，多吃容易生痰湿，加重水肿。

🍄 解决"嘴馋"之道

进入怀孕中期，尤其是孕6月，准妈妈可能会发现，自己突然变得胃口大开，饭量明显增加却还饿得特别快。俗话说，一人吃，两人补。即使在怀孕前注重节食的人，也往往会放开胃口，放纵自己的食欲，放开了去吃。更有不少孕妇发现，以前自己并不喜欢吃或者不多吃的东西，近来也总是吃得很香、很有味道。

其实，在怀孕期间一般没有什么饮食禁忌，除了那些会对自己和孩子的健康形成隐患的食物，如熏肉、生鸡蛋、快餐食品以外，不要限定自己不能吃这、不能吃那。而且，越是告诉自己不能吃什么，越会让自己对这种食物产生更强烈的好奇心，总会惦记着它，恨不能早一些吃到嘴里解馋！

正确的做法是，吃的食物多样化和适量化，每一样都吃点，每一样都不要吃太多，"博吃"众食物之长，"点"到为止。

饮食要多样化，在日常的三餐中合理、均衡地吃，摄取足够的营养，才是正确的巧吃和会补。当然，通过学习，准妈妈需要了解到什么食物有益、什么食物有害。如果怀孕以后，仍然把面包加熏肉看作高营养食品，还认为冰激凌仅仅是"冰的糖水"的话，甚至总是以"解馋"为借口，放纵自己吃垃圾食物，那么，食物营养知识的普及，对你来说已经至关重要了。

如果早已懂得吃什么有益、什么不好，所要做的就只是制订一份饮食计划，监督自己每天吃进足够品种、分量的营养食物。

女性在怀孕期间，一般都会服用维生素来补充营养，但并不意味着就不用注意饮食中的维生素摄取。产前补充的维生素制剂，并不能满足怀孕期间所有的营养需要，多样化的食物才是确保得到所需全部营养的关键。如果总是重复地吃某一类食物，有偏食、挑食的习惯，就会失去一些重要的营养，尤其是在孕期。

🍄 胃口大开也不可猛吃

随着孕中期的来临，准妈妈的胃口大开，可以尽情地解一解馋了，怎么样才能健康地吃而不发胖呢？

一般而言，在理想体重下怀孕的健康女性，怀孕过程体重增加平均11.5~16千克。

虽然孕期不能减肥，但体重却必须控制，否则，除了身材变形之外，吃得太多引起肥胖容易产生并发症，也容易导致分娩时的生产困难。

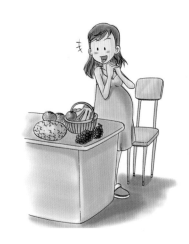

改变进食习惯

改变进餐顺序：先喝水→再喝汤→再吃青菜→最后才吃饭和肉类；

养成每天三顿正餐一定要按时吃的习惯；

生菜、水果沙拉应刮掉沙拉酱后再食用；

浓汤类食物，只吃固体物质，不喝汤；

带汤汁的菜肴，把汤汁稍加沥干以后再吃；

用水果取代餐后甜点；

用茶、开水或不加糖的饮料及果汁来取代含糖饮料和果汁；

注意食物的种类和吃下的总量；

吃完东西立刻刷牙，刷过牙以后，就坚持不再进食；

临睡前3个小时不再进食，白开水除外。

改变烹调方式

既要摄取足够营养，做到解馋，又希望不增加太多体重而发胖的准妈妈，要注意烹调方式的改变：

炒菜少吃，尽量用水煮、蒸、炖、凉拌、红烧、烤、烫、烩、卤的烹调方式，以上的烹调方式尽量不要再加油；

善于用葱、蒜、姜、五香粉、花椒粒、八角等来增加香味；

烹调时少加糖；少加勾芡用的淀粉；

青菜可以多吃，但最好以烫余为主，或者把汤汁沥干，以减少油脂的摄入，或者用清汤、开水冲洗后再吃；

吃饭时，改变以前爱在饭上淋浇肉汤、菜汤汁吃的习惯。

习惯低盐饮食

是否在孕期控制盐分的摄取量，应当视孕妇本身的具体情况区别对待。有的人平时生活习惯于少吃盐，再强调低盐则会使食欲不振甚至妨碍电解质平衡；有些人口味重、吃盐较多，如果属于妊娠高血压综合征高危人群，则必须在孕中期和晚期控制盐分。

从怀孕中期开始，适当减少盐分，习惯吃低盐饮食，既能为将来育儿培养良好习惯，也有助于减轻体内代谢压力，减轻肾脏的负担，减少发生水肿的可能。

要做到降低饮食中的盐分而又不影响食欲，可以参考下面一些做法。

把每天所需用盐量准备好，每次做菜从总量中取用，用完尽量不追加。

做菜时加用少许酱油可使菜色和味道更好一些，能引发食欲。

烹饪中巧妙运用醋、柠檬、西红柿等，既能省掉用盐量，还能提升菜的味道。

利用原料本身香味，如香菜、芹菜、青蒜苗等，做菜时可加入这些原料来调理菜味道。

有的菜做成糊香味，即使盐少放也很好吃，如红烧鱼、红烧鸡和红烧肉等。

利用鱼汤、肉汤等高汤烹调菜肴，可以减少酱油和盐分的用量，且不损失蔬菜的养分。

🍄 生吃熟吃如何选择

蔬菜含有丰富的维生素，但不同的蔬菜所含的主要维生素也有所不同。根据所含维生素种类，可以决定某种蔬菜的吃法，以求最大限度地保存和使用这些营养。

适宜生吃的蔬菜

胡萝卜、白萝卜、水萝卜、番茄、黄瓜、柿子椒、大白菜心、紫包菜等，富含水溶性的维生素C和B族维生素，可以生吃来保存这些营养。生吃时最好选择无公害的绿色蔬菜或有机蔬菜。生吃的方法包括自制蔬菜汁，将新鲜蔬菜适当加点醋、盐、橄榄油等凉拌，切块蘸酱食用等。

需要汆烫一下的蔬菜

十字花科蔬菜，如西兰花、菜花等含有丰富的纤维素，汆烫过后口感更好，也更容易消化；菠菜、竹笋、茭白等蔬菜含有较多的草酸，而草酸在肠道内易与钙结合成难吸收的草酸钙，干扰人体对钙的吸收，所以这类蔬菜也最好汆烫一下；大头菜等芥菜类的蔬菜含有硫代葡萄糖苷，汆烫一下，水解后生成挥发性芥子油，味道更好，且能促进消化吸收；马齿苋等野菜焯一下能彻底去除尘土和小虫，还能防止过敏；而莴苣等生吃之前也最好先削皮、洗净，用开水烫一下再吃。

煮熟才能吃的蔬菜

含淀粉的蔬菜，如土豆、芋头、山药等必须熟吃，否则其中的淀粉粒不破裂，人体无法消化；含有大量的皂苷和血球凝集素的扁豆和四季豆，食用时一定要熟透变色；豆芽一定要煮熟吃，无论是凉拌还是烹炒。

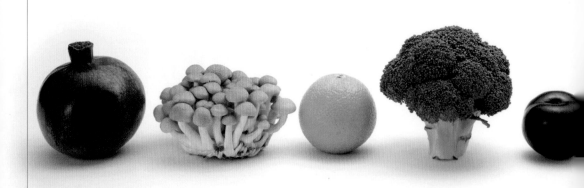

🍄 根据季节调整饮食

中医养生讲究的是依照四时更替，合理安排人的饮食和生活，准妈妈当然更不能例外。

春季多吃甜食，少吃酸

中医认为，春季阳气初生，宜食辛甘发散类的食物，而不宜食酸味食物。酸味入肝，且具收敛作用，不利于阳气的生发和肝气的疏泄，且会影响脾胃的运化功能。因此，春季要少吃一些酸性的食物。

由于甘味入脾，因此甜味的食物就可以补脾脏，可多吃一些大枣、山药等补脾食物，补充气血，解除肌肉的紧张。要注意饮食均衡，要多吃些新鲜蔬菜和低蛋白、低脂肪、高维生素、高矿物质的食品，少吃些酸、辣及油炸、烤、煎的食品，并要多喝水，少饮酒。

夏季慎食生冷，多吃苦

夏季气候炎热，易出汗，易耗伤气阴，人们往往会感觉到口干舌燥，所以，要适当多吃一些苦味的食物来降火。苦味食物能清泄暑热，除燥祛湿，从而可以健脾，增进食欲。

此外，夏季还可以吃点酸味的食物，如番茄、柠檬、草莓、乌梅、葡萄、菠萝、芒果、猕猴桃等，它们的酸味能止泻祛湿，能预防流汗过多而耗气伤阴，又能生津解渴，健胃消食。如能在菜肴中加点醋，醋酸还可杀菌消毒，防止胃肠道疾病的发生。不宜多吃寒凉食物，以防伤脾损胃；饮食宜清淡，不宜吃肥腻食物。

秋季少吃辛，多吃酸

秋季干燥，养生重在润肺，适合平补。由于酸味食物收敛补肺，辛味食物发散泻肺，而秋天宜收不宜散，所以要尽可能少食葱、姜等辛味食物，适当多吃些酸味的蔬菜和水果；为防秋燥伤津液，应多吃能滋阴润肺的食物；多喝开水、淡茶和汤，可以缓解秋燥；多吃富含维生素的食物。

冬季多吃热食，补温助阳

冬季人体阳气偏虚，阴寒偏盛，阴精内藏，脾胃运化功能较强，宜食用滋阴潜阳、热量较高的食物，如羊肉、狗肉等；多食富含维生素的食物，可多摄取新鲜的蔬菜和水果，宜多食苦味食物，以补肾养心；不宜食用生冷、黏硬的食物，以防伤害脾胃的阳气；减少盐的摄入量，以减轻肾脏的负担。

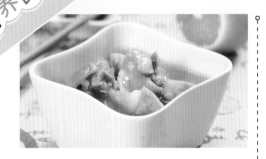

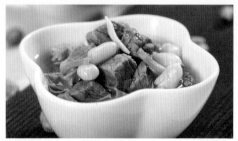

瓠子炖猪蹄

材料：猪蹄2只，瓠子（葫芦瓜）250克，葱段5克，姜片10克。

调料：酱油1大匙，料酒2小匙，盐、鸡精各适量。

做法

1. 猪蹄去毛，刮洗干净，放入沸水中余烫约5分钟，捞出，劈开；原汤滤清备用。

2. 将瓠子洗净，去皮，对半剖开，切成块。

3. 把猪蹄放入砂锅内，加入葱段、姜片、酱油、盐、料酒，倒入原汤，中火烧开后改小火炖至烂熟，放入瓠子块，炖至入味，加入鸡精即可。

花生炖牛肉

材料：牛肉（瘦）300克，生花生米100克，葱白1段，姜3片。

调料：料酒1大匙，盐适量，鸡精少许。

做法

1. 将花生米用开水泡3分钟左右，剥去皮洗净；将牛肉洗净，切成3厘米见方的块，投入沸水中余烫一下，捞出来沥干水。

2. 将牛肉放入砂锅内，加入葱段、姜片和适量清水（以没过牛肉为度），大火烧开，撇去浮沫，加入料酒、花生米，改用小火炖至牛肉酥烂。

3. 拣出葱段、姜片，加入盐、鸡精调味即可。

胡萝卜烧牛腩

材料：牛腩500克，胡萝卜250克，香菜、姜各少许，葱2棵。

调料：酱油2大匙，豆瓣酱、番茄酱、白糖、料酒各1大匙，甜面酱半大匙，八角1粒，盐、水淀粉、植物油各适量。

做法

1. 将牛腩洗净，放入开水中煮5分钟，取出冲净，另起锅加清水烧开，将牛腩放进去煮20分钟，取出切厚块，留汤备用。

2. 将胡萝卜去皮洗净，切滚刀块；葱姜洗净，葱切段，姜切片备用。

3. 锅内加入植物油烧热，放入姜片、葱段、豆瓣酱、番茄酱、甜面酱爆香，倒入牛腩爆炒片刻，加入牛腩汤、八角、白糖、酱油、盐，先用大火烧开，再用小火煮30分钟左右。

4. 加入胡萝卜，煮熟，用水淀粉勾芡，撒上香菜即可。

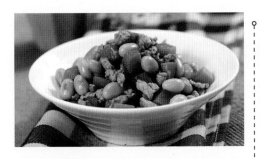

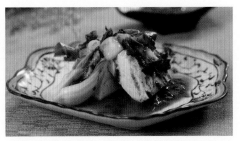

肉末胡萝卜炒毛豆仁

材料： 猪肉末、毛豆仁各100克，胡萝卜200克。

调料： 酱油1小匙，淀粉半匙，黑胡椒粉、盐各1/4小匙，香油少许，植物油适量。

做法

1. 毛豆仁洗净，放入沸水中氽烫，捞出后泡冷水，沥干待凉。

2. 胡萝卜去皮，切1厘米小丁，放入沸水中氽烫，捞出。

3. 猪肉末放入碗中，加酱油、淀粉、黑胡椒粉抓拌均匀备用。

4. 锅内加入植物油烧热，放入猪绞肉用大火炒匀，加入1小匙水将肉炒散，再加入胡萝卜丁、毛豆仁一起翻炒数下，加入盐、香油调匀即可。

鲜贝蒸豆腐

材料： 老豆腐1块（300克左右），鲜贝100克，油菜心50克，姜3片。

调料： 豆瓣酱1大匙，盐1小匙，香油、植物油适量，白糖少许。

做法

1. 将鲜贝剖开，取出贝肉洗净，切成小块待用；豆腐切块，投入沸水中氽烫一下，捞出沥干。

2. 将油菜心洗净，投入沸水中，加少许盐、植物油，氽烫至熟备用；姜去皮洗净，切丝备用。

3. 将豆腐放入盘中，撒上贝肉、姜丝，加入豆瓣酱、白糖，上笼用大火蒸5分钟左右。

4. 将菜心摆在豆腐旁，淋入香油即可。

糯米红豆炖莲藕

材料： 莲藕90克，红豆40克，莲子、圆糯米各20克。

调料： 白糖适量。

做法

1. 莲藕洗净后切片备用；红豆、莲子、圆糯米洗净备用。

2. 将锅置于火上，倒入适量水，放入红豆、莲子、圆糯米、藕片，先用大火煮滚后改为小火慢熬2个小时。

3. 起锅前加入适量白糖调味即可。

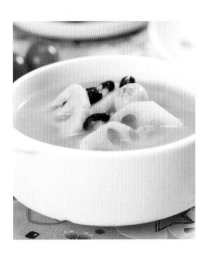

孕7月同步饮食方案

　　进入本月，很多和营养有关的问题开始出现，比如，准妈妈好发的贫血、便秘。这从另一个角度说明，孕期营养要是做得不好，健康问题会毫不留情地出现。不过，只要准妈妈掌握合理科学的孕期饮食原则，这些问题都可以通过饮食来调整。

孕7月营养指导

　　本月是孕中期的最后时期，准妈妈的各方面情况与前一个月相差不大。这个阶段，准妈妈的食欲大增，但要注意少吃动物性脂肪，可多选些富含B族维生素、维生素C、维生素E的食物食用；忌用辛辣调料，多吃新鲜蔬菜和水果，适当补充钙元素；日常饮食以清淡为佳，浮肿明显者要控制盐的摄取量，限制在每日5克以下。

　　从现在开始到分娩，应该增加谷物和豆类的摄入量，因为胎儿需要更多的营养。富含食物纤维的食品中B族维生素的含量也很高，对胎儿大脑的生长发育有重要作用，而且可以预防便秘。准妈妈可以适当食用全麦面包及其他全麦食品、豆类食品及粗粮等。

　　另外，本月要注意增加植物油的摄入。此时，胎儿机体和大脑发育速度加快，对脂质及必需脂肪酸的需要增加，必须及时补充。因此，增加烹调所用植物油即豆油、花生油、菜油等的量，既可保证孕中期所需的脂质供给，又提供了丰富的必需脂肪酸。

　　此期，胎儿大脑的发育已经进入了一个高峰期，脑细胞迅速增殖分化，体积增大，准妈妈本月可以多吃些健脑的食品，如核桃、芝麻、花生等。

　　随着体重的快速增加，准妈妈在合理摄取营养的同时，还要控制每周体重的增加，应保持在350克左右，以不超过500克为宜。

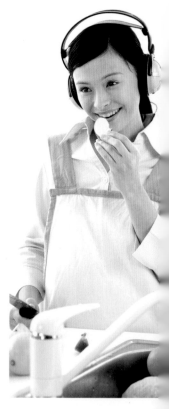

孕7月饮食细节与禁忌

🍄 本月主打营养素——"脑黄金"

作用： 保证婴儿大脑和视网膜的正常发育。

DHA、EPA和脑磷脂、卵磷脂等物质合在一起，被称为"脑黄金"。"脑黄金"对于怀孕的准妈妈来说，具有双重重要意义。首先，"脑黄金"能预防早产，防止胎儿发育迟缓，增加婴儿出生时的体重。其次，此时的胎儿，神经系统逐渐完善，全身组织尤其是脑细胞发育速度比孕早期明显加快。而足够"脑黄金"的摄入，能保证婴儿大脑和视网膜的正常发育。

为补充足量的"脑黄金"，准妈妈可以交替吃些富含DHA类的物质，如富含天然亚油酸、亚麻酸的核桃、松子、葵花子、榛子、花生等坚果类食品，以及海鱼等。这些食物富含胎儿脑细胞发育所需要的必需脂肪酸，有健脑益智的作用。

🍄 补充DHA助力宝贝大脑发育

DHA到底是一种什么物质呢？

DHA是一种保证大脑正常发育必不可少的多价不饱和脂肪酸，它对脑细胞有着极其重要的作用。它占到人脑脂肪的10%，对脑神经传导和突触的生长发育极为有利，是人的大脑发育、成长的重要物质之一。

人体维持各种组织的正常功能，必须保证有充足的各种脂肪酸，如果缺乏它们，可引发一系列症状，包括生长发育迟缓、皮肤异常鳞屑、智力障碍等。DHA作为一种必需脂肪酸，其与增强记忆与思维能力、提高智力等作用相关。流行病学研究发现，体内DHA含量高的人的心理承受力较强，智力发育指数也高。

营养学家主张，自怀孕4个月起，准妈妈应当适当补充DHA。

除了专门的DHA制剂外，能帮助准妈妈摄入DHA的食物主要为深海冷水鱼，如三文鱼、鳕鱼、金枪鱼等。此外，一些植物性食物中含有α-亚麻酸，可以在体内部分转变为DHA，如亚麻子、核桃、榛子以及相应的植物油等孕期可以有意识地适当加大摄入量。

专家提示

DHA与胆碱、磷脂都是构成大脑皮质层的重要物质，是贮存及处理信息的重要结构。DHA有维持脑细胞膜完整性及促进脑发育、提高记忆力的作用，是营养大脑的必需物质。DHA还可以促进视网膜视杆细胞的发育。

补充营养注意误区

由于妊娠期需供给胎儿足够的营养以保障其正常发育，所以，准妈妈及家人都急切地补充营养，恨不得将所有好东西都让准妈妈享用。由于传统观念的影响，以及对营养知识了解不够全面，准妈妈的营养补充常常会不经意地走进一些误区。

误区一：多吃菜，少吃饭

许多人认为菜比饭更有营养，这种观点是极其错误的。米饭、面等主食是能量的主要来源，准妈妈在孕中期以后一天应摄入250～350克的米、面及其制品。

误区二：补钙就要多喝骨头汤

骨头汤并不能提供足够的钙。用骨头熬汤，骨头中的钙质仅有少量被释放溶入汤中。喝骨头汤来补充钙，远远达不到孕妇的需求量。此外，骨头熬的汤往往较为油腻，会加重肠胃负担，孕妇喝了后可能影响正常饮食，不利于营养的吸收。

误区三：水果有营养，多吃有益

把水果当饭吃，其实是不科学的。尽管水果营养丰富，但营养并不全面，尤其是蛋白质及脂肪相对较少，而这两种物质也是胎儿生长发育所不能缺少的。

误区四：一人吃两人补

许多人认为准妈妈要努力加大饭量，加强营养，准妈妈补充得多了胎儿就一定健康。其实，准妈妈即使食量加倍，胎儿真正所需要的营养量也不会随之加倍，反而容易导致准妈妈肥胖。太多的营养摄入会加重身体的负担，会造成体重增加及血糖、血脂升高，易导致妊娠糖尿病、妊娠高血压，甚至造成死胎。

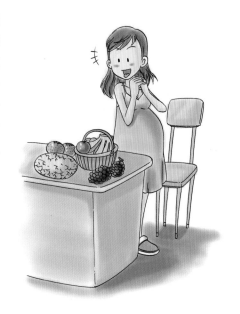

误区五：以营养保健品代替正餐

不可盲目购买营养品，而要看身体是否需要，更不可以保健品代替日常三餐，营养品多是强化某种营养素或改善某一种功能的产品，如蛋白质粉、多种维生素、钙片等，并不能代替天然的食物。

🍄 妈妈添营养，坚果来帮忙

准妈妈怀孕前常常因为坚果脂肪含量高敬而远之，现在应该重新认识到，脂肪对于胎儿脑部的发育很重要。坚果中富含蛋白质、脂肪、糖类以及维生素、各种矿物质、膳食纤维等营养成分。另外，它们还含有多种不饱和脂肪酸，包括亚麻酸、亚油酸等人体所需的必需脂肪酸。

吃坚果对改善脑部营养很有益处，对肚子里的胎儿也能起到补脑作用。

核桃

多吃核桃可以补脑、健脑，以及增强机体抵抗力，还有镇咳平喘的作用。1千克核桃相当于5千克鸡蛋或9千克鲜牛奶的营养。核桃对于胎儿的脑发育非常有利。所以，准妈妈可以把核桃作为首选的零食。核桃可以生吃，也可以做成琥珀核桃仁，或者煮粥时放一些。

葵花子

富含亚油酸，促进脑发育，同时也含有大量维生素E，促进胎儿血管生长和发育，还有增强孕酮的作用，有助于安胎。葵花子还含有丰富的镁，对稳定血压和神经系统有重要作用，准妈妈每晚吃一把（40～50克）葵花子可起到安眠的作用。

松子

含有丰富的维生素A和维生素E，以及人体必需的脂肪酸、油酸、亚油酸和亚麻酸，还含有其他植物所没有的皮诺敛酸。它不但具有益寿养颜、祛病强身之功效，还具有防癌、抗癌之作用。准妈妈可以直接生吃，或者做成美味的松仁玉米来吃。

腰果

腰果含蛋白质达21%，含油率达40%，各种维生素含量也都很高。因此，准妈妈应每天摄入5～8粒腰果。腰果对准妈妈具有补充体力和消除疲劳的良好功效，还能使干燥的皮肤得到改善。同时，还可以为准妈妈补充铁、锌等。

开心果

开心果富含不饱和脂肪酸以及蛋白质、微量元素和B族维生素，属于低糖类膳食。一般买来的开心果是炒制好的，直接食用即可。

花生

花生富含蛋白质，而且易被人体吸收。花生的红皮还有补血的功效。花生可以与大枣、莲子等一起做成粥或甜汤，也可以做成菜肴。为了补血，不要把花生的红色种皮剥掉。

食用有标准，多吃无益

坚果对准妈妈和胎儿虽然有诸多好处，但凡事要有度，过犹不及。由于坚果类食物油性大，准妈妈消化功能在孕期会减弱，如果食用过多的坚果，就会"败胃"，引起消化不良，甚至出现"脂肪泻"，反而适得其反。因此，准妈妈每天吃坚果达到20～25克就可以了，不要吃太多。

如何选购坚果

如果购买包装的坚果，购买前检查包装袋上的标签内容是否齐全，标签内容应包括厂名、厂址、生产日期、保质期、净含量和产品标准号。

如果购买散装的坚果，准妈妈可以通过"嗅""看""尝"来判断坚果产品的质量。

嗅 如果坚果有酸败、油味、苦味，说明产品已变质，就不要购买。

看 外形正常，无霉变、虫蛀现象。一般还是选择色泽接近自然状态的产品会更安全，比如，开心果，就不宜选择颜色太白的。购买核桃时应观察核桃肉的颜色，通常新鲜的核桃肉呈淡黄色或浅琥珀色，颜色越深说明核桃越陈。好的坚果应该颗粒大小比较均匀，不带有瘪子、空壳、虫蛀、霉变的颗粒。

尝 好吃不好吃，尝一下就知道了，这是最直接的方法。如果味道过咸或过甜，或者吃起来感觉有刺鼻的味道就不要购买。

🍄 五谷杂粮，健康吃不胖

不少人因为怕胖，不吃或少吃淀粉类和主食。白米饭、面条或白面包的确应该少吃，因为都属于精加工类食物，所含营养成分有限。提供淀粉的五谷杂粮和根茎类食物却含有丰富的营养素，还能让人易有饱腹感，最适合不想发胖又希望胎儿健康成长的准妈妈吃。

吃得好，吃得营养，有利于健康而不发胖，当然是每一个人的愿望。对于准妈妈来说，在自己的孕期食谱中，添加大量的五谷杂粮，既能综合摄取多种营养，又能防止体重增加过快，健康而吃不胖。

但大多数人平常都极少吃杂粮，多数人平时吃的白米饭、白面包与白面条都是精加工类谷物，而原本的谷物中所含的营养素、抗氧化剂与植物性营养素都被去除掉了，只剩下淀粉。这些精加工类的谷物又被制作成饼干、面包和蛋糕，口感虽好，但人们吃后容易发胖，也没有摄取到原本存在于谷物中的维生素和矿物质。

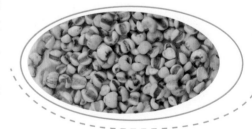

在孕期必须增加蛋白质、钙、铁、维生素B_1、维生素B_2以及维生素C的摄取量。五谷杂粮含有丰富的B族维生素以及铁、磷等矿物质，同样，根茎类中的土豆与红薯不仅有丰富的维生素C，也含有钙、钾等矿物质。对于准妈妈来说，食用五谷根茎类食物是再好不过的选择。

五谷杂粮还能提供丰富的蛋白质，尤其是黑糯米、糙米、大麦、燕麦、荞麦和小米中含量更是丰富。全谷杂粮再搭配上豆类，就能摄取到完全蛋白质，是准妈妈在肉类之外获取蛋白质的优良来源。

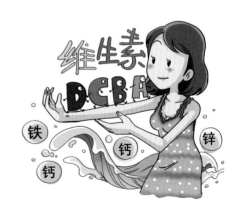

防止发胖

五谷类食物含有的纤维质，能够延缓胃排空的速度，以及肠道对葡萄糖的吸收，避免胰岛素过度分泌，不仅能控制血糖，还能降低热量转变成脂肪储存在体内，很适合担心发胖或是有糖尿病的准妈妈食用。

强化肠胃功能

五谷杂粮有利于通便，能防止或改善准妈妈的便秘现象。因为这些食物含有许多粗纤维，糙米与薯类均是代表性食物，薯类的外皮中还含有一种不溶解于水的黏液多糖成分，有通便效果，土豆还能改善肠胃道消化不良的情形。

五谷类中含有的果寡糖与聚糖的功能与水溶性纤维相同，能够改变肠道的细菌生态，降低有害细菌，并增进有益菌的生长，进而保护肠道组织，提高人体的免疫力。

混合种类求变不求多

孕期可任意选取不同的五谷类食物做搭配，但并非种类越多越好，过多可能引起消化不良。一般来说，五六种谷物就已足够，重点在于要多变化每天食用的种类。孕期食物多变化，每天吃多种食物，才能从不同的食物中获得不同的营养素。

🍄 孕妇吃豆类食品有哪些好处

有的孕妇不习惯吃豆类和豆制品，这对供给胎儿足够的健脑营养素很不利。

大豆中含有相当多的氨基酸和钙，正好弥补米、面中这些营养素的不足。同时，大豆富含人体智力活动所需的植物蛋白，并且其必需的氨基酸组成与动物性蛋白相似，比较容易被人体吸收利用。因此，从蛋白质角度看，大豆也是高级健脑品。

大豆制品中，豆腐及发酵大豆（如豆豉）都是不错的选择。大豆发酵后其中的部分蛋白质变为氨基酸，更容易被人体吸收利用，味道也更加鲜美。大豆制成豆腐后，蛋白质发生凝固变性，也更容易为人体吸收利用。

孕妇如果怀孕前不习惯吃豆制品，孕后为胎儿健康考虑，也应一改原有的习惯，多吃些豆类和豆制品。

🍄 大豆及豆类制品不可过量食用

大豆要适量食用

大豆营养丰富，是质优价廉的营养品，但是，食用大豆也必须适量（一般干豆类每天食用不要超过30克），因为大豆的皮中含有较多的膳食纤维，过量食用容易造成消化不良、胀气甚至腹泻。所以不宜一次性摄入太多的大豆。

食用豆制品的注意事项

豆浆 豆浆中的脂肪大大低于牛奶，也不含胆固醇，能量也比较低；同时含有一些有益健康的植物性化合物，如大豆固醇、大豆异黄酮等。准妈妈经常喝些豆浆有利于控制体重和血脂。但豆浆的蛋白质和钙的含量还是比牛奶低了不少，而且豆浆中还含有一些微量的抗营养因素，如血清凝集素等。所以并不建议孕期的妈妈完全用豆浆取代牛奶。

专家提示

饮未煮熟的豆浆会导致恶心、呕吐等中毒症状；不要空腹饮豆浆；豆浆不能与药物同饮；饮豆浆不要加红糖，白糖须煮熟离火后再加。

豆腐 豆腐中含有丰富的蛋白质，其蛋白质的质量接近动物性食物，但仍然稍逊于动物性食物。而且与肉类相比，豆腐中的铁、锌等元素也偏低。所以如果孕妈妈不是完全素食者的话，不建议完全用豆腐代替肉、蛋、奶。可以每周吃2~4次豆腐即可。

🍄 抑郁准妈妈的饮食调节

热量摄入要充足

保证足够热量物质摄入，能够使脑
细胞的正常生理活动获得足够能量。由
于心情抑郁时大都有不同程度上的食欲
减退，甚至出现厌食症状。因此，要在
食物的色、香、味上做文章，以刺激胃
口，增强食欲，促进摄入热量物质，保
证大脑活动所需。

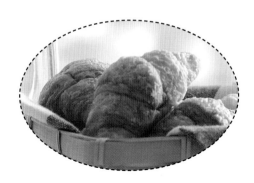

别忽略维生素和矿物质

人的大脑需要维生素和矿物质将葡萄糖转化为能量，每天至少需食用5份80克的
水果和蔬菜，尤其是绿色、多叶、含镁丰富的蔬菜。同时，镁、硒、锌和B族维生素
都是抗抑郁必备的微量元素。色氨酸、酪氨酸、维生素B_6、维生素E、叶酸都是激发
好心情的物质。

注意食物性质

除五谷杂粮外，植物性食品多半为碱性食品。多吃蔬菜水果等碱性食物，在避免
消极情绪的同时有利于保健养生。

增加蛋白质的摄入

鱼虾、瘦肉中含有优质蛋白质，可为脑活动提供足够的兴奋性介质，提高脑的兴
奋性，对改善抑郁症状是有所帮助的。

食物与情绪及心理健康关系微妙

准妈妈如果患上产前抑郁症，除了加强心理调节或心理治疗外，适当
的饮食调理也很有好处。调整好每日饮食、适当补充某些营养物质，可
以使准妈妈精力充沛、心情愉悦。饮食治疗没有不良反应，可以列为调
节情绪的首选。

🍄 不宜多吃油条

油条是早餐桌上的常见食品，但孕妇应少食用。制作油条、油饼的面粉是由明矾和水混合而成的，明矾是一种含铝的无机物。炸油条时，每500克面粉就要用15克明矾，也就是说，如果孕妇每天吃两根油条，就等于吃了3克明矾。这样天天积蓄起来，其摄入的铝就相当惊人了。这些明矾中的铝通过胎盘，侵入胎儿的大脑，会造成大脑发育障碍，增加痴呆儿发生的概率。

另外，做油条的食用油往往经过反复加热、煮沸，会产生变质，其中含有一定量的致癌物质。常食用油炸过的食品会将有毒物质带入体内，危害身体健康，更会伤害到腹中的胎儿。

此外，孕中期由于子宫增大，肠道受压，肠蠕动差，食用油炸食物很容易发生便秘，严重者可引起便后出血。从油炸食物本身来讲，高温下的油炸会使食物中的维生素和其他营养素受到较大的破坏，营养价值降低。所以，孕妇一定要注意减少食用油炸食品。

🍄 少吃熏烤食品

熏烤食物味美，但却有害。

熏烤食物通常是用木材、煤炭做燃料熏烤而成的。在熏烤过程中，燃料会发散出一种叫苯并芘的有毒物质，污染被熏烤食物。苯并芘是目前已知的强致癌物质，进入人体后，会使细胞核的脱氧核糖核酸分子结构发生变异，从而导致癌变。据测定，每千克烤羊肉含苯并芘1～20微克，每千克熏鱼和烤肉含苯并芘约10微克，每千克烤肉饼含苯并芘79微克，烧焦的鱼皮每千克含苯并芘50～70微克。

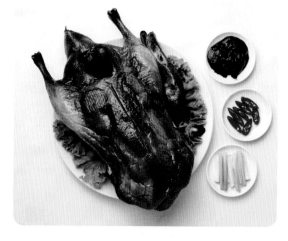

此外，研究者还发现，在烟熏火烤的食物中，还含有亚硝胺化合物，具有强烈的致癌作用，如以熏鱼为主食的波罗的海沿岸及冰岛的渔民，其消化道癌的发病率较高。为了孕妇的健康及胎儿安全，孕妇要少吃或不吃熏烤食物。

🍄 速冻食品宜少吃

速食时代，越来越多的美味被"速冻"，越来越多这样的食品被习惯快节奏生活的人接受。殊不知，这些速冻食品虽然方便快捷，却存在不少卫生和安全方面的隐患，准妈妈最好少吃。

速冻食品营养易流失

通过急速低温（−18℃以下）加工出来的速冻食品，食物组织中的水分、汁液不会流失，但食物口感、风味方面的变化却难以避免。

速冻后，食物中的脂肪会缓慢氧化，维生素也在缓慢分解。所以，速冻食品的营养价值无法和新鲜的鱼、肉等相比。如果过多地食用此类食品，会造成准妈妈和胎儿营养的缺乏。

速冻食品容易受污染

如果购买散装的速冻食品，在销售人员拆除大包装散卖和顾客挑选过程中，人都不可避免地与食品的接触，造成细菌污染。

散装食品与空气接触面积大，还会造成水分蒸发、产品干裂与油脂的氧化、酸败等现象，空气中存在的微生物、病毒等很可能污染食物，导致食用不安全。

超市冰柜温度难保证，导致维生素损失

速冻食品一般要求在零下18℃保存，但是超市的冰柜是敞开的，人们翻来翻去，温度不可能一直保持零下18℃。买回家的路上，环境温度要比冰柜高，产品虽然没有完全融化，但温度也会随之升高，这就会导致维生素大量损失和微生物快速繁殖。

买回家中冷冻时，冰箱的温度也难以保证适度，而食物在−8～−1℃存放时，很多维生素的损失比在0~4℃时还要快。

速冻食品高脂肪、高盐分

因为口感不错，不少人喜欢吃贡丸、鱼丸等速冻食品。但却忽略了它们的高脂肪含量。冷冻水饺、馄饨等的脂肪比例也很高，肉馅多的品种含油量可达68%。另外，这些速冻食品中都加入了不少味精和高鲜调味料。煮过速冻食品的人都知道，不用放盐，丸子和汤也会有咸味。这种高脂肪、高盐分的食物对准妈妈来说是有危害的。

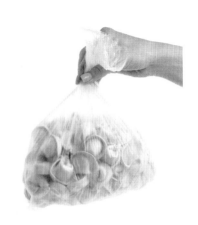

🍄 合理安排零食时间

准妈妈吃零食选对时间很关键。午餐和晚餐之间是吃零食的最佳时刻。这样既补充了营养，又没有耽误正常的午餐、晚餐。

孕期一天的零食该如何搭配呢？准妈妈可以参考以下安排。

时间	食物	说明
8:30～9:30	麦片、奶茶	在选择麦片时，要选择低糖的，并且在冲泡时适量加入一些牛奶，保证营养的同时还改善了味道
9:30～10:30	苏打饼干	苏打饼干含有的油脂相对少一些，所以食用起来更健康
12:30～13:00	酸梅汤	此类解暑饮品在餐后半小时才能喝，否则会引起胃泛酸
14:00～14:30	新鲜水果	新鲜水果是不可缺少的健康零食，其丰富的维生素C、矿物质和膳食纤维含量，既能补充营养还可提高身体的免疫力。同时，还可增进食欲，有助消化，缓解便秘等病症
15:00～16:00	蔬果干或坚果等	蔬果干不但低热量，而且对身体健康非常有益。不过现在的蔬果干也分油炸型和脱水型，所以购买时一定要仔细辨认，只选脱水型的蔬果干。而坚果含有微量元素及矿物质，是健康零食，同时研究也表明，坚果中含有的不饱和脂肪酸和低胆固醇，可大大降低准妈妈患心脏病的概率

一日三餐不如少食多餐，吃零食每次只吃少量，一天中分多次吃，既能及时补充准妈妈的体能，又不会导致体重过快增长。

🍄 维生素过量，宝宝有危险

现在很多人习惯于服用维生素来强身补神，有些孕妇唯恐胎儿缺乏维生素，每天服用许多维生素类药物，其实，这是非常错误的观念。当然，在胎儿的发育过程中，维生素是不可缺少的，但盲目大量补充维生素只会对胎儿造成损害。

维生素A

医学专家对孕妇提出忠告：过量服用维生素A、鱼肝油等会增加新生儿兔唇、腭裂的患病率；会影响胎儿大脑和心脏的发育，诱发先天性心脏病和脑积水；脑积水过多又易导致精神反应迟钝。中国营养学会建议孕中期的妈妈每天维生素A的摄入量为770微克，最多不超过3 000微克的上限。

维生素D

孕妇如果摄入过多维生素D，则可导致特发性婴儿高钙血症，表现为囟门过早关闭、腭骨变宽而突出、鼻梁前倾、主动脉窄缩等畸形，严重的还伴有智商减退。孕前和孕期及哺乳期女性的维生素D每日摄入量建议为10微克。最高不超过50微克。目前缺乏维生素D的人较多，如果孕妈妈检测表明血维生素D偏低，可以在医生指导下服用含量更高的维生素D制剂。

维生素C

服维生素C可以治疗或预防感冒的说法，虽然受到医学界质疑，但是却被不少人接受。维生素C不足会导致坏血病，但过量可能会影响维生素B12的吸收与代谢。建议普通人每日摄取维生素C100毫克，孕中期和孕后期的女性每日维生素C的摄入量为115毫克。

维生素B6

孕妇为减轻妊娠反应可适量服用维生素B6，但也不宜服用过多。孕妇服用过多维生素B6的不良影响主要表现在胎儿身上，会使胎儿产生依赖性，医学上称为"维生素B6依赖症"。当宝宝出生后，维生素B6来源不像母体内那样充分，继而出现一系列异常表现，如容易兴奋、哭闹不安、容易受惊、眼球震颤、反复惊厥等，还会出现1~6个月体重不增，如果诊治不及时，将会留下智力低下的后遗症。

🍄 孕妇进补的原则

作为特殊群体的准妈妈该怎样进补？

中医认为，女子以血为本，妇女在漫长的生命长河中，有月经、妊娠、分娩、哺乳的生理过程，这些过程都使妇女耗损阴血。妇女怀孕后，为了给胎儿提供更多的营养素，可以服用一些补药（品），以补充体内耗损的阴血，达到滋补身体的功效。一般说来，孕妇进补的原则与非孕期妇女没有很大的区别。

辨证施治

准妈妈进补必须在中医辨证施治的原则指导下进行，在分清孕妇的体质属性后进补。如气虚者，可进补人参；阴虚有热者，仅可进补适量的西洋参。

量体裁衣

进补的量必须根据每个孕妇的体质差异而定，切不可过量进补。否则，将适得其反。

因时制宜

进补必须选择时期。冬季进补较为合适；夏季并非不能进补，若为虚证，可以进补，但需适量。

除以上所说外，进补还需按"产前宜凉，产后宜温"的原则进行。对孕期妇女不宜用温热、大补之品，如鹿茸、鹿角胶、胡桃肉等，宜选用清补平补之品，如太子参、百合、山药、莲子等。

总之，孕妇可以进补，但不能滥补，最好先咨询医生。

🍄 孕妇慎用补药

不少妇女怀孕以后，听说吃补药会使胎儿发育更好，于是就买来人参、桂圆、鹿茸等吃。其心虽可嘉，但做法实不可取，这类补药对孕妇和胎儿，实在是弊多利少。所以，孕妇应慎用补药。

人参虽属老少皆宜的大补元气之品，然其作用原则为"虚则补之"，妇女服用后，就会气盛阴耗，阴虚则火旺，即"气有余，便是火"。李时珍指出"人参甘温助气，气属阳，阳旺则阴愈消"，说明服用人参不当，易致阴虚阳亢。

胎儿对人参的耐受性很低，服用人参会造成死胎的危险。

除人参外，鹿茸、鹿胎胶、鹿角胶、胡桃肉等也属温补助阳之品，孕妇也不宜服用。如果需要，应在医生指导下服用。如孕妇想服补药，也应本着宜凉的原则，酌情选用清补、平补之品，如太子参、北沙参、淮山药、生白术、百合、莲子、麦冬等。若孕妇脾胃功能良好，食欲正常，没有恶心、呕吐和腹泻，也可适量服用阿胶，以利养血安胎。

常言道，药补不如食补。饮食中的蛋白质、维生素、微量元素是最适合孕妇的大补之品。只要日常饮食全面，营养充足，孕妇是不需要补品的。

🍄 孕妇能服冬虫夏草进补吗

冬虫夏草钙质含量高，特别适合孕妇以及胎儿对钙质的吸收，使孕妇免除骨质疏松的烦恼。不过，孕妇只能适当地进补冬虫夏草，冬虫夏草主要是入肺经，治疗肺病及补肾的，可以提高免疫力。专家建议，怀孕中的妈妈们，怀孕早期和中期的时候一个月吃2~3次比较合理，而怀孕晚期则不要进补。

🍄 孕妇宜吃黄花菜吗

黄花菜又名金针菜，浙、赣、湘、滇等省都有栽培，以云南产者最佳。

黄花菜中蛋白质、脂肪、钙、铁及维生素B_2的含量都很高，因此它被称为健脑菜，其营养丰富，味道鲜美，具有安定精神的功效。黄花菜还有消肿、利尿、解热、止痛、补血、健脑的作用。产妇分娩后容易腹部疼痛、小便不利、面色苍白、睡眠不安，多吃黄花菜可消除以上症状。

鲜黄花菜中含秋水仙碱，在人体内可被氧化成具有强毒的氧化二秋水仙碱。成人一次吃50~100克未经处理的鲜黄花菜便可中毒，在餐后30分钟至数小时发作。轻者嗓子发干、胃灼热不适、恶心呕吐，重者腹胀、腹痛、腹泻，甚至便血、尿血、尿闭。所以，不能吃新鲜的黄花菜，可食用经过加工处理的干黄花菜。

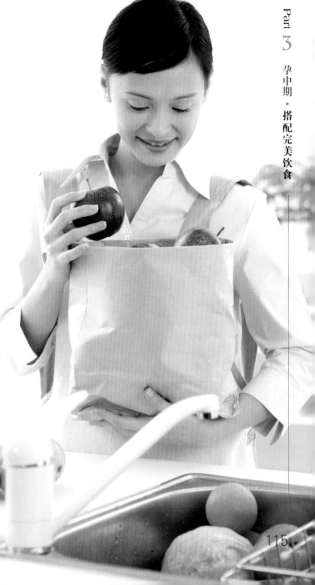

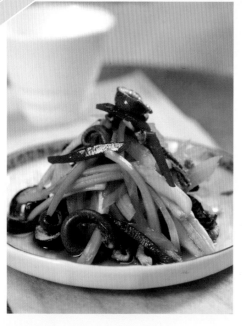

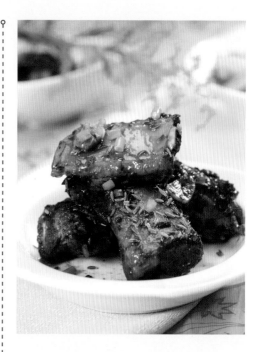

李宁详解孕产期饮食营养

香芹鳝丝

材料：鳝鱼肉250克，香芹50克，冬笋、洋葱各20克，大蒜2瓣。

调料：酱油、料酒、水淀粉各1大匙，盐、鸡精、白糖、醋、胡椒粉、植物油各适量。

做法

1. 鳝鱼肉洗净切成5厘米的粗丝，加盐、料酒、鸡精、少许水淀粉拌匀腌渍片刻；香芹切成长段；冬笋、洋葱洗净切丝，蒜洗净切成蒜末备用。

2. 锅内加入植物油烧至七八成热，倒入鳝鱼过油后，捞出备用。

3. 锅中留少许底油烧热，放入蒜末爆香，倒入洋葱丝、香芹段、冬笋丝煸炒，加酱油、料酒、鸡精、白糖、醋，用水淀粉勾芡，倒入鳝丝翻炒均匀，撒入胡椒粉即可。

葱香孜然排骨

材料：猪排骨(大排) 500克，小葱20克。

调料：豆瓣酱1大匙，酱油、冰糖各1小匙，孜然适量，大蒜3瓣，姜1片，植物油适量。

做法

1. 将排骨洗净后，剁成3厘米长的段，投入沸水中汆烫至断生，捞出来沥干水；小葱切段；大蒜去皮洗净，切片；姜洗净，切丝；豆瓣酱剁细。

2. 锅内加入植物油烧至六成热，加入冰糖炒化，放入豆瓣、蒜片、姜末，炒出香味。

3. 倒入猪排，加入孜然、酱油，翻炒至收汁。放入葱段，翻炒几下即可。

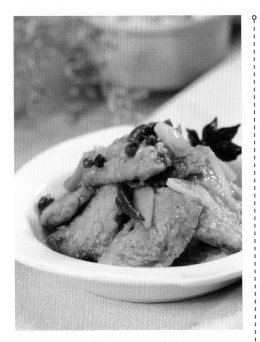

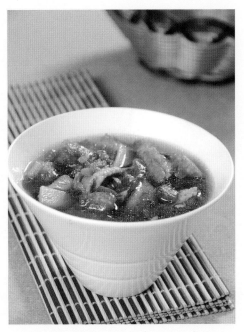

萝卜干炖带鱼

材料： 带鱼300克，萝卜干100克，蒜3瓣，姜2片，葱半根。

调料： 料酒、醋、酱油各1大匙，白糖2小匙，花椒5粒，干辣椒3个，八角1粒，植物油、盐、鸡精各适量。

做法

1. 将带鱼洗净，切成1寸来长的段；萝卜干洗净切丁；葱、姜、蒜洗净，葱切段，姜、蒜切片备用；干辣椒洗净切丝备用。

2. 锅内加入植物油烧热，将带鱼放入锅中稍煎，盛出备用。

3. 锅中留少许底油，先放入花椒、八角、干辣椒爆香，再放入葱段、姜片、蒜片、萝卜干，翻炒均匀。

4. 加入酱油、醋、料酒、白糖、盐及少量清水烧开，放入带鱼，用小火焖煮。待汤汁快干时，加入鸡精调味即可。

西红柿炖牛腩

材料： 牛腩肉200克，西红柿2个，姜1片，葱花少许。

调料： 盐1小匙，鸡精、花椒、黑胡椒粉、植物油各适量。

做法

1. 将牛腩肉洗净切为大小适中的块。西红柿洗净去皮切小块，备用。

2. 起锅烧适量水，待烧开后，放入姜片和牛腩肉，煮沸后，撇去余沫，将牛腩肉盛出，放入高压锅内，加适量水和盐，小火压20分钟。

3. 另起锅热油，放入花椒炸香，待油七成热时，放入葱花，再放入西红柿丁，炒至变成黏稠的番茄酱。

4. 将牛腩肉和适量炖肉的汤加入炒锅内，继续煮，并加盐、鸡精，煮10分钟，加适量黑胡椒粉和葱花即成。

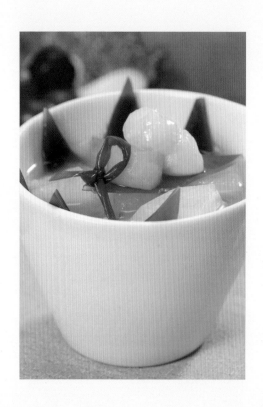

干贝海带冬瓜汤

材料：冬瓜150克，水发海带50克，干贝25克，小葱1小把，姜1片。

调料：料酒2小匙，植物油、盐适量。

做法

1. 将干贝用冷水泡软，去净泥沙放入锅内。将小葱择洗干净，打成结，放入盛干贝的锅中，加入姜片、料酒和少许清水，用中火煮至酥烂。

2. 将海带洗净，切成菱形块。冬瓜去皮、籽后洗净，切成块。

3. 另起锅加入植物油，烧至五成热，放入海带，煸炒2分钟左右，注入3碗半清水，大火煮半小时。

4. 将干贝连汤倒入锅中，大火煮15分钟左右，加入冬瓜，待冬瓜熟烂时，加盐调味即可。

花生鱼头汤

材料：鲢鱼头1只，花生米100克，干腐竹10克。

调料：植物油适量，盐适量，姜2片。

做法

1. 将鱼头洗净，剁成两半；将花生米洗净，用清水浸泡半小时。

2. 腐竹用热水泡发，洗净，切成3厘米长的段。

3. 锅内加入植物油烧热，将鱼头放入锅中略煎，加入清水，放入腐竹、花生米、姜片，先用大火烧开，再用小火炖1小时左右，加入盐调味即可。

豆腐山药猪血汤

材料：猪血、豆腐各200克，山药100克。

调料：香油、盐、鸡精各适量，姜、葱各少许。

做法

1. 将猪血和豆腐切块，鲜山药去皮，洗净切片备用，姜洗净切末备用，葱洗净后切成葱花备用。

2. 将锅置火上加入水、鲜山药、姜末和盐，待水开后5分钟再加入豆腐和猪血。

3. 20分钟后加入葱花、鸡精、香油，煮3分钟即可。

孕晚期
营养均衡更重要

孕晚期是胎儿生长最快的阶段。为了保证胎儿生长发育的需要，孕妇要增加每日进餐的次数和进食量，以使膳食中各种营养素和能量能满足孕妇和胎儿的营养需要；膳食组成应多样化，应根据孕妇营养需要和饮食习惯，选择易于消化吸收的食品。

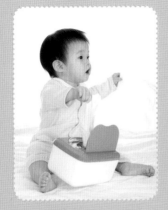
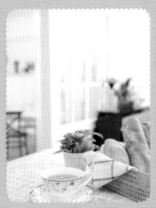
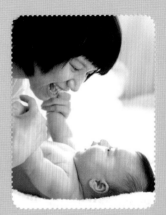

孕晚期饮食营养指导

做好孕晚期的营养补充很有难度：一要在保证胎儿正常发育的同时，不要长得太胖；二要着眼于宝宝出生后，为宝宝存储他需要的营养素。营养的平衡是一门学问，准妈妈需要好好掌握。

🍓 孕晚期的营养生理特点

妊娠晚期也就是怀孕期的最后3个月，即怀孕第29～40周。此期间是胎儿生长的最快阶段，胎儿体重的增加约为出生前的70%。这时，除满足胎儿生长发育所需要的营养素外，孕妇和胎儿体内还需要额外贮存一些。因而，孕妇的进食量必须有明显增加。

🍓 孕晚期的营养要求

妊娠后期是孕妇和胎儿对蛋白质与钙、铁等物质储留最多的时期。孕妇的营养要求应在孕中期的基础上进行相应调整，适当增加食物摄入量。

注意增加优质蛋白质的摄入

孕晚期，母体子宫、乳房和胎盘增大，蛋白质约需储留375克，是储留最多的时期。胎儿体重由28周的1 000克增至40周的3 000克左右，其蛋白质储留也是最多的时期。为此，孕晚期蛋白质供给量应在原有的基础上每日增加25克。这些蛋白质均需从膳食中得到。此期间，应多供给蛋白质，尤其是多供给优质蛋白质。

保证能量供给

一般应不低于孕中期的供应量。但至孕晚期的最后两个星期，应适当限制脂肪和糖类等热量摄入，以免胎儿长得过大，影响分娩。

摄入足量的钙

妊娠全过程都要注意补钙。到妊娠后期，为了孕妇健康和胎儿增长的需要，摄入的钙量必须增加。胎儿的牙齿和骨骼的钙化在这个时期明显加速，胎儿体内一半的钙是在怀孕期的最后两个月储存下来的。如果孕妇的饮食中缺钙，胎儿会动用母体骨骼中的钙，致使孕妇发生软骨病。胎儿缺钙时还会发生腭骨及牙齿畸形、不对称现象。妊娠后期钙的供应量应为每日1000毫克。

为了促进钙的吸收，孕妇在多吃含钙丰富食物的同时，还应多摄入维生素D，它能促进钙的吸收。含维生素D丰富的食物有鱼肝油、禽蛋等。

保证足够的铁供给

孕晚期胎儿肝脏以每日5毫克的速度储存铁，到出生时，储存量可达300～400毫克，故孕妇应多食含铁量高的食物。如果孕妇对铁摄入量不足，会影响胎儿体内铁的储存，孩子出生后易患缺铁性贫血。

摄入足量的水溶性维生素

充足的水溶性维生素是孕晚期所必需的，维生素B_1尤为重要。妊娠后期维生素B_1不足，易引起呕吐、倦怠、机体无力，还可影响分娩时的子宫收缩，使产程延长，分娩困难。

摄入充足的必需脂肪酸

除需要大量葡萄糖供胎儿迅速生长和体内糖原、脂肪储存外，孕晚期还需要一定量的脂肪酸，尤其是亚油酸。

孕晚期是大脑增殖高峰，大脑皮质增殖和髓鞘化迅速。丰富的亚油酸可在维生素B_6的作用下转化成花生四烯酸，满足大脑发育所需。

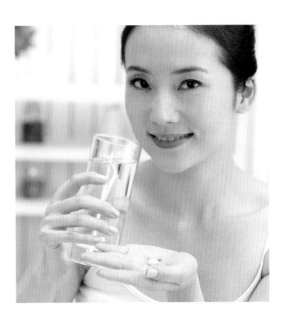

孕晚期准妈妈营养素需求量

维生素A	770微克	胆碱	420毫克
维生素D	10微克	生物素	40微克
维生素E	14毫克	钙	1000毫克
维生素B_1	1.5毫克	磷	720毫克
维生素B_2	1.5毫克	钾	2000毫克
维生素B_6	2.2毫克	钠	1500毫克
维生素B_{12}	2.9微克	镁	370毫克
维生素C	115毫克	铁	29毫克
泛酸	6.0毫克	碘	230微克
叶酸	600微克	锌	9.5毫克
烟酸	12毫克	硒	65微克

🍓 孕晚期的饮食安排

孕晚期是胎儿生长最快的阶段。为了保证胎儿生长发育的需要，孕妇要增加每日进餐的次数和进食量，以使膳食中各种营养素和能量能满足孕妇和胎儿的营养需要；膳食组成应多样化，应根据孕妇营养需要和饮食习惯，选择易于消化吸收的食品；孕妇还要养成合理的膳食习惯。

一般说来，只要孕妇不偏食，食物选配得当，且适当增加一些副食的种类和数量，便基本上可以满足营养需要。

孕妇应多吃些含蛋白质、矿物质和维生素丰富的食物，如牛奶、鸡蛋、动物肝脏、鱼类、豆制品、新鲜蔬菜和水果。此外，还要多吃些含铁、维生素B_{12}和叶酸丰富的食物，如动物血、肝、木耳、青菜等，既可防治孕妇本身贫血，又可预防孩子出生后缺铁性贫血的发生。

孕妇不要过多地摄入盐分和水分，因为怀孕后容易发生水肿，引起妊娠高血压综合征。调味要做到清淡，注意植物油的摄入，因为植物油含有丰富的必需脂肪酸和维生素E，可多吃些芝麻、核桃、花生、芝麻油、豆油等。多吃些蔬菜、水果、乳制品。少吃主食，多吃副食，因副食营养价值较高，也可防止便秘。孕妇餐次每日可增至5餐以上，以少食多餐为原则。

🍓 孕晚期的每日饮食构成

孕晚期对营养的要求较孕早期、中期有所增加和调整，每日进食量要合理分配到一日三餐之中，如有必要可适当加餐。一般早、中、晚三餐的能量分别占总能量的30%、40%、30%，即早餐要吃好，中餐要吃饱，晚餐要吃少。每日膳食中要包含五大类食物，各类食物搭配要合理，要保证蛋白质的摄入量，优质蛋白要占总蛋白质量的1/3，绿色蔬菜占总蔬菜量的2/3。

孕晚期每日食物构成推荐品种及数量

食物	数量
米、面、杂粮	300~350克
蛋类	50克
畜、禽、鱼、肉	150~200克
牛奶	300~500克
豆制品	30~50克
新鲜蔬菜(绿叶蔬菜为主)	300~500克
时令水果	200~400克
植物油	25~30克

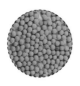

孕8月同步饮食方案

进入本月，准妈妈已是"大腹便便"的模样。这时，准妈妈的胃自然会受到愈发膨大的子宫的挤压，这将直接影响到准妈妈的食欲，解决办法就是少食多餐。

孕8月营养指导

进入孕8月之后，准妈妈基础代谢率增至最高峰，胎儿的生长速度也达到最高峰。此外，准妈妈会因身体笨重而行动不便。子宫此时已经占据了大半个腹部，而胃部被挤压，饭量受到影响，因而常有吃不饱的感觉。因此，准妈妈应该尽量补足因胃容量减小而减少的营养，可实行一日多餐，均衡摄取各种营养素，防止胎儿发育迟缓。

本月胎儿开始在肝脏和皮下储存糖原及脂肪。除了优质蛋白、铁、钙等营养素外，也应注意糖类的摄取。

孕晚期是各种病症的多发期，为了减轻水肿和妊娠高血压综合征，在饮食中要少放食盐。同时，饮食不可毫无节制，应该把体重的增加限制在每周350~500克。

孕8月饮食细节与禁忌

🍓 本月主打营养素——糖类

作用：维持身体热量需求。

孕8月，胎儿开始在肝脏和皮下储存糖原及脂肪。如果糖类摄入不足，将造成能量摄入不足。所以，孕8月应保证热量的供给，增加主食的摄入，如大米、面粉等。一般来说，准妈妈每天平均需要进食300~350克左右的谷类食品，这对保证热量供给、节省蛋白质有着重要意义。另外，在米、面主食之外，要增加一些粗粮，比如，小米、玉米、燕麦片等。

🍓 吃对食物，不做贫血妈妈

准妈妈一定要远离贫血。那么，又该如何预防贫血，如何补血呢？最重要的一点就是怀孕前均衡饮食，摄取足够的富含铁质的食物，以便将多余的铁储存于骨髓中，以备怀孕后供应胎儿。

如果有贫血或发生贫血的倾向，可以在医生指导下服用铁剂来纠正。

富含铁质的食物来源

动物性来源	家畜类：牛肉、猪肉、羊肉、猪肝、家畜内脏
	家禽类：鸡、鸭、火鸡、肝脏、蛋黄
	海鲜类：蚌壳类（如蛤蜊）、沙丁鱼
植物性来源	豆类：荚豆、青豆仁、干豆类（黑豆、黄豆）
	绿叶菜：颜色越深，铁含量越多，如西蓝花
	干果核果类：核桃、葡萄干、腰果、枣干、花生

人体对铁质的吸收是弹性的，体内铁贮存量多，吸收率就会降低到5%～10%；当体内缺铁时，吸收率可以提高到20%～30%。

家禽、家畜及海鲜等肉类动物性来源，所含的铁以"血红素铁"为主，可以直接由肠道吸收，不受其他因素干扰，铁质吸收率达15%；五谷蔬果属植物性来源，所含铁以"非血红素铁"为主，吸收率较差，为3%～5%，而且通常含多量植酸、草酸及磷酸盐，会与铁质形成不易溶解的铁盐，因而抑制铁的吸收。蛋黄虽属动物性来源，但因为所含铁元素会与鸡蛋清中的高磷结合，吸收率仅为3%。

摄取"非血红素铁"时，若与维生素C同时食用，则能提高铁质的吸收率。

含铁食物配合肉类饮食，也可以使铁的吸收率增加。因为肉类中含有一种"肉因子"，可以提高食物中铁的吸收率。

🍓 摄入充足的必需脂肪酸

孕晚期，除需大量葡萄糖供胎儿迅速生长和体内糖原、脂肪储存外，孕晚期还需要一定量的脂肪酸，尤其是亚油酸。孕晚期是胎宝宝大脑发育高峰，大脑皮质增殖和髓鞘化迅速。丰富的亚油酸可在维生素B$_6$的作用下转化成花生四烯酸，满足大脑发育所需。

🍓 预防早产的饮食妙招

为了更好地预防早产现象，准妈妈应科学合理地安排饮食。饮食上要注意多摄取优质蛋白质，优质蛋白质的最佳来源是肉、蛋、奶、鱼和大豆类食品。

平时要注意忌口

① 少吃杏、杏仁，杏味酸、性大热且有滑胎作用，是准妈妈的大忌。

② 少吃黑木耳，它具有活血化瘀之功，不利于胚胎稳固和生长。

③ 少吃龙眼，它极易助火，动胎动血，可引起腹痛、见红等先兆流产症状，甚至引起流产或早产。

④ 少食山楂，它可加速子宫收缩导致早产。

⑤ 忌食滑腻之品，如薏米、马齿苋等，薏米对子宫肌有兴奋作用，可促使子宫收缩，易诱发早产；马齿苋性寒凉而滑腻，对子宫有明显兴奋作用，易造成早产。

⑥ 注意控制饮食中的盐分摄入，以免体内水分过多而引发妊高征，从而引发早产。

⑦ 准妈妈不可摄取太多的维生素A，这会导致早产和胎儿发育不健全，猪肝含极丰富的维生素A，忌过量进食。

要多吃鱼和保胎蔬菜

鱼

这是最佳的防早产食品。调查发现，准妈妈每周吃一次鱼，早产的可能性仅为1.9%，而从不吃鱼的准妈妈早产的可能性为7.1%。这可能是因为富含不饱和脂肪酸的鱼可以延长妊娠期，防止早产，从而增加宝宝出生时的体重。

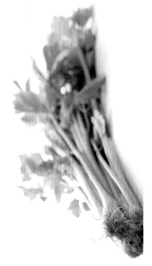

菠菜

这是最佳的保胎蔬菜。但菠菜含草酸多，可干扰人体对铁、锌等微量元素的吸收。可将菠菜放入开水中焯一下，则大部分草酸被破坏掉，准妈妈就可以放心食用了。

芹菜

芹菜粗纤维较多，能增加肠蠕动，防止孕妇便秘发生，有利保胎。

莲子

它对预防早产、流产及准妈妈的腰酸症状最有效。

🍓 健脑加油站——孕晚期补益宝宝大脑

妊娠晚期是胎儿大脑发育的又一个关键时刻。为此，准妈妈日常摄入一些健脑食物，对于宝宝的大脑发育极为有益。

健脑食物应当具备三项条件：能够通过血脑屏障，含有能加强记忆力的营养物质，能保证大脑对维生素、电解质等微量元素的需求。在食物营养成分中，对脑的健全发育起重要作用的有8种：脂肪、蛋白质、糖类、B族维生素、维生素C、维生素E、维生素A、钙。孕期充分保证8种营养成分的供应就能在一定程度上促进胎儿脑细胞的发育。

脑细胞的组成部分中有60%物质为不饱和脂肪酸，有些人体自身并不能合成，只能依靠食物提供。不饱和脂肪酸最丰富的食物来源是植物油和各种坚果；蛋白质的最丰富食物源是牛奶、鱼类、豆制品、畜禽肉和内脏；新鲜蔬菜和新鲜水果是维生素的最佳来源，而糖类在一般食物中含量丰富，在体内经过生化反应后，能转变成葡萄糖，可以直接穿过血脑屏障为大脑提供能量。豆类和豆制品中含有丰富的卵磷脂，能在人体内释放出增强记忆力的重要物质乙酰胆碱。鱼类、奶类食物中含有组成核酸的特殊氨基酸，核酸是掌管记忆的最重要物质。

孕晚期优先吃一些健脑的营养食物，能保证胎儿身体和大脑发育所需的营养。

海洋动物类食物被营养学家称为高价值营养品，富含脂肪、胆固醇、蛋白质、维生素A和维生素D，与眼睛、皮肤、牙齿和骨骼的正常功能关系非常密切。海洋动物类食物中含有大量有利于人体新陈代谢作用的脂肪，还能提供丰富的矿物质，如镁、铁、碘、磷等元素，对胎儿的生长发育有良好作用。

此外，海洋动物类食物还有低热量、高蛋白的特点，100克海鱼肉能提供成人每天所需蛋白质的1/3，却只提供100千卡的热量。

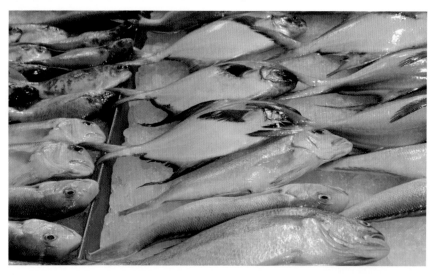

🍓 孕妇可常食核桃

核桃又名胡桃。核桃的营养价值和药用价值都较高。核桃仁中的不饱和脂肪酸含量高，有降低血液中胆固醇水平的作用，其中的亚油酸还是理想的肌肤美容剂。核桃中的磷脂具有增强细胞活力的作用，可使皮肤光滑细腻，促进造血和伤口愈合，促进毛发生长，提高脑神经功能，增强机体抵抗力。因此，孕产妇经常食用核桃仁，可促进胎儿骨骼、毛发和脑细胞的生长发育。

中医认为，核桃有温肺、补肾、益肝、健脑、强筋、壮骨的功能，常吃核桃不仅能滋养血脉，增进食欲，乌黑须发，还能医治性功能减退、神经衰弱、记忆衰退等。民间有"常吃核桃，返老还童"之说，核桃被誉为长寿果。核桃吃法有多种，可以生吃或制作糕点、糖果；也可烹调做菜，加工成甜品小食；还可以核桃仁、大豆、大米、白糖为原料做核桃粥。由于核桃仁脂肪含量高，不易消化，肠胃功能不好的孕妇不要吃得太多。

🍓 是否需要补铜

在人体的微量元素中，铜的含量仅次于铁和锌。铜是人体必需的微量元素，可保护血管和心脏健康，促进皮肤结缔组织合成，维护脑、神经细胞的发育等。它在人的很多生理过程中起着重要的作用，尤其在人的快速生长和发育时期（如胎儿期）是必不可少的营养物质。胎儿是通过母体的胎盘来吸收铜的，这对于子宫里胎儿的生长和发育很有必要。

铜的缺乏，极易导致胎膜变薄，脆性增加，弹性和韧性降低，从而引起胎膜早破。此外，还可影响胎儿头颅和躯干的生长，造成大脑萎缩、骨骼变形、心血管异常等先天缺陷。所以，孕妇应保证合理的饮食，因为只有均衡的饮食才能保证每天摄入2毫克的铜。预防铜缺乏除了要平衡膳食外，孕妇应有意识地多吃些动物肝脏及芝麻、菠菜、大豆、糙米等含铜丰富的食物，以补充体内铜的含量。

🍓 不可忽视产前进补

中国有些地方有这样一个习俗，即孕期里饮食习惯与平日无异，生了孩子后即大吃特吃，把产前节省下来的营养食品集中在产后吃掉，这是很不科学的做法。产后吃得好是为了增加乳汁，补充分娩期的消耗，很有必要，但忽视产前营养却十分有害。因为胎儿的生长发育和孕妇自身的营养需要，都必须从食物中得到，同时还要为分娩及产后哺乳期做必要的储备，如果孕妇摄入量不足，会造成母亲营养缺乏，营养缺乏还会导致胎儿发育障碍，影响智力。

因此，为了自身的健康，为了生一个健康、聪明的孩子，准妈妈在孕期应选择合适的食物补充营养，绝不应比产后逊色。

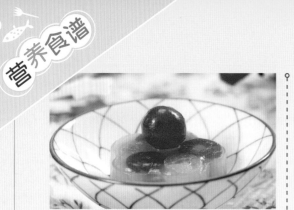

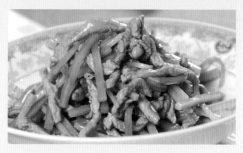

李宁详解孕产期饮食营养

甜脆银耳盅

材料：银耳20克，红樱桃3颗。

调料：白糖4小匙，香油适量。

做法

1. 将银耳用温水泡发，除去根及杂质，洗净，撕成小朵；红樱桃用清水投洗一遍，切成小片。

2. 将锅置于火上，加适量清水，放入银耳、白糖，大火烧开，再改用小火炖至银耳软烂。

3. 取一个小碗洗净，擦干水，抹上香油，放入樱桃片，倒入熬好的银耳汤，冷却后放入冰箱，食用时取出即可。

冬笋肉丝

材料：猪肉100克，冬笋100克，葱、鲜姜各适量。

调料：花生油、盐、味精、绍酒、香油各适量。

做法

1. 将猪肉、冬笋洗净，切成同样的细丝。

2. 葱顺切成长条。

3. 姜洗净，去皮，切成极细的末。

4. 炒锅置旺火上，放入花生油、葱花、肉丝、冬笋丝，急火煸炒，再放入盐、味精、绍酒、姜末继续煸炒，最后淋入香油装盘即成。

柿椒炒玉米

材料：嫩玉米粒300克，红、青柿子椒各50克。

调料：盐、白糖各1小匙，鸡精少许，植物油适量。

做法

1. 将柿子椒去蒂、子洗净，切成小丁；玉米粒洗净备用。

2. 锅内加入植物油烧至七成热，下入玉米粒，加入盐，炒2～3分钟，加少量清水，再炒2～3分钟。

3. 下入柿椒丁翻炒片刻，加入白糖、鸡精，翻炒几下即可。

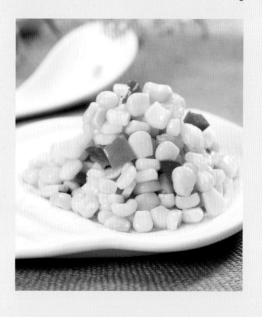

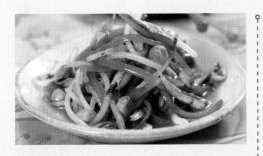

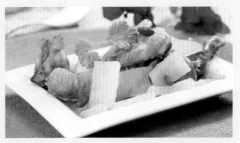

糖醋银鱼豆芽

材料：黄豆芽300克，鲜豌豆、胡萝卜各50克，银鱼20克。

调料：醋1大匙，葱花2小匙，白糖、盐各1小匙，鸡精少许，植物油适量。

做法

1. 将银鱼洗净，入沸水中汆烫一下，捞出沥干水。

2. 将豌豆煮熟，过一遍凉水，沥干水备用；黄豆芽洗净，胡萝卜洗净切丝备用；将白糖、醋、盐、鸡精放入一个碗里，兑成调味汁。

3. 锅内加入植物油烧热，放入葱花爆香，倒入黄豆芽、银鱼及胡萝卜丝略炒。

4. 加入豌豆，翻炒几下，倒入调味汁略炒即可。

清蒸冬瓜熟鸡

材料：熟白鸡肉250克，冬瓜250克，枸杞子少许。

调料：鸡汤2碗，酱油、料酒各1大匙，葱3段，姜1片，盐适量。

做法

1. 熟白鸡肉去皮切块，把鸡肉皮朝下，整齐地码入盘内。

2. 加入鸡汤、酱油、盐、料酒、葱段、姜片、枸杞子，上笼蒸透，取出，拣去葱、姜，把汤汁滗入碗内待用。

3. 冬瓜洗净切块，放入沸水中汆烫一下，捞出码入盘内的鸡块上，将盘内的冬瓜块、鸡肉块一起扣入汤盘内。

4. 将锅置于火上，倒入碗内的汤汁，烧开撇去浮沫，盛入汤盘内即可。

肉末炒菠菜

材料：瘦猪肉50克，菠菜250克，蒜2瓣。

调料：盐3克，糖1克，熟鸡油2毫升，植物油、水淀粉适量。

做法

1.将瘦猪肉剁成末；菠菜洗净切段；蒜切成小片。

2.锅内烧开适量水放入菠菜段，焯至八成熟，捞起沥干水分备用。

3.起锅烧油，将蒜片和瘦猪肉末用小火炒散再加入菠菜翻炒，加盐和糖调味，用水淀粉勾芡，淋入鸡油即可。

孕9月同步饮食方案

越是接近临产，准妈妈就越可能产生懈怠，以为多吃一口、少吃一口就是将来宝宝胖点、瘦点的问题，这种观念要不得。以前的良好饮食方式和饮食习惯，整个孕期都要自始至终地保持。

孕9月营养指导

进入孕9月，胎儿逐渐下降进入盆腔，准妈妈的胃部会感觉舒服一些，所以食量会有所增加，但每餐仍可能进食不多，不能充分摄取维生素和足够的铁、钙。这时，可以适当加餐，每天5～6餐，注意营养均衡，以保证营养的总量。不要一次性大量饮水，以免影响进食。

本月仍需注意保证优质蛋白质的供给，适当摄入糖类类食物，少食热量较高的食物。

孕9月胎儿的肝脏以每天5毫克的速度储存铁，直到储存量达到240毫克。如果此时铁的摄入量不足，会影响胎儿体内铁的存储，出生后易患缺铁性贫血。动物肝脏、绿叶蔬菜是最佳的铁质来源，准妈妈应适当补充。

妊娠全过程都需要补充钙，但胎儿体内的钙一半以上是在怀孕期最后2个月储存的。如果9个孕月里钙的摄入量不足，胎儿就要动用母体骨骼中的钙，致使孕妇发生软骨病。

继续补充水溶性维生素，以维生素B_1最为重要。本月如果维生素B_1不足，易引起呕吐、倦怠、体乏，还可影响分娩时子宫的收缩，使产程延长，分娩困难。富含维生素B_1的食物有豆类、酵母、坚果、动物肝、肾、心及瘦猪肉和蛋类等，食用标准米面也可以满足需要。

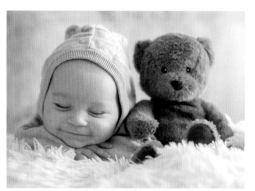

本月应继续保持良好饮食方式和习惯。尤其要注意饮食卫生，减少因吃太多或是饮食不洁造成的肠胃道感染等给分娩带来的不利影响。还可以吃一些淡水鱼，有促进乳汁分泌的作用，可以为胎儿准备好营养充足的初乳。

继续控制食盐的摄取量，以减轻水肿的不适。

孕9月饮食细节与禁忌

🍓 本月主打营养素——膳食纤维

作用： 防止便秘，促进肠道蠕动。

孕后期，逐渐增大的胎儿给准妈妈带来负担，准妈妈很容易发生便秘。便秘又可引发内外痔。为了缓解便秘带来的痛苦，准妈妈应该注意摄取足够量的膳食纤维，以促进肠道蠕动。全麦面包、芹菜、胡萝卜、白薯、土豆、豆芽、菜花等各种新鲜蔬菜、水果中都含有丰富的膳食纤维。

🍓 控制热量摄入，避免巨大儿

新生儿体重达到或超过4千克的胎儿都称为巨大儿。巨大儿首先会使准妈妈难产及增加产后出血的发生率，对于新生的宝宝而言，容易发生低血糖、红细胞增多等并发症，进入儿童期后容易发胖，到了成年期，糖尿病、高血压、高脂血症等疾病的患病率也会增加。

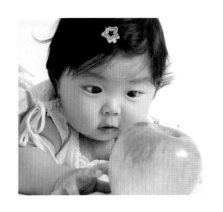

巨大儿的发生与遗传因素有一定的关系，同时与孕期营养过剩也密切相关。太胖的准妈妈更容易孕育巨大儿。准妈妈在怀孕期间确实需要多摄取营养，但应避免营养过剩，并保持营养的均衡。

避免生出巨大儿，就要从孕期合理控制饮食开始。很多人都认为，孕妇是"一个人吃，两个人补"，实际上这种观念是不对的。在孕期，孕妇所需要的热量只是比正常人增加了20%左右，孕妇需要补充的是大量的微量元素。由此可见，高质量的饮食不代表高能量饮食。准妈妈应适度参加活动，不要整天坐着或躺着，同时适当补充营养，减少高热量、高脂肪、高糖分食品的摄入，保持自身体重和胎儿体重的匀速增长。

孕晚期，胎儿处于骨骼发育、皮下脂肪积贮、体重增加的阶段，准妈妈除了摄取适当的糖类、蛋白质类食物外，还可适当增加脂肪性食物。准妈妈的膳食品种要多样化，尽可能食用天然的食品，少食高盐、高糖及刺激性食物，注意不要过多吃高糖的水果。此外，还需多食肝、骨头汤和海带、紫菜、虾皮及鱼等海产品，从中摄入一些钙、铁、磷等微量元素。每天最好喝600毫升的牛奶，补充优质蛋白质和钙，鸡蛋一天最好别超过两个。

🍓 饮食缓解孕晚期水肿

孕妇水肿除了通过睡姿、坐姿调整及适当运动、按摩等方式缓解之外，更要注意自己的饮食，多吃一些瓜果蔬菜，少吃含盐量高的食物，这样有助于消肿。无论什么原因引起的妊娠水肿，药物治疗都不能彻底解决问题，必须改善营养，增加饮食中蛋白质的摄入，以提高血浆中白蛋白含量，改变胶体渗透压，才能将组织里的水分带回到血液中。

保证高蛋白饮食

出现水肿的准妈妈，特别是由营养不良引起水肿的孕妇，每天一定要保证摄入优质蛋白质，多吃肉、鱼、虾、蛋、奶及奶制品等动物类食物和豆类食物，这类食物含有丰富的优质蛋白质。

保证足量的蔬菜水果

要每天进食蔬菜和水果。蔬菜和水果中含有人体必需的多种维生素和微量元素，它们可以提高机体的抵抗力，加强新陈代谢，还具有解毒利尿等作用。

控制盐分的摄入

发生水肿时要吃清淡的食物，不要吃高盐分的食物，烟熏、腌制食物最好都不要吃，尤其是咸菜，以防水肿加重。

少吃或不吃难消化和易胀气的食物

油炸的糯米糕、白薯、洋葱、土豆等食物容易引起准妈妈腹胀，使血液回流不畅，加重水肿，孕晚期要尽量避免食用。

控制水分的摄入

要根据不同季节、气候、地理位置以及准妈妈的饮食等情况酌情增减水分摄入，但不要超过2升。若准妈妈水分摄入过多，就无法及时排出，多余的水分就会潴留在体内，引起或加重水肿。特别是妊娠晚期，不要过量饮水，以每天不超过1 900毫升为宜，以免加重浮肿问题。

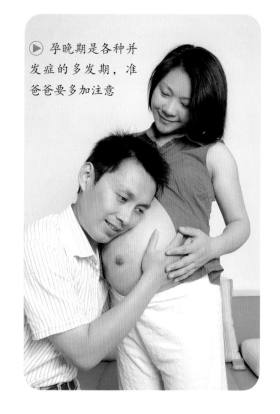

▶ 孕晚期是各种并发症的多发期，准爸爸要多加注意

🍓 孕晚期食物宜清淡

怀孕期间，母体下半身的血管由于受到子宫的压迫而影响了血液畅通循环，尤其是双手、脚踝、小腿等部位的液体停滞增加，血液回流受阻，导致出现水肿的症状。尤其到了孕晚期，许多准妈妈的下肢水肿情况会加剧。此时准妈妈饮食应以清淡营养为主，不要过多地摄入盐分和水分，以免加重四肢水肿，引发妊娠高血压。调味要做到清淡，注意植物油的摄入，因为植物油含有丰富的必需脂肪酸和维生素E，可多吃些芝麻、核桃、花生、芝麻油、豆油等。多吃些蔬菜、水果、乳制品。孕妇餐次每日可增至5餐以上，以少食多餐为原则。

🍓 含锌食物有助自然分娩

在自然分娩过程中，由于子宫阵阵收缩，会有腹痛而且相当剧烈，由此带来肉体上的痛苦和精神上的紧张，会让很多准妈妈望而却步。很多孕妇都知道补钙能治疗骨质疏松，但不知道补锌能减少自然分娩的痛苦。国外有研究表明，准妈妈自然分娩的速度与其妊娠后期饮食中的营养是否均衡，特别是锌含量是否充足有关。

孕妇分娩时，主要靠子宫平滑肌收缩，促进子宫收缩使胎儿顺利娩出。缺锌时，子宫收缩乏力，造成产妇无法自行娩出胎儿，只得借助产钳等助产术。严重收缩乏力时，则需剖宫产。因此，孕妇缺锌，会增加分娩的痛苦。此外，子宫肌收缩力弱，还有导致产后出血过多及其他妇科疾病的可能，影响产妇健康。

在正常情况下，孕妇对锌的需要量比一般人多，因为除孕妇自身需要锌外，还得供给发育中的胎儿。孕妇如不注意补锌，就极容易缺乏。所以孕妇要多进食一些含锌丰富的食物，如肉类中的猪肝、猪肾、瘦肉等；海产品中的鱼、紫菜、牡蛎、蛤蜊等；豆类食品中的黄豆、绿豆、蚕豆等；硬壳果类的花生、核桃、栗子等，均可选择入食。特别是牡蛎，含锌最高，居诸品之冠，堪称锌元素宝库。

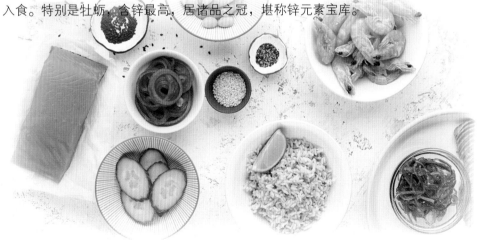

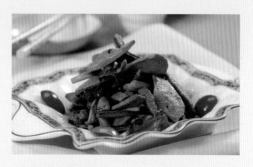

芹菜炒香菇

材料：芹菜400克，干香菇50克。

调料：淀粉、盐、酱油、醋各1小匙，鸡精少许，植物油适量。

做法

1. 芹菜切段，用少许盐拌匀，放置10分钟，用清水漂洗，沥干备用；香菇温水泡发，洗净切片。

2. 将醋、鸡精、淀粉放入一个小碗里，加50毫升左右的清水，兑成芡汁。

3. 锅内加入植物油烧热，放入芹菜煸炒2~3分钟，加入香菇，迅速翻炒几下。

4. 加入酱油，淋上芡汁，大火翻炒，待调料均匀地粘在香菇和芹菜上即可。

菠菜炒猪肝

材料：菠菜200克，猪肝200克，葱2根，姜1片。

调料：酱油2大匙，醪糟、淀粉各1大匙，盐、糖各1小匙，植物油适量。

做法

1. 姜去皮，葱洗净，均切末；猪肝泡水30分钟后捞出切片，再加酱油、醪糟、淀粉腌5分钟；菠菜洗净切段。

2. 锅内加入植物油烧热，放入猪肝以大火炒至变色，盛起备用。

3. 另起锅加入植物油烧热，放入菠菜略炒一下，然后加入猪肝同炒，放入盐、糖炒匀即可。

脆皮冬瓜

材料：冬瓜200克。

调料：面粉、淀粉各2大匙，番茄酱1大匙，盐2小匙，白糖1小匙，鸡精少许，植物油适量。

做法

1. 冬瓜切长条，入沸水中汆烫至熟，沥干备用。

2. 将面粉、淀粉、盐、鸡精、白糖一起放到碗里，加适量水调成浆，静置10分钟后下入冬瓜条，为冬瓜上浆。

3. 锅内加入植物油烧热，放入冬瓜，炸至金黄酥脆，装盘后淋上番茄酱即可。

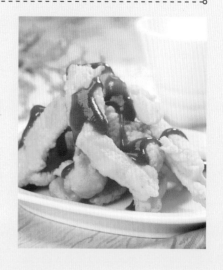

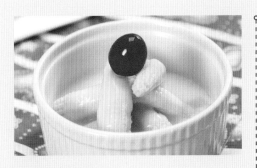

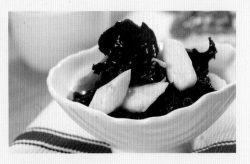

奶油玉米笋

材料：玉米笋400克，鲜牛奶80克。

调料：面粉、水淀粉各1大匙，白糖2小匙，植物油、盐、鸡精、奶油各适量。

做法

1. 玉米笋洗净，在每个玉米笋上横竖交叉划成花状，投入沸水中略微氽烫，捞出来沥干水分。

2. 锅内加入少量植物油烧热，放入面粉，用小火炒散（炒开即可，不能等到面粉变色）。

3. 加入鲜牛奶、白糖、盐、鸡精及玉米笋，用小火焖至入味。用水淀粉勾芡，淋入奶油即可。

木耳炒茭白

材料：茭白250克，水发木耳100克。

调料：高汤2大匙，淀粉2小匙，盐1小匙，鸡精、胡椒粉各少许，葱1根，蒜2瓣，姜2片，植物油适量。

做法

1. 茭白洗净，切成4厘米长的细丝；木耳洗净，撕成小朵备用；葱洗净切葱花，蒜切片，备用。

2. 将盐、胡椒粉、鸡精、高汤、淀粉放到一个碗里，兑成芡汁备用。

3. 锅内加入植物油烧热，放入姜片、蒜片爆香，再下入茭白、木耳炒至断生。

4. 加入葱花及芡汁，待汤汁浓稠后出锅即可。

芋头烧牛肉

材料：牛肉300克，芋头200克，葱3段，姜2片。

调料：盐2小匙，糖1小匙，料酒、鸡精各适量，八角、桂皮、花椒各少许。

做法

1. 牛肉切小方块；芋头去皮斜切块；葱段、姜片、八角、桂皮、花椒包入纱布袋中备用。

2. 牛肉放入沸水中氽烫捞出，用凉水洗净血沫。

3. 另起锅加入适量清水，下入牛肉块和纱布袋，大火烧开，加糖煮10分钟，改小火继续煮。

4. 至牛肉九成熟时，放入盐、料酒调味，再把芋头放入锅内，炖至牛肉块酥烂时，取出料包，加鸡精拌匀即可。

孕10月同步饮食方案

离预产期的日子开始倒计时了，但谁也说不准宝宝究竟在哪一天到来，这种忐忑加期待的心情往往会影响准妈妈的食欲。而营养不足导致的病症会直接影响临产时的正常子宫收缩，容易发生难产。

孕10月营养指导

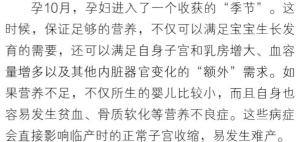

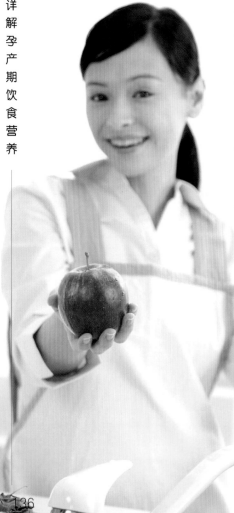

孕10月，孕妇进入了一个收获的"季节"。这时候，保证足够的营养，不仅可以满足宝宝生长发育的需要，还可以满足自身子宫和乳房增大、血容量增多以及其他内脏器官变化的"额外"需求。如果营养不足，不仅所生的婴儿比较小，而且自身也容易发生贫血、骨质软化等营养不良症。这些病症会直接影响临产时的正常子宫收缩，易发生难产。

此时，因为孕妇胃肠受到压迫，可能有便秘或腹泻。所以一定要增加进餐的次数，每次少吃一些，而且应吃一些容易消化的食物。进餐的次数每日可增至5餐以上，以少食多餐为原则，应选择单位体积内营养价值高的食物，如动物性食品等，减少单位体积内营养价值低的食物（如土豆、红薯等）的摄入。

在这个月应该限制脂肪和糖类等热量的摄入，以免胎儿过大影响顺利分娩。为了储备分娩时消耗的能量，准妈妈应该多吃富含蛋白质、能量较高的食品。

越是临产，就越应该多吃些富含铁质的蔬菜，如菠菜、紫菜、芹菜、海带、黑木耳等。

在这个月里，由于胎儿的生长发育已经基本成熟，如果准妈妈还在服用钙剂和鱼肝油的话，应该立即停止，以免加重代谢负担。

孕10月饮食细节与禁忌

🍓 本月主打营养素——维生素B₁

作用： 避免产程延长，分娩困难。

最后一个月里，必须补充各类维生素和足够的铁、钙、充足的水溶性维生素，尤其以维生素B_1最为重要。如果维生素B_1不足，易引起准妈妈呕吐、倦怠、体乏，还可影响分娩时子宫收缩，使产程延长，分娩困难。维生素B_1在海鱼中的含量比较高。

🍓 高蛋白食物为母乳喂养做准备

蛋白质是保证人体正常生命活动的最基本的元素。到了孕晚期，准妈妈对蛋白质的需要量增加。特别是最后几周，胎儿需要更多的蛋白质以保证组织合成和快速生长。

同时，分娩过程中带给身体的亏损及产后流血等，均需要补充蛋白质。因为蛋白质是生命的物质基础，含大量氨基酸，是修复组织器官的基本物质。

妊娠期膳食中蛋白质丰富，能使产后泌乳量旺盛，乳质良好。哺乳妈妈每日泌乳消耗的蛋白质的量很大，为普通成人女性消耗的8~12倍。

建议孕妇妊娠晚期每日蛋白质摄入量达到85克。大豆及大豆制品、瘦猪肉、牛肉、鸡肉、兔肉、鸡蛋、鱼类等食物富含蛋白质，产妇在每日膳食中必须搭配2~3种，方能满足需要。

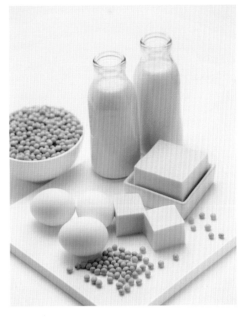

🍓 增加豆类蛋白质的摄入

孕晚期，除保证禽肉、鱼肉、蛋、奶等动物性食品的摄入外，可多增加一些豆类蛋白质，如豆腐和豆浆。它们包含了大豆的全部营养成分，蛋白质含量丰富，且除去了难以消化的纤维素和大豆中的抗营养因子，提高了蛋白质消化吸收率。

🍓 先兆早产的饮食

先兆早产指孕妇在孕28～37周之时出现临产征兆，如宫缩、阴道流血、胎膜早破等。

先兆早产除了以药物抑制子宫收缩以保胎治疗外，还可调整饮食，加强保胎效果。在饮食均衡全面的基础上，可多食用维生素A、维生素E含量高的食物。几乎所有的绿色植物都含有维生素E，以麦胚油、麻油、花生油为多，肉类、蛋、奶中也含有一定量的维生素E，孕妇可多加食用。

🍓 临产前的饮食原则

找准时机，在宫缩间歇期进食。

饮食应富含糖类、蛋白质、维生素，妈妈可根据自己的爱好，选择蛋糕、面汤、稀饭、肉粥、藕粉、点心、果汁、苹果、西瓜、橘子、香蕉、巧克力等多样饮食。

注意补充水分，可适量喝些水或含铁丰富的稀汤，如猪肝汤、菠菜汤、鱼汤等，为分娩时将失去过多的水分和血液做准备。

以少量多餐的形式增强营养的补充。避免暴饮暴食，以免加重胃肠道的负担，还可以避免在生产中引起消化不良、腹胀、呕吐等症状。

饮食要清淡易消化，忌油腻，最好不吃不容易消化的油炸或肥肉类等油性大的食物。

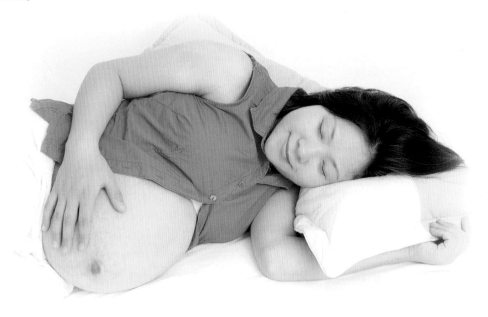

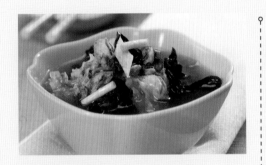

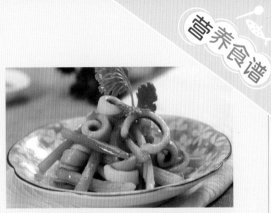

双耳牡蛎汤

材料： 水发木耳、牡蛎各100克，水发银耳50克，葱姜汁4小匙。

调料： 高汤2碗，料酒2小匙，盐1小匙，鸡精、醋、胡椒粉各少许。

做法

1. 将木耳、银耳洗净，撕成小朵；牡蛎放入沸水锅中氽焯一下捞出。

2. 将锅置于火上，加入高汤烧开，放入木耳、银耳、料酒、葱姜汁、鸡精煮15分钟。

3. 倒入牡蛎，加入盐、醋煮熟，加鸡精、胡椒粉调匀即可。

芹菜炒鱿鱼

材料： 鱿鱼1条，芹菜200克。

调料： 酱油、盐各1小匙，香油少许，植物油适量。

做法

1. 将鱿鱼剖开，切成粗条，投入沸水中氽烫一下捞出，沥干水备用；芹菜洗净切段。

2. 锅内加入植物油烧热，倒入芹菜段，加入盐，快速翻炒至芹菜香味散出。

3. 倒入鱿鱼，烹入酱油，翻炒均匀，淋入香油即可。

虾仁炒豆腐

材料： 豆腐150克，虾仁100克。

调料： 酱油2小匙，淀粉、盐各1小匙，料酒1/2匙，鸡精少许，葱花、姜末各1/2匙，植物油适量。

做法

1. 将虾仁洗净切段备用；豆腐洗净，切成小方丁备用。

2. 将酱油、淀粉、盐、料酒、葱花、姜末放入碗中，兑成芡汁。

3. 锅内加入植物油烧热，倒入虾仁，用大火快炒几下，再倒入豆腐，继续翻炒，倒入芡汁、鸡精炒匀即可。

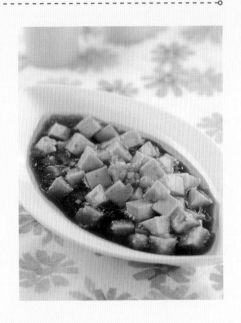

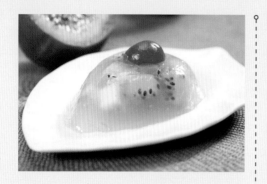
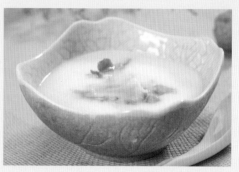

水晶猕猴桃冻

材料：猕猴桃 400克，琼脂 30克。

调料：白砂糖 50克。

做法

1. 取300克猕猴桃，去皮切块，放入榨汁机中榨汁；将剩余的猕猴桃去皮，切成小块。

2. 将锅置于火上，加入猕猴桃汁、琼脂、白砂糖，烧至琼脂溶化，撇去浮沫。

3. 取20只模具，在每个模具中放几块切好的猕猴桃块。

4. 将熬好的猕猴桃汁分别倒入模具，冷却后，倒入盘内即可。

牛奶花蛤汤

材料：花蛤300克，鲜奶100克，姜2片。

调料：鸡汤半碗，盐、糖各适量，胡椒粉少许，植物油适量。

做法

1. 将花蛤放入淡盐水中浸泡半个小时，使其吐清污物，然后放入沸水中煮至开口，捞起后去壳。

2. 红椒洗净切成细粒。

3. 锅内加入植物油烧热，放入姜片爆香，加入鲜奶、鸡汤煮滚后，放入花蛤用大火煮1分钟，加入盐、糖、胡椒粉调匀即可。

大枣黑豆炖鲤鱼

材料：鲤鱼1条，黑豆30克，大枣8颗，葱半根，姜2片。

调料：盐、料酒各2小匙 。

做法

1. 将鲤鱼洗净切段；大枣洗净去核；葱切段；黑豆淘洗干净，用清水浸泡1个小时。

2. 锅中放入适量清水和鲤鱼段，用大火煮沸。

3. 加入黑豆、大枣、葱段、姜片、盐和料酒，用小火煮至豆熟即可。

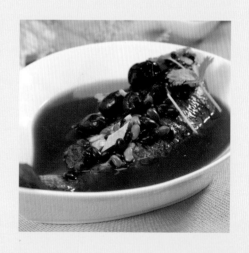

孕期营养素
补充方案

目前已证实人类必需的营养素多达40余种，这些营养素必须通过食物摄入来满足人体需要。其中蛋白质、脂类和糖类不仅是构成机体的成分，还可以提供能量。在人体必需的矿物质中，有钙、磷、钠、钾、镁、氯、硫等必需常量元素和铁、碘、锌、硒、铜、铬、钼、钴等微量元素。维生素可分为脂溶性维生素和水溶性维生素。

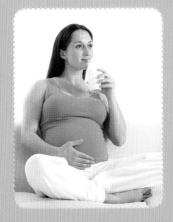
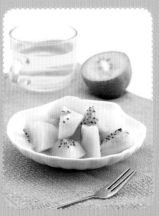
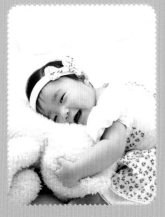

热量：
胎儿生长发育的能源

热能常称为能量，是胎儿生长发育的能源。人体所需要的能量主要来自于食物中的产能营养素，包括糖类(即碳水化合物)、脂类和蛋白质，它们是将吸收的太阳能转变成化学能量储存下来的物质，这三者统称为生热营养素。每1克蛋白质或1克糖类可以供给人体4千卡能量，每1克脂肪可供给人体9千卡的能量。人体需要的上述三种生热营养素，普遍存在于各种食物中。

热量需求及参考摄入量（天）

	轻体力活动	中体力活动	重体力活动	孕妇	哺乳女性
能量（千卡）	2100	2300	2700	+300	+450

热能补充不足的影响

孕妇热能摄取不足，可发生营养不良，引起胎儿各系统、器官发育迟缓，体重、身长增长慢，可导致低体重儿的产生。

热量过度摄入的影响

孕期热量的过度摄入会导致母亲体重过度增长，产生肥胖，易导致妊娠并发症，如妊娠高血压疾病、妊娠期糖尿病等。同时也可导致胎儿巨大而引发难产，使剖宫产率增加。也容易造成新生儿产伤，以及成年期肥胖、高血脂、高血糖、高血压等危险。

准妈妈能量自测

如何知道孕期的能量摄入是否适宜呢？一个简单的自检方法是观察中、晚期的体重变化。妊娠全程通常增加体重12.5~16千克，孕中、后期每周增重应不少于0.3千克，不大于0.5千克。能量摄入不足和过多都是无益的。

热能分配比例

糖类占总热能：50%～60%
脂肪占总热能：20%～25%
蛋白质占总热能：15%～20%

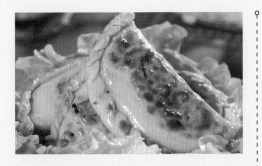

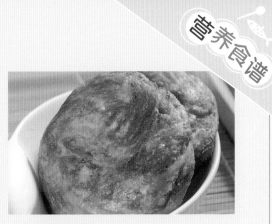

白菜猪肉烙合子

材料：白菜600克，面粉500克，猪肉末300克，葱、姜末各少许。

调料：料酒、酱油各1大匙，香油半大匙，植物油、盐、味精、花椒粉各适量。

做法

1.将白菜洗净剁碎，挤去水分，与猪肉末一起加入料酒、酱油、盐、味精、花椒粉和香油拌匀成馅。

2.在面粉中加水揉成面团，稍饧。

3.将饧发后的面团搓成长条状，按每25克下1个剂子，擀成圆片，包入馅料，捏出花边。

4.起平底锅热油，将合子下入锅中，用小火把两面烙成金黄色，熟透取出装盘即成。

家常油酥饼

材料：面粉500克。

调料：盐少许，清油油酥适量。

做法

1.在面粉中加入温水、盐调匀，揉成面团，用湿布盖严，饧20分钟，待松弛。

2.将面团搓成条，分成5个小剂子，稍饧待用。

3.把面剂子擀成长方形薄饼，将油酥均匀地抹在上面，叠成4层，捏住两端抻长，再从左至右盘成梯形，轻轻下按，翻过来向上，擀成薄饼。

4.起锅热油，放入薄饼，两面烙至金黄色，见鼓起并起层即成。

蒜香薯丸

材料：红薯1000克，生姜1块，蒜10瓣。

调料：植物油、醋、盐各适量。

做法

1.将红薯洗净去皮切成片，放入笼屉蒸熟取出。

2.把蒸熟的红薯捣碎，再加醋捣成泥。

3.蒜瓣、生姜切碎与盐一并放入薯泥中用力搅打均匀。

4.起锅热油，将薯泥捏成小圆粒逐个下锅炸至呈酱红色，倒入漏勺沥去油，装盘即成。

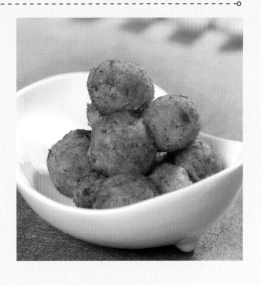

蛋白质：
构建生命的原材料

蛋白质是造就躯体的原材料之一，人体的每个组织，包括大脑、血液、肌肉、骨骼、毛发、皮肤、内脏、神经、内分泌系统等都有蛋白质的参与。所以，蛋白质对于准妈妈来说是必不可少的营养素。

蛋白质需求及参考摄入量（天）

	轻体力劳动	中体力劳动	孕早期	孕中期	孕晚期	哺乳女性
蛋白质（克）	65	70	+0	+15	+30	+25

缺乏蛋白质的危害

蛋白质不足是营养素缺乏性流产的主要原因。

准妈妈在孕期缺乏蛋白质会导致胎儿发育迟缓、体重过轻，甚至影响智力。有几种氨基酸对胎儿生长有特殊的作用，如色氨酸缺乏可引起先天性白内障。

准妈妈蛋白质自测

随着孕期的增长，孕妇体重等都应有所增加，如果增加缓慢，甚至表现为进行性消瘦、体重减轻或水肿，并出现其他营养不良的症状，就应当及时检查饮食习惯，警惕蛋白质摄入不足。同样，过多摄入蛋白质，人体内可产生大量的硫化氢、组织胺等有害物质，容易引起腹胀、食欲减退、头晕、疲倦等现象。

怎样补充蛋白质

蛋白质有品种质量差异。最好的来源不一定是那些蛋白质含量最高的食物。是否优质取决于组成食物的8种必需氨基酸的平衡状况，以及看它是否更易被人体吸收、利用。

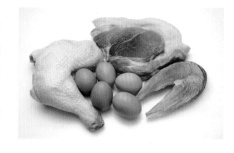

优质蛋白质来源包括所有的动物性食物和大豆及其制品。

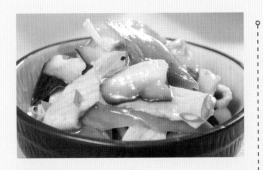

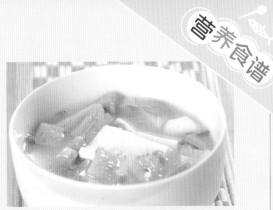

香菇炒里脊

材料：猪里脊肉300克，鲜香菇100克，鸡蛋清1个。

调料：料酒1小匙，香油少许，植物油、盐、水淀粉、胡萝卜片、葱段各适量。

做法

1.把香菇洗净，切成小块；猪里脊肉洗净切成薄片，用盐、鸡蛋清抓渍后再用淀粉上浆。

2.起锅热油，放入里脊肉片滑散后捞出沥油。

3.在锅底留油，爆香葱段。再放入香菇、胡萝卜片、盐和里脊片，加入料酒后再加水淀粉勾芡，淋香油翻炒出锅即成。

鲜蘑豆腐汤

材料：嫩豆腐150克，鲜蘑菇100克，葱花1大匙。

调料：植物油、香油、盐、味精、高汤各适量。

做法

1.将豆腐洗净，用沸水烫过后，切成小薄片；鲜蘑菇洗净，切成小丁。

2.起锅热油，烧至六成热，下一半葱花爆出香味后，下入蘑菇丁煸炒几下，然后倒入高汤。

3.待高汤烧开后，放入豆腐片和盐。

4.再烧开，放入味精，撒上另一半葱花，淋上香油即成。

肉末水蒸蛋

材料：瘦肉50克，鸡蛋3个，香葱2根。

调料：植物油、蚝油、盐、熟白芝麻各适量。

做法

1.将鸡蛋打入碗内，拌匀，加入适量温水、油、盐搅拌均匀；香葱洗净，切成碎末。

2.起锅热油，倒入肉末，加少许盐炒散炒熟，放入蚝油和葱末，炒出香味后盛出。蒸锅内加入适量水，烧沸后放入鸡蛋液，小火隔水蒸15分钟。

3.揭开蒸锅后，可用筷子插入蒸蛋，如果还太稀就继续蒸一会儿。待蒸好后取出，把肉末铺在蛋面上，再撒上白芝麻即成。

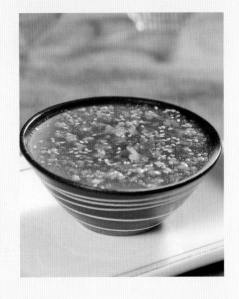

脂肪：
构建细胞的重要成员

脂肪是身体活动所需能量的重要来源，就像汽车的开动需要汽油，万物生长需要阳光一样，准妈妈想要有力气就必须摄取适量的脂肪。准妈妈身体内部的消化、新陈代谢也都要有能量的支持才能得以完成。脂肪还是构建细胞的重要成员。宝宝大脑的60%由各种必需的脂肪酸组成，在妊娠的最后3个月，宝宝的大脑增重迅速，因此，补充足量的脂肪酸就显得尤为重要。

缺乏脂肪的危害

妊娠过程中平均增加2～4千克脂肪，孕后期还要供给胎儿储备脂肪，并促进脂溶性维生素的吸收。如果缺乏，妈妈可能发生脂溶性维生素缺乏症。

宝宝储备的脂肪占其体重的5%～15%。适量脂肪可提供饱和与不饱和脂肪酸，保证胎儿神经系统的发育和成熟。同时，大脑的建设来源于脂肪，缺少脂肪，宝宝的心血管系统和神经系统的建设就会出问题。

摄入脂肪过多的危害

当孕妇脂肪摄入过多时，由于孕妇妊娠能量消耗多，而糖的储备减少，过多的脂肪分解容易引发酮血症，孕妇可表现为唇红、头晕、恶心、呕吐，还可出现严重脱水、尿中酮体阳性等症状。

准妈妈对脂肪的需求量

脂肪可以被人体储存。所以，在整个孕期中，妈妈只需要按平常的摄取量（60克左右包括食用油和其他食品中含的脂肪）摄入脂肪即可，无须增加。

怎样补充脂肪

孕中期、孕后期由脂肪提供的能量占总膳食供给能量的20%～25%。孕期要吃适量的动物、植物性脂肪。含动物脂肪较多的食物有各种动物内脏、肉类、蛋黄及动物油，含植物脂肪较多的有花生油、豆油、菜籽油等。但是，食入过多的脂肪容易导致肥胖，也会导致胎儿发育过大，容易发生妊娠期并发症以及难产等。

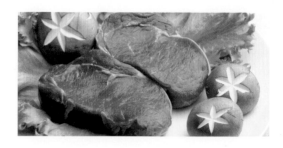

蒜薹炒肉

材料： 五花肉300克，蒜薹200克，红椒2个。

调料： 料酒、酱油各1大匙，植物油、盐、糖各适量。

做法

1.将五花肉洗净切薄片，加酱油、料酒腌拌；蒜薹去老梗，洗净切小段；红椒去籽切丝。

2.起锅热油，爆炒肉片，待肉色变白时盛出。

3.另起炒锅热油，炒蒜薹，并加入盐、糖和红辣椒丝。

4.倒入肉片炒至汤汁收干即成。

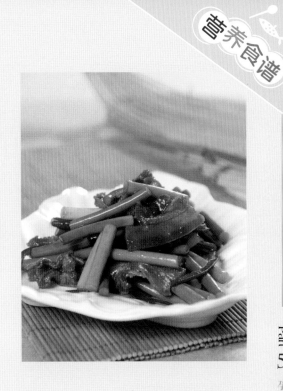

木须肉

材料： 猪肉150克，菠菜100克，黑木耳3朵，水发黄花菜50克，鸡蛋2个，葱末、姜末各1大匙。

调料： 酱油1大匙，甜面酱1大匙，植物油、盐各适量。

做法

1.将猪肉洗净切丝；木耳浸发后洗净，撕成小朵；黄花菜洗净；鸡蛋打入碗中搅散。

2.起锅热油，放入葱末、姜末炒香，再把鸡蛋倒入锅内炒熟盛出。

3.另起油锅，倒入肉丝，炒至发白时拨至锅边。

4.再加入甜面酱、盐炒匀后与肉丝一起翻炒。

5.最后加酱油、鸡蛋皮、黄花菜、菠菜和木耳炒片刻即成。

家常回锅肉

材料： 五花肉250克，卷心菜200克，青椒、干红椒各3个，蒜4瓣。

调料： 高汤1大匙，酱油、料酒、白糖各1大匙，植物油、盐、香油各适量。

做法

1.将五花肉洗净，放入沸水中旺火汆烫3分钟，取出晾凉后切成长片；卷心菜洗净，切成片；青椒去蒂、去子，洗净切成块；干红椒切段；蒜切成片。

2.将高汤、白糖、料酒、酱油、少量水放入碗中，搅拌成酱汁。

3.起锅热油，爆香蒜片，放入五花肉和干红椒段，用中火翻炒，然后放入卷心菜快炒，最后再放入青椒翻炒。待翻炒均匀，放入调好的酱汁，约2分钟后放入香油即成。

糖类：
提供能量的主力军

人体能量的主要来源是糖类。它提供热能，维持心脏和神经系统的正常活动，节约蛋白质，具有保肝解毒的功能。怀孕会消耗更多的能量，所以适量摄入优质的糖类对准妈妈和胎儿更加重要。糖类也是构成人体细胞的重要物质，参与细胞的多种活动，参与某些营养素的正常代谢过程；糖类还具有解毒、增加胃充盈感和改善胃肠道功能的有益作用。

缺乏糖类的危害

妈妈需要的能量比较多，如果在孕期缺乏糖类，就缺少能量，妈妈会出现消瘦、低血糖、头晕、无力甚至休克症状。

葡萄糖是胎儿代谢必需的养分，所以应保持准妈妈血糖的正常水平，以免胎儿血糖过低，影响生长发育。

准妈妈对糖类的需求量

一般情况下，糖类不容易缺乏，但在孕早期由于早孕反应，就比较容易缺乏，孕中期消耗能量较多，注意摄入即可。每天大约要摄入主食250～350克。

怎样补充糖类

糖类的质量由其释放葡萄糖的速度决定。快速释放的糖类在释放出能量以后，往往会出现剧烈的能量下降，不能为人体提供稳定的能量供应，反而打破能量平衡。所以，吃种类正确的糖类，才能获得更好的血糖平衡。

快速释放型：糖、蜂蜜、甜食以及大多数精加工食物。

缓慢释放型：全谷类、蔬菜、新鲜水果。

什锦四季豆

材料： 四季豆200克，瘦肉200克，红萝卜150克，竹笋180克，榨菜粒少许，蒜蓉少许。

调料： 植物油、生抽、生粉、麻油、盐、味精各适量。

做法

1.四季豆洗净，摘头、尾起筋，用热水煮开，捞起切成粗粒。

2.竹笋、红萝卜切成丁。

3.瘦肉切成粗粒，加入生抽、生粉、麻油各少许拌匀。

4.热锅下油，爆香蒜蓉、猪肉丁。

5.再投入四季豆、红萝卜丁、笋丁、榨菜粒炒匀，待四季豆熟透后，下盐、味精、生抽、生粉调味勾芡上碟即成。

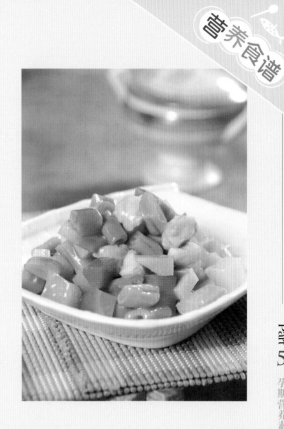

酱爆土豆

材料： 猪肉末100克，土豆2个，大葱半根，姜1小块，蒜2瓣，香菜叶适量。

调料： 黄酱、料酒各1大匙，植物油、花椒粉、水淀粉各适量。

做法

1.土豆去皮，洗净切丁；葱切斜片；姜切末；蒜切片。

2.起锅热油，放入土豆丁，炸至金黄色捞出，沥干油备用。

3.锅底留适量油，爆香葱、姜、蒜、花椒粉，再放入猪肉末煸炒至变色，烹料酒，加入黄酱。

4.待炒出香味时，放入炸好的土豆丁，翻拌均匀，用水淀粉勾芡，撒上香菜叶即成。

醋熘土豆丝

材料： 土豆400克，姜末、葱末各适量。

调料： 花椒10粒，醋1大匙，酱油、料酒各1小匙，植物油、盐、香油、味精各适量。

做法

1.土豆洗净后去皮，切成细丝，放入清水中浸泡。

2.起锅热油，烧至四成热时放入花椒粒炸出香味，捞出花椒粒，爆香葱末、姜末，随即放醋、料酒和土豆丝翻炒几下。

3.加盐、酱油和少量水，翻炒至土豆丝熟。

4.加入味精，淋入香油炒匀即成。

膳食纤维：
孕期便秘的克星

怀孕期间，由于胃液分泌减少，体力活动减少，胃肠蠕动缓慢，加之胎儿挤压肠部，使胃肠道蠕动变缓，加之由于食物过于精细或偏食、食入粗纤维过少等原因，准妈妈常常出现胀气和便秘，严重时可发生痔疮。而膳食纤维有刺激消化液分泌，加速肠蠕动，促进肠道内代谢废物的排出，缩短食物在消化道通过的时间等作用。粗纤维在肠道内吸收水分，使粪便松软，容易排出，可减轻孕期的便秘。

缺乏膳食纤维的危害

易发生便秘和痔疮。

准妈妈对膳食纤维的需求量

每天需要20～30克。

怎样补充膳食纤维

膳食纤维分可溶性和不溶性两类。可溶性膳食纤维主要在豆类、水果、紫菜、海带中含量较高；不溶性膳食纤维存在于谷类、豆类的外皮及植物的茎叶、虾壳、蟹壳等。麸皮中也含有丰富的膳食纤维。不同的纤维种类，在体内执行不同的功能。所以，最好是多种混合摄取才合理。

过多地摄取膳食纤维会导致腹部不适，如增加肠蠕动和增加产气量，影响其他营养素，如蛋白质的消化和钙、铁的吸收。

精制的食物，以及肉类、蛋类、鱼类、乳制品，毫无疑问是缺乏膳食纤维的。所以，孕期在注意高营养的同时，也要注意适当搭配粗粮以及富含纤维的蔬菜，这样才是真正健康的饮食。

常见食物膳食纤维含量（毫克/100克）

名称	含量	名称	含量
口蘑	17.2	燕麦片	13.2
松蘑（干）	35.1	海带（鲜）	11.3
香菇（干）	31.6	小麦	10.8
银耳（干）	30.4	黑豆	10.2
木耳（干）	29.9	松子仁	10
紫菜（干）	21.6	大麦	9.9
黑芝麻	14	白芝麻	9.8
花生仁（炸）	17.2	榛子（干）	9.6
枸杞子	16.9	核桃	9.5
绿茶	15.6	黑枣（有核）	9.2
大豆	15.5	花生	7.7
玉米（黄，干）	14.4	黄花菜（干）	7.7
白扁豆	13.4	赤小豆	7.7

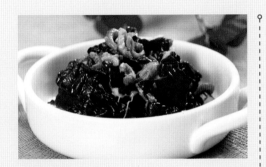
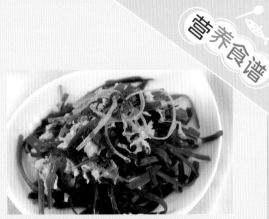

炝炒紫甘蓝

材料：紫甘蓝300克，海米30克，葱、姜各少许。

调料：植物油、盐、鸡精各适量。

做法

1. 将紫甘蓝择洗干净，撕成小片，投入沸水中汆烫2分钟，捞出来沥干水。

2. 将海米用温水泡发，洗净备用；葱、姜洗净，切成末备用。

3. 锅内加入植物油烧热，放入葱末、姜末，炒出香味，再依次加入甘蓝、海米，大火快炒几下后加入盐、鸡精炒匀即可。

椒香醋熘莲藕

材料：莲藕500克，花椒15粒。

调料：醋2大匙，植物油、高汤、盐、白糖、香油各少许。

做法

1. 将莲藕洗净，去皮切成片，入沸水汆烫一下。

2. 起锅热油，放入花椒粒，炸出香味。

3. 加入莲藕片稍炒。

4. 烹入醋，加入少许高汤、盐、白糖翻炒均匀，淋上香油即成。

海带丝拌白菜

材料：海带(干)10克，白菜200克，蒜2瓣。

调料：酱油1小匙，鸡精少许，植物油、白糖、醋、辣椒油、盐各适量。

做法

1. 海带洗净，放在清水里泡开，切成丝；白菜择洗干净，去帮，切成丝；蒜去皮，洗净，切成末。

2. 将白菜丝放入沸水锅里焯一下，捞出控净水；将海带丝放在沸水锅里焯一下，捞出控净水。

3. 将酱油、白糖、醋、盐、鸡精和辣椒油一起调入白菜丝和海带丝中，拌匀即可。

烧蘑菇

材料：蘑菇300克。

调料：植物油、白糖、清汤、葱末、姜末、酱油、盐、味精、水淀粉和香油各适量。

做法

1. 将蘑菇去杂，洗净，切成条。

2. 锅置火上，放油烧热，下葱末、姜末煸香，放入蘑菇条煸炒，加盐、酱油、白糖炒至入味后，放清汤，加味精烧开，小火稍焖一会，用水淀粉勾芡，淋入香油，翻炒均匀，出锅装盘即可。

叶酸：
孕期最应该补充的营养素

叶酸是一种重要的B族维生素，因最早从菠菜中分离出而得名。由于叶酸在膳食中的重要性逐渐被认识，特别是叶酸与出生缺陷、心血管疾病及肿瘤关系研究的逐步深入，叶酸已成为极其重要的微量营养素。对准妈妈而言，在绿色蔬果中含量较多的叶酸对胎儿的生长非常关键，它能保护胎儿免患神经系统发育不良的疾病。因此，孕期补充适量叶酸是非常必要的。

李宁详解孕产期饮食营养

缺乏叶酸的危害

叶酸缺乏不仅可使妊娠高血压综合征、胎盘早剥的发生率增高，还可引起准妈妈大细胞性贫血、胎盘发育不良、自发性流产。

叶酸缺乏可导致胎儿神经系统发育不良，还可导致胎儿宫内发育迟缓、早产、低出生体重。这样的宝宝出生后的生长发育，包括智力发育，也将受到影响，并且比一般宝宝更易患大细胞性贫血。

准妈妈的叶酸自测

孕妇如果缺乏叶酸，就会出现巨幼细胞性贫血的表现，如头晕、乏力、面色苍白，并可出现腹泻、食欲下降等消化系统症状。

怎样补充叶酸

叶酸广泛存在于各种动植物食品中。富含叶酸的食物有动物肝肾、鸡蛋、豆类、酵母、绿叶蔬菜、水果及坚果类。

由于叶酸是水溶性维生素，对热、光线均不稳定，食物中的叶酸烹调加工后损失率可达50%～90%。所以，一般从饮食中获得足够的叶酸相对不易。

因此，准妈妈还应额外摄入添加了丰富叶酸的食品，如孕妇奶粉，也可以服用专用于孕妇的叶酸制剂。

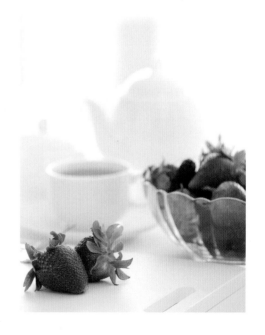

核桃花生粥

材料： 核桃仁8克，花生仁30克，粳米50克，白糖20克。

做法

1.将核桃仁、花生仁洗净后，浸泡2小时，核桃仁剥去外皮；将粳米淘洗干净。

2.将核桃仁、花生仁、粳米放入锅内，加入清水适量，武火煮沸，转用文火煮至米熟粥稠，加入白糖搅匀，略煮即可食用。

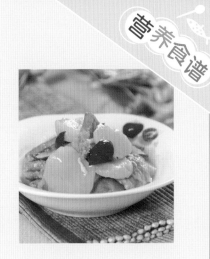

绿豆芽拌蛋皮丝

材料： 鸡蛋3个，绿豆芽200克。

调料： 酱油、植物油适量，盐、味精、香油各少许。

做法

1.绿豆芽在沸水中汆烫后，沥干水，放入盘中。

2.将鸡蛋磕入碗内，打散，倒入热油锅中摊成蛋皮。

3.再将蛋皮晾凉，切成细丝，放入盛绿豆芽的盘中。在盘中加入酱油、盐、味精、香油调味，拌匀即成。

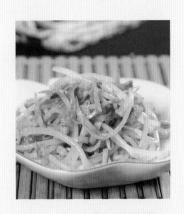

什锦豆腐汤

材料： 嫩豆腐1块，猪肉、冬笋各50克，鲜香菇25克，油菜100克。

调料： 淀粉1大匙，料酒、盐各适量，胡椒粉少许。

做法

1.将豆腐洗净切小丁；猪肉洗净切小丁；油菜、冬笋、香菇分别洗净，切丝。

2.起锅烧水，待水滚沸，分别放入豆腐、猪肉、冬笋、香菇汆烫至熟，捞出沥干。

3.另起锅，加适量水，放入油菜和所有材料，再加入料酒、盐烹煮。待沸腾后撇去浮沫，用淀粉加水勾芡，再撒上胡椒粉即成。

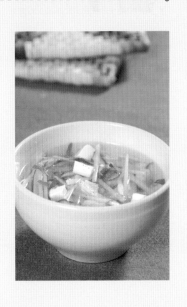

维生素A：
胎儿发育离不开的营养素

在妊娠期内，母体各组织的营养需求和物质储备以及胎儿机体生长和发育均需大量的维生素A。对于准妈妈来说，对维生素A的需求量较怀孕前增加了10%～20%%，妊娠早期母血中维生素A的浓度下降，晚期上升，临产时降低，产后又重新上升。所以，适当补充维生素A对于准妈妈来说是很必要的。

维生素A需求及参考摄入量（天）

	成年女性	孕早期	孕中期	孕晚期	哺乳女性
维生素A（微克）	800	800	900	900	1200

缺乏维生素A的危害

孕期如缺乏维生素A，可引起流产、胚胎发育不全或胎儿生长迟缓；维生素A缺乏严重时，还可引起多器官畸形。但是，不可大剂量摄取维生素A。长期摄入过量的维生素A可引起维生素A过多症或中毒，并且对胎儿也有致畸的作用。

准妈妈维生素A自测

孕妇如果缺乏维生素A，轻度缺乏者易患各种感染性疾病、皮肤毛囊角化及鳞状皮肤增多、头发变脆无光泽、弱视和夜盲、食欲减退等；重度缺乏者可患干眼病、角膜溃疡、肾结石、牙龈及黏膜红肿等。

怎样补充维生素A

维生素A最好的食物来源是各种动物肝脏、鱼肝油、鱼卵、全奶、禽蛋等。植物性食物中存在的胡萝卜素在体内也能转化成为维生素A。胡萝卜素的良好来源是黄绿色蔬菜，如胡萝卜、菠菜、苜蓿、豌豆苗、红心甜薯、辣椒、冬苋菜，以及水果中的芒果和柿子等。

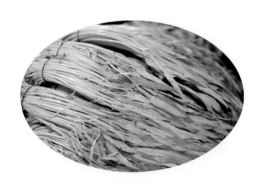

李宁详解孕产期饮食营养

154

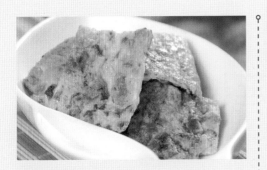

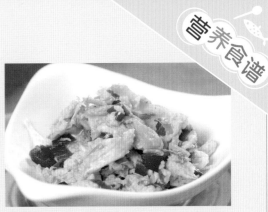

香椿煎蛋饼

材料：香椿200克，鸡蛋2个。

调料：盐1小匙，葱末1大匙，姜末1小匙，植物油适量。

做法

1.将香椿择洗干净，放入沸水内汆烫片刻后捞出，放凉后挤干水分，切成末。

2.鸡蛋打入碗中，加葱末、姜末、盐、鸡精搅匀。

3.将香椿末放入鸡蛋液中拌匀。起平锅热油，倒入蛋液，小火煎至两面金黄即成。

银鱼炒韭菜

材料：小银鱼100克，鸡蛋4个。

调料：植物油、盐、酱油、韭菜、红椒末、姜片各适量。

做法

1.起锅放水烧开，银鱼入沸水汆烫，捞出沥干。

2.将韭菜切末；姜切片；蛋打散搅匀。

3.将小银鱼、韭菜、红椒末放碗中，加盐、姜片、酱油搅拌均匀，腌渍片刻。

4.另起锅热油，倒入蛋液，加已腌拌的小银鱼和配料炒熟即成。

羊肝胡萝卜粥

材料：蒸米饭100克，羊肝、胡萝卜各200克。

调料：花生油15毫升，姜汁1克，盐3克，料酒、味精各2克，葱、大蒜、姜各3克。

做法

1.将羊肝用清水洗净，沥净水，切成小丁，放入碗中，加入料酒、姜汁腌渍10分钟。

2.将胡萝卜用清水刷洗干净，切去根、顶，刮去外皮，切成小丁；葱、姜、蒜均切成末，备用。

3.将锅置旺火上，加入米饭、适量清水，烧沸后改用小火煮；成粥时加入胡萝卜丁继续烧煮。

4.锅置旺火上，倒入花生油烧热，下入葱末、姜末、蒜末炝锅，至出香味后，加入羊肝丁、盐、味精略炒片刻，盛入粥锅里，煮15分钟即成。

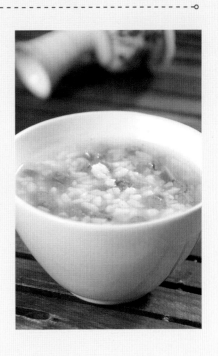

维生素B₁：
避免产程延长

维生素B₁对神经系统的生理活动有调节作用，特别与食欲维持、胃肠道的正常蠕动及消化液的分泌有关，还可影响分娩时子宫收缩，影响产程。怀孕期间的准妈妈，由于胎盘激素的作用使得消化道的张力减弱，容易发生恶心、呕吐、食欲不振等妊娠期反应，此时适当补充一些维生素B₁对于减轻这些不适是很有帮助的。

维生素B₁需求及参考摄入量（天）

	成年女性	孕早期	孕中期	孕晚期	哺乳女性
维生素B₁(毫克)	1.2	1.2	1.4	1.5	1.5

缺乏维生素B₁的危害

准妈妈缺乏维生素B₁，可影响胎儿的能量代谢，严重的可使宝宝发生先天性脚气病。由患脚气病的妈妈母乳喂养宝宝，也可使宝宝患脑型脚气病。

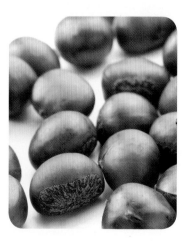

准妈妈维生素B₁自测

准妈妈维生素B₁轻度缺乏可引起疲乏、头痛、食欲下降、恶心、便秘、烦躁易怒及注意力下降等症状；重度缺乏则导致抑郁、记忆力差、肌肉软弱无力、神经麻木及烧灼感、进行性麻痹等不适。另外，还可引起多种神经炎症，如脚气病。

怎样补充维生素B₁

维生素B₁的食物来源主要是未精制加工的谷类食物。豆类、种子、干果及坚果类、蛋类也是维生素B₁的良好来源；发酵生产的酵母制品中含有丰富的B族维生素；蔬菜水果中含量较少，但芹菜和莴苣叶中含量丰富。

虽然维生素B₁广泛地存在于天然食物中，但由于我们日常的食物越来越精细，使得日常饮食中的维生素B₁损失很多。因而，对于怀孕中的准妈妈来说，适量地补充一些维生素B₁是有益的。

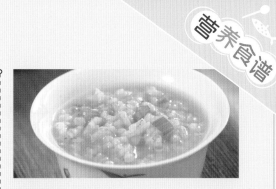

鸡蛋三丁

材料：鸡蛋4个，豌豆50克，胡萝卜1根。

调料：盐1小匙，香油、味精各少许。

做法

1.将鸡蛋煮熟；豌豆洗干净；胡萝卜洗干净切丁。

2.把鸡蛋捞出去皮，留蛋白并切丁；豌豆放沸水中煮熟。

3.把豌豆稍晾凉一下，和胡萝卜丁一起撒盐，腌片刻。

4.将蛋白丁、胡萝卜丁、豌豆盛入盘中，加入剩余的盐、香油、味精拌匀即成。

芹菜粳米粥

材料：芹菜100克，粳米100克。

调料：盐3克，味精2克。

做法

1.芹菜去黄叶后，洗净切碎；粳米淘洗干净。

2.锅内加入适量清水和粳米，文火煨成粥，放入芹菜煮至熟，加盐、味精调味即可。

干贝炒蛋

材料：鸡蛋2个，干贝150克。

调料：料酒2小匙，盐1小匙，植物油适量。

做法

1. 将鸡蛋磕入碗内，加少许盐搅匀。

2. 将锅置于火上，加入干贝、料酒、水，干贝煮熟晾凉，撕成丝，同汤一起放入蛋液内搅匀。

3. 锅内加入植物油烧至七成热，倒入蛋液翻炒至熟即可。

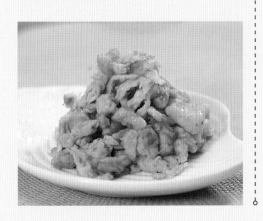

酱肉四季豆

材料：四季豆200克，牛肉100克，胡萝卜100克，姜2片。

调料：黑胡椒牛排酱1包，植物油、醪糟、盐各适量，淀粉、香油各少许。

做法

1. 牛肉洗净，切成0.5厘米左右粗细的丝，放入碗中，加入黑胡椒牛排酱、醪糟、淀粉，搅拌均匀，腌10分钟左右；将四季豆洗净，斜切成丝备用；将胡萝卜和姜洗净去皮，切丝备用。

2. 锅内加入植物油烧热，加入姜丝爆香，再加入腌好的牛肉丝，大火翻炒几下，盛出备用。

3. 锅中留少许底油烧热，依次加入四季豆、胡萝卜丝，用中火炒匀。

4. 加入适量清水，小火焖煮至豆熟后将牛肉丝倒入拌匀，加入盐，淋上香油即可。

维生素B₂：
三大营养素代谢的功臣

维生素B₂是机体中许多酶系统的重要辅基的组成成分，因此，它在氨基酸、脂肪和糖类的代谢中起重要作用；维生素B₂还参与维生素B₆与烟酸的代谢；皮肤黏膜，特别是经常处于弯曲活动的部分如嘴角、舌的细胞损伤后的再生，都需要维生素B₂的存在。

维生素B₂需求及参考摄入量（天）

	成年女性	孕早期	孕中期	孕晚期	哺乳女性
维生素B₂(毫克)	1.2	1.2	1.4	1.5	1.5

缺乏维生素B₂的危害

准妈妈缺乏维生素B₂可以引起孕早期妊娠呕吐，孕中期口角炎、舌炎、唇炎以及早产儿发生率增加。

维生素B₂缺乏对胎儿的影响主要发生于器官形成期，中晚期危害比孕早期小。因此，准妈妈必须特别重视孕早期维生素B₂的补充。

准妈妈的维生素B₂自测

准妈妈如果妊娠期缺乏维生素B₂，可引起或促发妊娠呕吐，还会于孕中期发生口角炎、舌炎、唇炎、眼部炎症、皮肤炎症。

怎样补充维生素B₂

维生素B₂广泛存在于动物性与植物性食物中，包括奶类、蛋类、各种肉类、内脏、谷类、新鲜蔬菜与水果等。奶类和肉类能提供相当数量的维生素B₂，而谷类和蔬菜也是维生素B₂的主要来源。由于谷类的加工对维生素B₂存留有显著影响，如精白米中维生素B₂的存留率只有11%，小麦标准粉中维生素B₂的存留率也只有35%，并且烹调过程也会使谷类损失一部分维生素B₂。因此，谷类的加工不宜过精。

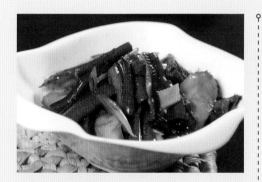

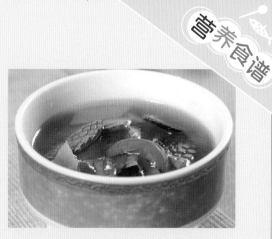

黄瓜炒鳝段

材料： 鳝鱼300克，黄瓜1根，红尖椒5个，黑木耳2朵，姜片、葱花、蒜末各1小匙。

调料： 料酒、酱油各1大匙，植物油、盐、味精、香油各适量。

做法

1.将黄瓜洗净切片；红尖椒去蒂、子，洗净切块；木耳泡发，去蒂洗净，撕成片；将鳝鱼去头、内脏洗净，顺中间的椎骨切成两片，再切成段，加料酒和酱油腌拌。

2.起锅热油，放入葱花、姜片、蒜末煸香，再放入鳝段翻炒，加入酱油、料酒、味精、盐炒匀。

3.炒至鳝段八成熟时，放入黄瓜、红尖椒、木耳，炒至黄瓜断生，淋入香油即成。

杜仲枸杞炖双腰

材料： 猪腰、羊腰各300克，杜仲20克，枸杞子20克。

调料： 姜片、鸡汤、盐、味精、胡椒粉各适量。

做法

1.猪腰、羊腰从中间片开，去除腰臊，切成块后，用水浸泡，除去血污；杜仲、枸杞子分别用水清洗干净。

2.锅内放入清水，烧开，把泡好的双腰飞水。

3.把飞好水的双腰及杜仲、姜片放入炖盅内，加入鸡汤，放在火上烧开，撇去表面浮沫后，放进洗好的枸杞子，盖好盖，用小火炖40分钟左右，放盐、味精、胡椒粉调好口味即可。

虾皮烧菜心

材料： 青菜心200克，笋50克，虾皮10克。

调料： 黄酒5毫升，盐3克，高汤25毫升，植物油适量。

做法

1.将择好的菜心切成长段；笋洗净后切成片；虾皮用水浸洗干净。

2.锅中油烧至六成热，把菜心倒入锅中翻炒。

3.菜心翻炒10分钟后加入笋片、虾皮和盐，稍炒片刻后加入黄酒和高汤。

4.用中火烧约5分钟，至菜肴熟烂，翻炒均匀即可。

维生素B$_6$：
缓解妊娠期呕吐

维生素B$_6$对准妈妈特别有用，能缓解妊娠呕吐，控制浮肿，辅助治疗低血色素的小细胞贫血；对神经衰弱、眩晕或某些皮炎有治疗作用；对降低血脂，防止动脉粥样硬化和抗脂肪肝也都很有效；能增强机体免疫系统的作用，也能减少体内某些致癌物质的合成。

维生素B$_6$需求及参考摄入量（天）

	成年女性	孕早期	孕中期	孕晚期	哺乳女性
维生素B$_6$(毫克)	1.4	2.2	2.2	2.2	1.7

缺乏维生素B$_6$的危害

胎儿缺乏维生素B$_6$会导致中枢神经系统发育延迟，容易惊厥。妈妈缺乏维生素B$_6$会导致宝宝脑结构的改变，影响神经冲动的传导。

但是，妈妈若过多地服用维生素B$_6$，宝宝就容易产生维生素B$_6$依赖性。宝宝出生后，维生素B$_6$的来源不如母体里充分，就容易出现兴奋、哭闹不安、易受惊、眼珠震颤，甚至惊厥。

准妈妈维生素B$_6$自测

孕妇如果缺乏维生素B$_6$，就容易发生过敏反应，如荨麻疹等。妊娠呕吐发生得特别频繁或症状严重，持续时间长时，也要考虑是否是维生素B$_6$摄入不足。长期大量摄入维生素B$_6$可导致严重的周围神经炎，出现神经感觉异常，进行性步态不稳，手足麻木等。

怎样补充维生素B$_6$

维生素B$_6$的食物来源很广泛，动植物性食物中均含有，但是一般含量不高。按质量计算，动物性食物含量相对高些，含量最高的食物是白色肉类(例如鸡肉和鱼肉)，其次为肝脏、豆类和蛋黄、奶类等。

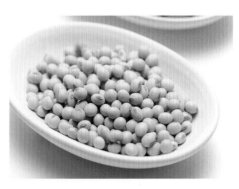

西湖醋鱼

材料：草鱼1条（重约700克），葱10克，姜5克。

调料：麻油10克，生抽、醋、白砂糖各50克，黄酒20克，生粉30克，胡椒粉2克，盐5克。

做法

1.葱、姜洗净，分别切成末；生粉放入小碗中，加糖和少许清水拌匀，制成勾芡料。

2.草鱼除去鳃、鳞、内脏，在背上纵向剖开，鱼头纵向斩开，使之只有腹部相连接，清洗干净。

3.锅内放清水1000克，用旺火烧沸后，放入盐和黄酒10克，将鱼摊开，鱼皮朝上放进沸水锅，上盖。待锅中水又滚后，开盖撇去浮沫，上盖用小火焖5分钟，见鱼眼突出即捞出，沥干水分，放入大长盘中（鱼皮朝上）。

4.原锅留原汤250克，加入葱末、姜末、生抽、黄酒、米醋、勾芡料，待烧沸后，浇在鱼身上，再均匀地淋上麻油、撒上胡椒粉即成。

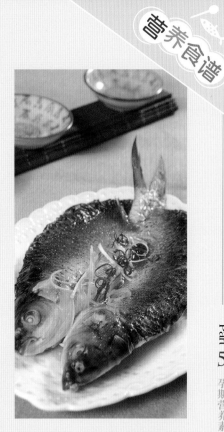

香菇荷兰豆炒玉米

材料：荷兰豆、玉米粒各100克，胡萝卜丁100克，鲜香菇6朵。

调料：素高汤2大匙，盐、香油各1小匙，水淀粉1小匙，糖少许，植物油适量。

做法

1.将香菇洗净切小块；玉米粒、胡萝卜丁、荷兰豆放入沸水锅中汆烫，捞出沥干。

2.起锅热油，将玉米粒、胡萝卜丁、荷兰豆入锅过油，捞出沥干。

3.在锅底留适量油，倒入玉米粒、胡萝卜丁、荷兰豆、香菇、盐、糖、素高汤翻炒均匀。

4.加入水淀粉勾芡，淋上香油即成。

椰香青豆泥

材料：青豆（豌豆）500克。

调料：淀粉、白糖、色拉油各适量，椰汁100毫升。

做法

1.将青豆入沸水锅中，加淀粉，烧至青豆酥烂，色呈碧绿时捞出，用清水冲去食粉味。

2.用一块干净的纱布吸去青豆的水分，放入搅拌机中搅成泥，待用。

3.起锅烧油，放入豆泥，用勺子朝一个方向拌炒。

4.等水分炒干时，加入适量的糖，边加边炒，炒至豆泥不粘锅，炒锅里的豆泥表面返沙，周围有油泡吐出时，出锅装盘，淋椰汁即可。

维生素B₁₂：人体三大造血原料之一

维生素B₁₂是人体三大造血原料之一。它是唯一含有金属元素钴的维生素，故又称为钴胺素。维生素B₁₂与四氢叶酸（另一种造血原料）的作用是相互联系的。维生素B₁₂除了对血细胞的生成及中枢神经系统的发育起很大的作用之外，还有缓解疲劳、恐惧、气馁等不良情绪的作用，更可以防治口腔炎等疾病。

维生素B₁₂需求及参考摄入量（天）

	成年女性	孕早期	孕中期	孕晚期	哺乳女性
维生素B₁₂（微克）	2.4	2.9	2.9	2.9	3.2

缺乏维生素B₁₂的危害

如果准妈妈身体内缺乏维生素B₁₂，就会降低四氢叶酸的利用率，从而导致妊娠巨幼细胞性贫血。这种病可以引起胎儿最严重的生理缺陷。维生素B₁₂缺乏早期可引起神经性损害并产生认知功能障碍，这种症状通常发生在贫血之前；维生素B₁₂缺乏与叶酸一样可引起高同型半胱氨酸血症，高同型半胱氨酸血症不仅是引发心血管疾病的重要危险因素，还可对脑细胞产生毒性作用而造成神经系统的损害。

准妈妈维生素B₁₂自测

准妈妈如果缺乏维生素B₁₂，易出现疲劳、精神抑郁、贫血、皮肤粗糙和皮炎，还会引起恶心、食欲缺乏、体重减轻等。

怎样补充维生素B₁₂

膳食中的维生素B₁₂来源于动物性食品，主要食物来源为肉类和肉制品、动物内脏、鱼、禽、贝壳类以及蛋类，乳及乳制品中也含有少量，发酵食品中只含有少量维生素B₁₂。植物性食品中基本不含维生素B₁₂。

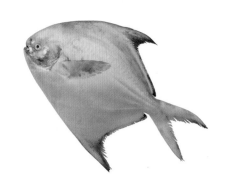

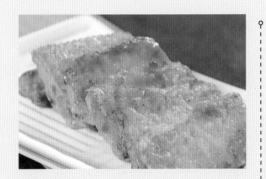

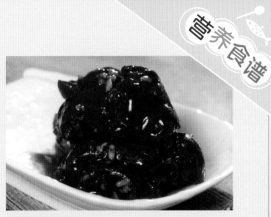

油浸鱼

材料： 新鲜鳊鱼1尾，葱段、生姜片、香菜各适量。

调料： 酱油、白糖、盐、味精、黄酒、植物油、胡椒粉各适量。

做法

1.鳊鱼宰杀，去鳞、鳃及内脏，洗净。

2.锅置火上，放水，加盐、葱段、生姜片、黄酒、植物油，烧开后放入鱼，改用小火，加盖焖烧15分钟，至鱼熟，捞出，装盘。

3.将葱段、生姜片撒在鱼身上，再撒些胡椒粉。

4.炒锅上火，放油，烧热后浇在鱼身上。

5.锅内放入适量清水，加酱油、白糖烧开，再撒入味精，然后浇在鱼身上，两边加香菜点缀即成。

红烧酥肉

材料： 猪瘦肉500克，鸡蛋、面粉和大枣各100克。

调料： 酱油50克，白糖20克，植物油、料酒、白糖各适量。

做法

1.将猪瘦肉切成4厘米长、2厘米宽、0.3厘米厚的片放入盆内，加入酱油15克和料酒10克拌匀，腌渍5分钟左右，取出晾干水分。

2.鸡蛋打入碗内搅打均匀，加入面粉调成蛋糊。

3.炒锅置火上，放入植物油烧至六成热，将肉片挂满蛋糊，下锅炸至深黄色，备用。

4.将炸好的肉片放入砂锅内，加入料酒、酱油、白糖和大枣，加水漫过原料，烧沸后转微火焖2小时左右，调入适量味精即成。

冬菇鸡翅

材料： 鸡翅、水发冬菇、鸡清汤、红葡萄酒、酱油、盐、味精、料酒、白糖，葱、姜、花生油各适量。

做法

1.将鸡翅洗净用酱油、料酒腌渍片刻；冬菇去蒂洗净，切成片；葱切成7厘米长的段。

2.炒锅上火，放入花生油，烧至七成熟，下鸡翅炸至金黄色捞出沥油。

3.将葱、姜煸香，倒入鸡翅，加红葡萄酒、酱油稍煸上色，添鸡汤，放盐、味精、白糖，大火烧开，盛入砂锅内，用小火焖熟，再将葱段、冬菇煸一下，倒入砂锅中，小火焖20分钟即成。

维生素C：
孕期全能营养素

维生素C也称为抗坏血酸。人体自身不能合成维生素C，必须从膳食中获取。膳食中缺乏维生素C会导致坏血病。

维生素C需求及参考摄入量（天）

	成年女性	孕早期	孕中期	孕晚期	哺乳女性
维生素C(毫克)	100	100	115	115	150

缺乏维生素C的危害

维生素C缺乏时影响胶原的合成，使创伤愈合延缓，毛细血管壁脆弱，引起不同程度的出血；维生素C对宝宝的骨骼和牙齿发育、造血系统的健全和机体抵抗力的增强都有促进作用。如果准妈妈体内严重缺乏维生素C，可使妈妈患坏血病，还可引起胎膜早破和新生儿的死亡率增高，引起低体重新生儿、早产的概率增高。

准妈妈维生素C自测

当准妈妈经常出现头晕、易感冒、脸色苍白、关节痛、牙龈出血等症状时，就要警惕身体已严重缺乏维生素C。

怎样补充维生素C

维生素C的主要来源是新鲜的蔬菜和水果，如绿色、红色和黄色的辣椒、菠菜、西红柿、韭菜、柑橘、红果、草莓等。由于是水溶性物质，并且易氧化破坏，过热、遇碱性物质、长时间暴露在空气中都会破坏维生素C，一般蔬菜烹调可以损失30%～50%。因此，准妈妈除每日摄入足量的维生素C(100～115毫克)外，还要注意合理烹调，以防造成维生素C的缺乏。

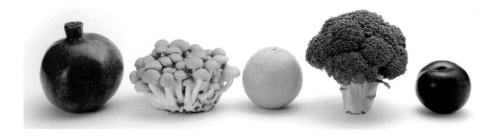

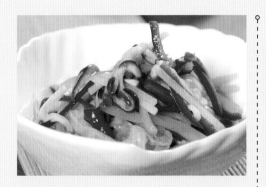
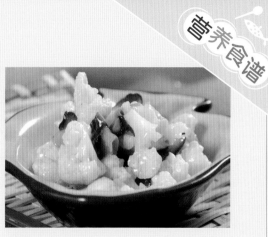

珊瑚白菜

材料：白菜400克，青椒、红椒、冬笋各100克，香菇50克，干辣椒10克，葱、姜各适量。

调料：盐、白糖、醋、植物油各适量。

做法

1.将青椒、红椒、干辣椒、冬笋、香菇切成丝。

2.将以上各丝放在油锅中煸炒，加入糖、醋、盐调味炒匀，装盘待用。

3.干辣椒下入热油中炸出红油，待用。

4.白菜切成四块，洗净，用沸水焯透，过凉，控净水，放入盐、糖、醋拌匀，摆入盘中垫底，浇上红油，然后把炒好的五丝放到白菜上即可。

香菇花菜

材料：花菜500克，水发香菇50克，葱、姜各5克。

调料：花生油20克，麻油25克，盐5克，绵白糖5克。

做法

1.花菜洗净，去根，切成块；香菇洗净，去蒂，切成片；葱、姜洗净，切成末，备用。

2.花菜入沸水中焯透，捞出沥干，放盆中备用。

3.炒锅上炉，倒入花生油，烧至八成热，放入葱末、姜末油爆，然后放入香菇煸炒几下，放入盐、糖和少许清水烧沸，淋上麻油，浇在花菜上拌匀即成。

蜜汁金枣

材料：枣泥150克，山药100克，青梅条20克，面粉40克。

调料：蜂蜜、白糖各20克，桂花酱15克，植物油适量。

做法

1.山药洗净，蒸熟后去皮，压成细泥，加入20克面粉拌匀，做成圆饼，包入枣泥，做成枣状的丸子，在一端插上一根青梅条当作枣蒂。

2.锅置火上，放油烧热，将丸子裹上剩余面粉，入油锅中炸至金黄色，捞出沥油。

3.另起锅，置火上，放油烧热，放入白糖，中火炒至红色。加入水、蜂蜜、桂花酱，小火熬成浓汁，倒入炸好的"金枣"，再熬约半分钟即可。

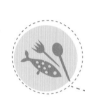

维生素D：
钙的黄金搭档

维生素D是维持人体生理活动所必需的营养素，它是钙磷代谢的重要调节因子之一。维生素D可以提高机体对钙、磷的吸收，使血浆钙和血浆磷的水平达到饱和程度；可以促进生长和骨骼钙化，促进牙齿健全；可以维持血液中柠檬酸盐的正常水平，防止氨基酸通过肾脏损失。

在体内，维生素D主要储存在脂肪组织与骨骼肌中，肝脏、大脑、肺、脾、骨骼和皮肤中也少量存在。

维生素D需求及参考摄入量（天）

	成年女性	孕早期	孕中期	孕晚期	哺乳女性
维生素D（微克）	10	10	10	10	10

缺乏维生素D的危害

维生素D可促进肠道钙、磷的吸收和骨骼中钙的沉积，并且与甲状旁腺激素、降钙素等共同调节机体内的钙磷代谢。孕期缺乏维生素D，可出现与缺钙相同的表现，导致准妈妈钙代谢紊乱，骨质软化，胎儿及新生儿的骨骼钙化障碍以及牙齿发育缺陷；准妈妈严重缺乏维生素D，会使宝宝发生先天性佝偻病、低钙血症以及牙釉质发育差，易患龋齿。但是，过量服用维生素D，可引起宝宝高钙血症和维生素D中毒，甚至造成死亡。

准妈妈的维生素D自测

准妈妈缺少维生素D可引起骨软化症，表现为牙齿松动、髋关节及背部痛。维生素D摄入过多也会出现不良反应，初期症状为厌食、恶心和呕吐，继而出现尿频、烦渴、乏力、神经过敏和瘙痒等症。

怎样补充维生素D

准妈妈最好每日有1～2小时的户外活动，因为照射阳光可提高体内维生素D水平。所有鱼肝油都是维生素D的丰富来源。通常天然食物中维生素D含量均较低，脂肪含量高的海鱼、动物肝脏、蛋黄等维生素D含量相对较多；瘦肉和奶中含量较少。

菊花炒鸡片

材料：鸡肉750克，菊花瓣60克，鸡蛋3个，葱、姜适量。

调料：盐、白糖、料酒、胡椒面、香油、植物油各适量。

做法

1.鸡肉切片，菊花瓣用冷水轻轻洗净，葱切成小段，鸡蛋去蛋黄留蛋清。

2.将鸡肉片用蛋清、盐、料酒、胡椒面调匀拌好；用盐、白糖、味精、胡椒面、香油调成汁。

3.锅烧热，倒入植物油700克，待油达五成热时，放入鸡片滑散滑透，捞出，沥去油。

4.再把锅烧热，放进30克热油，加入葱、姜，稍翻炒，倒入鸡片，倒入料酒，把兑好的汁搅匀倒入锅内翻炒，随后把菊花瓣投入锅内，翻炒均匀即可。

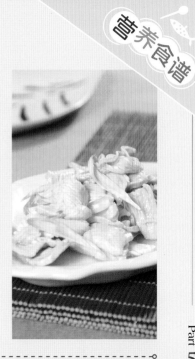

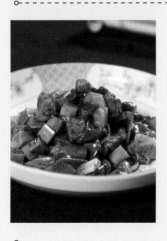

酱爆鸡杂

材料：鸡肝、鸡胗各2个，豆腐干3片，炸花生米半杯，竹笋半根，蒜3瓣。

调料：酱油、甜面酱各1大匙，植物油、料酒各适量，香油少许。

做法

1.将蒜切片；豆腐干、鸡肝均洗净切丁；竹笋洗净去皮；鸡胗洗净去筋切丁；调料拌匀备用。

2.起锅热油，爆香蒜片，放入鸡胗、鸡肝和豆腐干同炒。

3.加入竹笋丁和调味料略炒入味，放入花生米拌匀即成。

丝瓜炒牛肝

材料：牛肝300克，丝瓜200克，姜丝适量。

调料：油、料酒、味精、盐各适量。

做法

1.牛肝洗净，切成薄片。

2.丝瓜洗净，切成片，备用。

3.炒锅置中火上，下油将牛肝炒至八成熟，放姜丝继续颠炒，再点入少量料酒起锅。

4.用少量油炒丝瓜片，将熟时，再倒入牛肝和调味品，一起稍炒即可盛起。

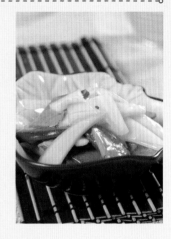

维生素E：
孕期安胎的营养素

维生素E是一种很强的抗氧化剂，对延缓衰老、预防癌症及心脑血管疾病非常有益，它可以改善血液循环、修复组织，也可促进正常的凝血，减少伤口的疤痕，降低血压。维生素E对眼睛有很好的保护作用，另外，对改善运动机能及腿部痉挛也很有效，可全面提高人体免疫力。

维生素E需求及参考摄入量（天）

	成年女性	孕早期	孕中期	孕晚期	哺乳女性
维生素E(毫克)	14	14	14	14	14

缺乏维生素E的危害

维生素E对维护生殖系统非常重要，它对准妈妈的主要作用就是保胎、安胎、预防流产。母体缺少维生素E是造成流产及早产的重要原因之一，还可能使宝宝出生后发生黄疸。孕期缺乏维生素E还会使准妈妈生殖系统受到损害，生殖上皮发生不可逆转的变化。

维生素E在血液制造过程中担任辅酶的功能，若缺乏会使准妈妈造血作用停滞，导致贫血，这也是宝宝贫血的主要原因之一。还会使准妈妈皮肤老化粗糙，脸色无光，以致精神不佳，还可能引发眼睛疾患、肺栓塞、中风、心脏病等。

若准妈妈过量摄入维生素E，会抑制生长，损害凝血功能和甲状腺功能，还可使肝脏蓄积脂肪。

准妈妈的维生素E自测

孕妇缺乏维生素E，会使牙齿发黄，引发近视，还会影响胎儿的大脑功能，生出残障、弱智儿。但是，孕妇长期大量服用维生素E也可产生恶心、呕吐、眩晕、头痛、视物模糊、皮肤皲裂、唇炎、胃肠功能紊乱、腹泻、乏力软弱等症状。

怎样补充维生素E

含维生素E丰富的食物主要有全麦、糙米、核桃、玉米粉、蛋、牛奶、花生、花生酱、燕麦、番薯、大豆、坚果类、绿叶蔬菜、谷类、玉米油、花生油、动物肝脏、鸡肉、芝麻、南瓜、绿花椰菜、杏、玉米、蜂蜜等。

蛋花粥

<u>材料</u>：粳米100克，鸡蛋3个。

<u>调料</u>：盐、味精、植物油各适量。

做法

1.将鸡蛋磕入碗内，用筷子搅匀；粳米淘洗干净，备用。

2.锅置火上，倒入适量清水，放入粳米，水沸后，改用文火继续煮至米开花时，将鸡蛋倒入沸粥中，加入植物油，稍煮片刻，放入盐、味精调味即成。

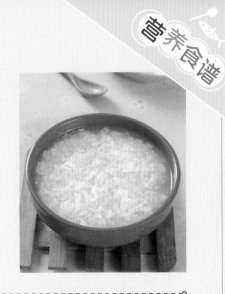

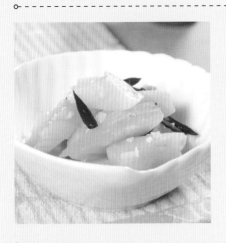

香油拌莴苣

<u>材料</u>：莴苣3根，辣椒2个，蒜4瓣。

<u>调料</u>：盐、糖各1小匙，香油半大匙。

做法

1.把莴苣去皮，洗净后切小块；蒜洗净去皮，切碎；辣椒洗净切小片。

2.把莴苣片拌上盐腌15分钟。

3.把腌好的莴苣用冷开水洗去盐分，沥干，加入蒜末、辣椒片及糖和香油拌匀。

4.放置10分钟，使其入味后即成。

瘦肉花生莲藕汤

<u>材料</u>：猪瘦肉150克，莲藕100克，花生50克，大枣6粒，姜4片。

<u>调料</u>：盐适量，味精、料酒各少许。

做法

1.将猪瘦肉洗净切块；莲藕洗净去皮切成片；花生、大枣洗净。

2.起锅烧水，待水开后，放入猪瘦肉汆烫，煮尽血水，捞起用凉水冲净。

3.取炖盅一个，加入猪瘦肉、莲藕、花生、大枣、姜片，注入适量清水加盖，旺火烧开后，用小火焖炖。

4.炖约2小时，调入盐、味精、料酒即可食用。

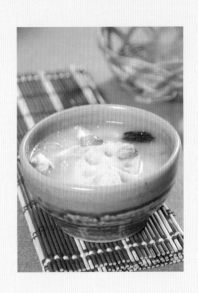

维生素K：
分娩期止血功臣

维生素K是凝血过程所必需的营养素。缺乏维生素K与机体出血或出血不止有关，因此，维生素K有"止血功臣"的美称。它经肠道吸收，在肝脏能生产出凝血酶原及一些凝血因子，从而起到凝血的作用。

缺乏维生素K的危害

若维生素生K吸收不足，血液中凝血酶原减少，易引起凝血障碍，发生出血症。孕妇如果缺乏维生素K，其流产率会增加，即使胎儿存活下来，也会因为体内凝血酶低下而易出血，或者引起胎儿先天性失明和智力发育不良及死胎。

维生素K准妈妈自测

轻度维生素K缺乏一般无症状，重度缺乏易形成皮下青肿，主要表现为轻重不一的出血症状。常见有鼻出血、凝血时间延长、牙龈渗血、皮下青紫、黑粪、痔疮出血等。

准妈妈对维生素K的需求量

准妈妈摄入维生素K的适宜量为每日80微克。

怎样补充维生素K

绿色蔬菜是维生素K的最好膳食来源，例如，菠菜、菜花、莴苣、萝卜等，某些烹调油，主要是豆油和菜籽油也含有维生素K。妈妈在预产期前一个月，尤其要注意每天多摄食富含维生素K的食物，必要时每天口服维生素K。

常见食物维生素K的含量（毫克/100克）

食物名称	含量	食物名称	含量
番茄	0.4	土豆	0.08
牛肉	0.1~0.2	菠菜	0.6
猪肉	0.4~0.8	圆白菜	0.4
鸡蛋	0.01	胡萝卜	0.001
牛奶	0.002	豌豆	0.01~0.03

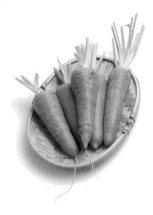

莴苣炒肉片

材料： 猪肉150克，莴苣1根，葱2根。

调料： 植物油、料酒、酱油、水淀粉、白糖、醋各适量，香油、盐少许。

做法

1.猪肉洗净切片，用适量盐和料酒腌拌，备用。

2.将莴苣去叶、皮，洗净切片；葱洗净切小段。

3.起锅热油，放入肉片翻炒片刻，捞出备用。

4.另起锅热油，爆香葱段，再将莴苣片和肉片入锅翻炒。

5.加入酱油、醋、白糖、香油调味，最后用水淀粉勾芡炒匀即成。

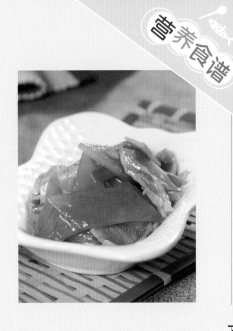

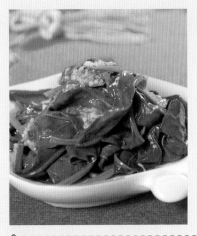

大蒜姜汁拌菠菜

材料： 菠菜300克，生姜10克，大蒜15克，葱适量。

调料： 酱油、芝麻油、盐各适量。

做法

1.大蒜去皮洗净，捣成蒜泥，备用。

2.姜洗净，绞成姜汁；葱切花。

3.菠菜洗净，用沸水焯熟，捞起，挤干水分待用。

4.菠菜放入大碗内，加入蒜泥、姜汁、葱花、酱油、盐、芝麻油拌匀即成。

腰果胡萝卜炒西蓝花

材料： 西蓝花250克，腰果150克，胡萝卜100克。

调料： 植物油、盐、味精、白糖、水淀粉各适量。

做法

1.将西蓝花洗净切小块；胡萝卜洗净切片。

2.起锅，加适量水烧开，放入西蓝花、胡萝卜汆烫片刻，捞出沥干。

3.另起锅热油，放入腰果，炸至金黄色，捞出备用。

4.在锅底留适量油，煸炒西蓝花、胡萝卜，加入盐、味精、白糖和适量水，煮沸后用水淀粉勾芡，再放入腰果略炒即成。

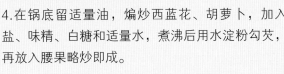

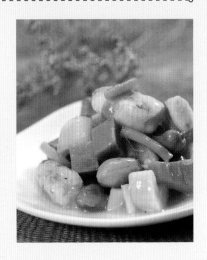

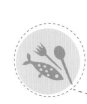

钙：
让宝宝更强壮

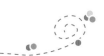

钙是构成人体骨骼和牙齿硬组织的主要元素。缺钙能造成牙齿发育异常，抗龋能力降低，硬组织结构疏松。准妈妈缺钙常表现为腿抽筋。一般在怀孕5个月时开始出现，往往发生在夜间。有些准妈妈虽然体内缺钙，但没有这种表现，所以往往容易忽视补钙。

钙需求及参考摄入量（天）

	成年女性	孕早期	孕中期	孕晚期	哺乳女性
钙（毫克）	800	800	1000	1200	1000

缺乏钙的危害

可能引起相关疾病，并发妊高征，如果严重缺钙，可致骨质软化、骨盆畸形而诱发难产。

新生儿容易发生骨骼病变、生长迟缓、佝偻病以及新生儿脊髓炎等。

准妈妈自测

准妈妈在妊娠期出现小腿抽筋、疲乏、怠倦、感觉牙齿松动等症状，就要怀疑缺钙的可能性。

怎样补充钙

现在市面上有很多钙片，孕期不妨适当地补充一些，200毫克／片的钙片一天可以吃2~3片。除了补充钙剂以外，在饮食上也要摄入含钙高的食品。比如，乳制品，最好每天能摄入250~500毫升的牛奶，因为250毫升的牛奶中含有大概200毫克的钙，500毫升的牛奶大概含有400毫克的钙。另外，像虾皮、蔬菜、鸡蛋、豆制品、紫菜、海产品等都含有丰富的钙，还有动物的骨头，可以多喝点鱼汤、排骨汤。

补钙的同时也要注意不要过量，过量摄入钙剂容易造成便秘。

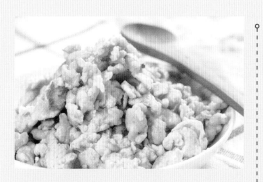

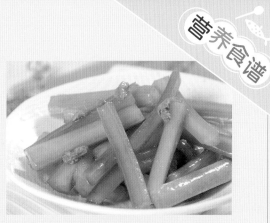

鸡蛋豆腐

材料： 鸡蛋3个，嫩豆腐150克，植物油75克。

调料： 盐5克，葱末2.5克。

做法

1.将鸡蛋磕入碗内，搅打均匀，加入盐、葱末及豆腐，再搅打均匀。

2.锅放炉火上，放入植物油烧热，加入调好的鸡蛋，炒至鸡蛋凝固即成。

虾米拌芹菜

材料： 虾米干1大匙，芹菜200克。

调料： 酱油、盐、香油、味精各适量。

做法

1.将虾米泡洗好；芹菜洗净去叶。

2.将芹菜用开水烫熟，沥去水分，切成小段放在盘上。

3.把泡洗好的虾米放在芹菜上。

4.倒上盐、酱油、香油、味精拌匀即成。

豌豆虾仁炒鸡蛋

材料： 虾仁200克，鲜豌豆50克，鸡蛋2个。

调料： 盐、淀粉各1小匙，葱1根，植物油适量。

做法

1.把葱洗净切末；把1个鸡蛋打入碗中，留蛋清；再把蛋黄和另1个鸡蛋打入另一碗中，加入盐和葱末搅拌均匀；豌豆洗净。

2.将虾仁挑去泥肠洗净沥干，放入碗中加入淀粉、盐和蛋清搅拌均匀并腌5分钟。

3.起锅热油，放入虾仁和豌豆炒至半熟盛出。

4.另起锅热油，加入蛋汁炒至半熟，再加入虾仁、豌豆炒匀即成。

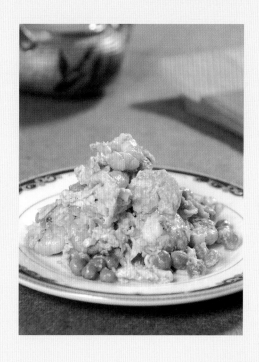

铁：
为宝宝运输营养的主力军

铁是构成血红蛋白和肌红蛋白的原料，在红细胞生长发育过程中构成细胞色素和含铁酶，参与能量代谢。缺铁易造成准妈妈缺铁性贫血。贫血或铁不足会直接影响到胎儿的生长发育。孕早期铁的缺乏与早产和胎儿低出生体重有密切关系。

铁需求及参考摄入量（天）

	成年女性	孕早期	孕中期	孕晚期	哺乳女性
铁（毫克）	20	20	24	29	24

缺乏铁的危害

准妈妈膳食中的铁摄入量不足可造成缺铁性贫血，还可能导致早产。准妈妈摄入的铁不足，会直接影响到胎儿的生长和发育。

准妈妈自测

准妈妈缺铁，易发生缺铁性贫血，出现心慌气短、头晕、乏力、昏睡、呼吸频率增加、抗病力弱等症状。

怎样补充铁

动物肝脏、各种瘦肉、蛋黄、全血、肾脏、鱼类均含铁量较高，但动物肝脏应适量吃。一部分蔬菜含铁较高但吸收较差。可以适当选用一些补铁剂。

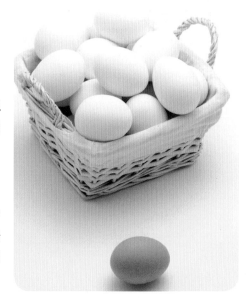

沙茶韭菜煮鸭血

材料： 鸭血1条（约500克），韭菜1小把，酸菜2片，红椒丝少许。

调料： 高汤6碗，盐适量，沙茶酱2大匙。

做法

1.将鸭血洗净切片，用开水汆烫后捞出待用。

2.把酸菜洗净切丝；韭菜洗净切段。

3.起锅，注入高汤，下酸菜丝、鸭血，煮熟。

4.放入盐、韭菜即熄火，加沙茶酱调味，撒上些许红椒丝调色即成。

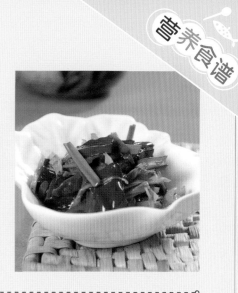

洋葱煎猪肝

材料： 猪肝400克，炸土豆条280克，洋葱50克，菜心250克，姜10克。

调料： 盐5克，味精2克，胡椒粉3克，辣酱油10克，老汤50克，黄油20克，植物油适量。

做法

1.菜心择去老叶，用水洗干净。

2.洋葱切成细丝；姜切成片。

3.猪肝洗净，剔去筋皮，切成薄片。

4.锅内入油烧热，投入猪肝煎至变色，盛出。

5.洋葱入锅炒软，调入辣酱油，放入煎好的猪肝、姜片，加入黄油和其他调料，翻炒均匀即成。

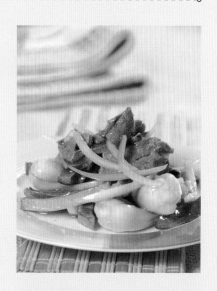

猪血菠菜汤

材料： 猪血1条，菠菜150克，葱1根。

调料： 盐、香油、植物油各适量。

做法

1.将猪血洗净切块；葱洗净，葱绿切段，葱白切丝；菠菜洗净切段，入沸水中焯烫一下。

2.起锅热少许油，爆香葱段，倒入清水煮开。

3.放入猪血、菠菜，待煮滚，加盐调味。

4.熄火后淋少许香油，撒上葱丝即成。

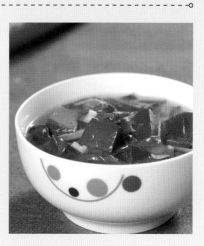

锌：
宝宝智力发育的功臣

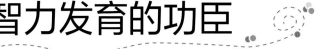

锌能促进人体生长发育和组织再生，与蛋白的合成，细胞生长、分裂和分化过程都有关系。缺锌时蛋白质和核酸的合成均受阻，影响身体生长发育。此外，锌可以促进性器官和性功能的正常发育。锌还可以促进机体免疫功能及味觉发育。所以，锌也是准妈妈不能缺乏的营养素。

锌需求及参考摄入量（天）

	成年女性	孕早期	孕中期	孕晚期	哺乳女性
锌（毫克）	7.5	9.5	9.5	9.5	12

缺乏锌的危害

缺锌时，会使准妈妈自身的免疫力降低，容易生病，且会造成妈妈味觉和嗅觉异常，食欲减退，消化和吸收不良。

缺锌时，会影响到宝宝的生长，使其心脏、脑、胰腺、甲状腺等重要器官发育不良。孕妇缺锌会造成胎儿神经细胞数的减少，这种影响是无法挽回的。缺乏锌的胎儿，有可能成为智力低下儿童，表现为异食癖、记忆力和行为异常，常无意识地咬手指，性格孤僻、固执，对身边事物感觉淡漠。

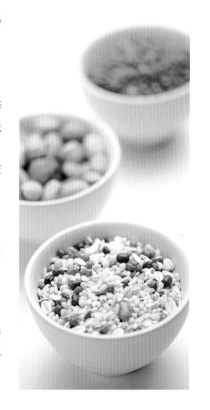

准妈妈自测

当准妈妈出现倦怠、味觉下降时，就应进行相关检查，考虑是否缺锌。

怎样补充锌

准妈妈的饮食中应有海产品、红色肉类（猪肉、牛肉、羊肉）、动物内脏，这些都是锌的很好来源。另外，干果类、谷类、麦麸也含有很多锌。

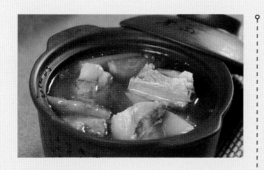
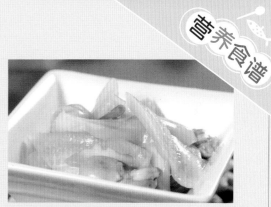

鱿鱼排骨煲

材料： 猪排骨300克，鱿鱼干50克，土豆、西红柿各1个，红萝卜半个。

调料： 盐适量。

做法

1.将排骨洗净后斩小块，入沸水余烫后捞出。

2.将鱿鱼干用温水浸透泡软，洗净切块；土豆去皮，洗净切大块；红萝卜去皮，洗净切块；西红柿用沸水烫去皮，剁成小块。

3.在煲内加入适量清水，旺火煮沸后，加入排骨、鱿鱼、土豆、西红柿、胡萝卜，继续煮。待再次煮沸后，转小火煲20分钟，加入盐调味即成。

丝瓜炒鲜蚝

材料： 鲜蚝肉100克，丝瓜250克，生姜2片，葱1根。

调料： 盐、植物油各适量。

做法

1.鲜蚝肉洗干净，放入开水中稍焯，捞起控干。

2.丝瓜削去棱边，洗净，切几段后切片；生姜洗净；葱洗净，切段。

3.起油锅放鲜蚝肉、姜、葱爆炒几分钟，放盐调味，铲入碟中。

4.再起油锅放丝瓜，炒几分钟后放盐调味，把碟中的蚝肉、姜、葱倒入锅内，和丝瓜炒熟，上碟食用。

包菜炒牛肉

材料： 牛肉60克，包菜500克，大蒜、生姜适量。

调料： 盐、味精、白糖、湿芡粉、生抽、姜粉、植物油各适量。

做法

1.包菜洗净切片；大蒜去皮，捣碎；生姜切薄片。

2.选鲜嫩牛肉洗净切片，加入姜粉、生抽腌好。

3.旺火起油锅，下姜爆香，放入牛肉，炒至八成熟起锅。旺火起油锅，下蒜茸爆香，下包菜炒熟，再下牛肉，调入盐、味精、白糖、湿芡粉，略翻炒即可。随量食用。

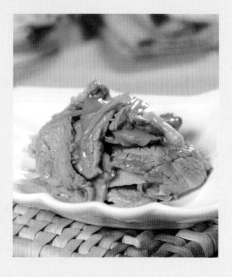

碘：
合成甲状腺素的原料

　　碘是人体必需的微量元素之一，是合成甲状腺素的主要原料。甲状腺素通过影响人体能量代谢来调节机体生理功能，从而促进机体生长发育。每个人都必须摄取适量碘才能满足正常生理需要。而怀孕后新陈代谢加快，自身碘需求量增加，同时还需供碘给腹中的宝宝，满足宝宝生长发育对碘的需求。所以，妈妈怀孕期间对碘的需求量会更多。

碘需求及参考摄入量（天）

	成年女性	孕早期	孕中期	孕晚期	哺乳女性
碘（微克）	120	230	230	230	240

缺乏碘的危害

　　缺碘可导致准妈妈流产，以及甲状腺功能减退等。

　　妈妈缺碘会使宝宝的甲状腺激素不足，将严重影响宝宝的中枢神经系统发育，会导致智力低下、听力障碍、体格矮小等。

怎样补充碘

　　怀孕最初3个月补碘是纠正因缺碘而造成不良后果的有效时期。补碘的途径有食补和药补两种。食补是最好的补充途径。含碘量最丰富的食品为海产品，如海带、紫菜、淡菜、海参、干贝、龙虾、海鱼等。食用时应注意烹调方式，避免碘缺失，而碘盐的摄入是补碘的重要途径。

食用碘盐也要讲科学

　　碘元素极为活泼，不稳定，遇高温、潮湿和酸性物质易挥发。所以，掌握科学的食用碘盐方法十分重要。

1. 一次购买碘盐不宜太多，随用随买。

2. 碘盐要避光、加盖存放。盐袋开封后，应倒入广口、有色的玻璃瓶或陶瓷瓶内，加盖存放在避光、远离炉灶的干燥处，以免干枯、潮解。

3. 使用碘盐要避免高温，炒菜、做汤时，要在菜、汤煮好出锅时才放盐，千万不要用碘盐爆锅。

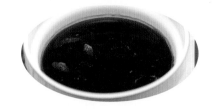

双椒炒带鱼

材料： 带鱼1条，青椒、红椒各1个，青蒜、葱各1根，姜1块，蒜4瓣。

调料： 花椒8粒，淀粉1大匙，料酒2小匙，香油1小匙，植物油、盐、鸡精各适量。

做法

1.将青椒、红椒洗净切小块；青蒜洗净拍破，切小段；蒜洗净拍碎；葱、姜均切片。

2.将带鱼去鱼鳍、内脏，切成段，用盐拌匀，搓洗干净，放入碗内，加盐、料酒、姜片、葱片腌拌，片刻后，拣去葱、姜，裹上淀粉，放入油锅内炸至金黄色，捞出沥干油。

3.在锅底留油，爆香蒜、青蒜、青椒、红椒，翻炒至熟。

4.将带鱼回锅，下盐、鸡精炒至入味，最后淋入香油即成。

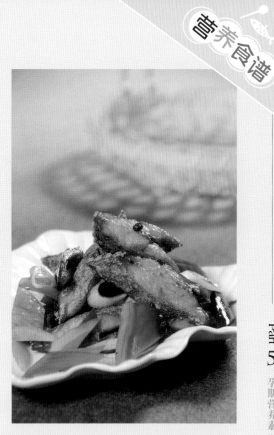

海带鸭肉汤

材料： 鸭肉300克，水发海带100克，鸡蛋1个。

调料： 盐1小匙，淀粉1小匙，味精、胡椒粉各少许。

做法

1.将鸭肉洗净切片；海带泡洗干净，切片；鸡蛋清加淀粉和少量水，制成蛋清糊。

2.将鸭肉片用蛋清糊上浆后，放入沸水锅内汆烫后捞出备用。

3.起锅加适量水，放海带片，用小火炖30分钟。

4.加入鸭片，加盐、胡椒粉、味精调味，煮沸即成。

凉拌海带丝

材料： 水发海带200克，香豆腐干100克，水发海米30克，姜末适量。

调料： 盐、味精、酱油、香油、白糖各适量。

做法

1.将海带洗净，上锅用旺火蒸熟，取出浸泡后切丝，装盘待用。

2.将豆腐干洗净切成细丝，下开水锅煮沸，取出浸凉后沥干水分，放在海带丝上。

3.将海米撒在豆腐干上面。

4.碗内放入酱油、盐、味精、姜末、香油、白糖，调拌成汁，浇在海带丝盘内，拌匀即成。

硒：
防治妊娠高血压

　　硒是一种微量元素，对人体的酶功能有着至关重要的作用。有学者在研究硒与妊娠期、哺乳期妇女及新生儿的关系时，发现硒可降低孕妇血压，消除水肿，改善血管症状，预防和治疗妊娠高血压，抑制妇科肿瘤的恶变。研究表明，妊娠妇女的血硒含量随妊娠期进展逐渐降低。分娩时降至最低点，有流产、早产、死胎等妊娠病史的孕妇血硒含量又明显低于无此病史者。因此，妊娠期每日补充适量的硒，对宝宝及自身健康是十分有益的。

硒需求及参考摄入量（天）

	成年女性	孕早期	孕中期	孕晚期	哺乳女性
硒（微克）	60	65	65	65	78

缺乏硒的危害

　　缺乏硒可引发克山病，诱发肝坏死和心血管疾病，还容易发生早产。

　　严重缺乏时可导致胎儿畸形。

怎样补充硒

　　含硒丰富的食物有芝麻、动物内脏、蘑菇、鲜贝、海参、鱿鱼、龙虾、猪肉、羊肉、金针菜、酵母等。还有一些谷物，如小麦、玉米和大麦中均含有硒化合物。蔬菜中，大蒜、洋葱、西蓝花、甘蓝和野韭葱等富集硒。准妈妈只要在每日饮食中适当摄入上述食物，即可满足人体对硒元素的需求。

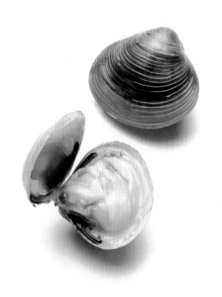

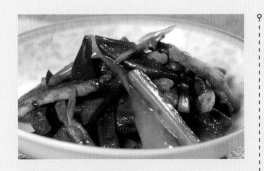

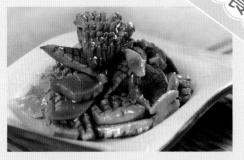

豆干肉片炒鱿鱼

材料： 五花肉150克，鱿鱼干50克，豆腐干2块，红椒1个，芹菜1根，香葱2根。

调料： 酱油2大匙，料酒1大匙，盐1小匙，糖少许，植物油适量。

做法

1.将鱿鱼干用热水浸泡至泡发，取出切宽条；五花肉、豆腐干均洗净切粗条；葱、芹菜洗净切段；红椒洗净切斜片。

2.起锅热油，放入五花肉爆炒至外层焦黄，盛出备用。

3.在锅底留油，放入豆腐干炸至外表微硬，加入鱿鱼、五花肉、葱段和芹菜段一起爆炒至香，再添加盐、酱油、料酒、糖翻炒均匀。

4.最后放入红椒片，稍微拌炒即成。

杜仲腰花

材料： 猪腰250克，杜仲12克，葱、姜、蒜各适量。

调料： 花椒、醋、酱油、绍酒、干淀粉、盐、糖、味精、植物油各适量。

做法

1.杜仲煎浓汁50毫升，加淀粉、绍酒、味精、酱油、盐、糖，混合成芡汁，分成3份备用。

2.猪腰片去筋膜腰臊洗净，切成腰花，浸入一份芡汁内。

3.葱、姜、蒜均洗净，切好，待用。

4.炒锅置旺火上，倒入植物油烧至八成热，放入花椒，待香味出来，投入腰花、葱、姜、蒜快速炒散，加入芡汁，继续翻炒几分钟，加入另一份芡汁和醋翻炒均匀，起锅即成。

蘑菇板栗炒海螺

材料： 海螺肉300克，干小蘑菇5朵，熟板栗10个，青、红辣椒各适量，葱白1根，姜1块，蒜2瓣。

调料： 料酒1小匙，白醋1小匙，盐1小匙，味精少许，植物油、白糖、淀粉各适量。

做法

1.海螺肉清洗干净，切成片；干蘑菇泡发回软，洗净去蒂。

2.青、红辣椒去籽，切成片；葱白、蒜均切片；姜切成末。

3.海螺肉和干蘑菇分别用开水汆烫；板栗过油炸酥。

4.炒锅上火烧热，加适量油，用葱、姜、蒜炝锅。

5.烹料酒、白醋，加入盐、味精、白糖，再放入原料翻炒均匀，勾芡，淋明油，出锅装盘即可。

延伸阅读：孕期营养素缺乏的表现

	表现	需补充的营养素
头发	干燥、变细、易断、脱发、失去光泽	蛋白质、必需脂肪酸、锌
鼻部	皮脂溢	烟酸、维生素B_2、维生素B_6
眼睛	眼干燥症、眼盲症	维生素A
	睑角炎	维生素B_2、维生素B_6
舌	舌炎、舌裂、舌水肿	维生素B_2、维生素B_6、维生素B_{12}、叶酸、烟酸
牙	龋齿	氟
	齿龈出血、肿大	维生素C
口腔	口味减退或改变、口角炎、干裂	锌、维生素B_2、烟酸
甲状腺	肿大	碘
指甲	舟状指、指甲变薄	铁
皮肤	干燥、粗糙、过度角化	维生素A、必需脂肪酸
	瘀斑	维生素C、维生素K
	伤口不愈合	锌、蛋白质、维生素C
	阴囊及外阴湿疹	维生素B_2、锌
	癞皮病、皮疹	烟酸、维生素B_2、维生素B_6
骨骼	佝偻病体征、骨质疏松	维生素D、钙
神经	肢体感觉异常或丧失、运动无力	维生素B_1、维生素B_{12}
	腓肠肌触痛	维生素B_{12}
肌肉	萎缩	蛋白质
	心肌病体征	硒

Part 6

孕期常见症状
饮食调养

怀孕期间，准妈妈的身体变化会让自己出现很多不适，且很容易遭遇疾病侵袭，甚至可能会患上高血压、糖尿病等疾病，这种因妊娠引起的疾病被称之为妊娠并发症。整个孕期，尤其是孕早期，准妈妈患病后是不能随便服药的，这时，饮食调养能为准妈妈帮上大忙。

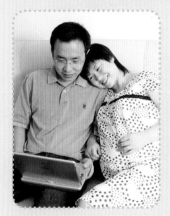
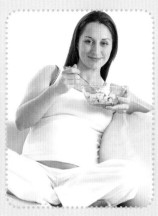
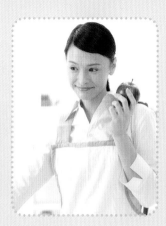

感冒：
不同症状区别对待

怀孕期间，准妈妈的鼻、咽、气管等呼吸道黏膜肥厚、水肿、充血，抗病能力下降，所以容易感冒。如果患上感冒，准妈妈不要消极拖延，应积极就医，医生会根据准妈妈的情况来指导给出解决办法。

不同孕期的感冒要区别对待

一般来说，怀孕前3个月禁用一切药物，因为前3个月正是胚胎形成的关键时期。孕中期要慎用药，像庆大链霉素、链霉素、卡那霉素等对听神经有损害的药物应慎用，最好尽量不用。如果感冒的话，可以在医生指导下按常规方法治疗。不过一般不要使用抗生素之类的药物。

此外，一旦感冒了，首先要分清是普通感冒，还是病毒性的流行性感冒。如果是普通感冒，建议通过多喝白开水、保持睡眠充足、多吃水果和绿色蔬菜、注意保暖等方式来治疗。如果患的是流行性感冒，并伴随发烧等现象，则要在医生的指导下，进行针对性的治疗，以免胎儿受影响。

孕期感冒的饮食要求

选择容易消化的流质饮食，如菜汤、稀粥、蛋汤、蛋羹、牛奶等。

饮食宜清淡少油腻，既满足营养的需要，又能增进食欲。可选择白米粥、小米粥、小豆粥，配一些小菜，以清淡、爽口为宜。

保证水分的供给，多喝些白开水，也可适量喝一些酸性果汁，如猕猴桃汁、大枣汁、鲜橙汁、西瓜汁等，以促进胃液分泌，增进食欲。

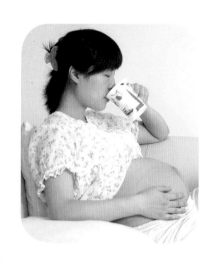

感冒的饮食误区

误区一：感冒期间应吃些滋补食物

人们通常认为，感冒的时候多吃补品可以增强抵抗力从而对付病毒，这其实是错误的观念。感冒初期，人们通常会没有胃口，甚至什么也不想吃。这是身体自我保护的一种机制，因为进食后，身体器官需要消化吸收，血液会流向胃部进行工作，相对地，脑部的血液供应便会减少。感冒时，身体为能集中精力对付病魔，大脑便会发出不想进食的信号，让其他器官休息。不吃一两餐并无大碍，无需忧虑身体缺乏营养去抵抗疾病，人们的身体有足够的营养储备。

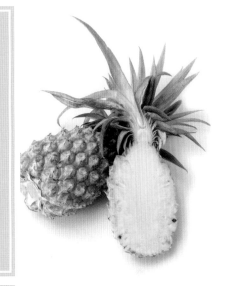

误区二：感冒时期多吃水果

有人认为，感冒期间要多吃水果。这其实是要看个人情况而定。多吃水果可以补充维生素C，但是维生素C是否可以治疗或预防感冒，目前仍有争议。而且水果糖分较高，多食有可能造成咳嗽加剧。尤其水分多的水果，如西瓜、梨等较寒凉，如果有咳嗽、流鼻涕、拉肚子、手脚冰冷等情形，吃了更容易让病情恶化。所以，应根据个体的体质选择适宜的时间吃。

专家提示

感冒期间吃滋补食物不但不能有助提高抵抗力，反而会使病毒困于体内，加重病情。要增强抵抗力，平日应注意饮食才对。

准妈妈如何预防感冒

准妈妈的膳食一定要合理、营养以增强体质，应适当多吃含维生素多的蔬菜、水果和蛋白质含量高的食物，因为这些食物能促进细胞正常代谢，增强机体免疫力。还应多饮水，多排尿，及时排除体内毒素，有助于抵抗感冒病毒的侵袭。

天气有冷暖变化时，注意保暖，预防感冒入侵。在感冒高发季节，应该避免接触感冒病人，少去人流比较集中的地方，减少旅行出差的次数，这是避免感染流感等传染病的有效方法。

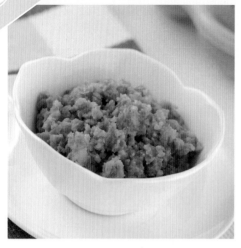

胡萝卜土豆泥

材料： 胡萝卜1根，鸡蛋2个，土豆2个。

调料： 盐适量。

做法

1.胡萝卜和土豆洗净，去皮切块。

2.胡萝卜和土豆煮熟，放凉备用；蛋放入滚水中煮熟，剥开后取出蛋黄备用。

3.将胡萝卜、蛋黄和土豆放入果汁机内，打成泥状。

4.依据个人喜好酌量加盐调味即可。

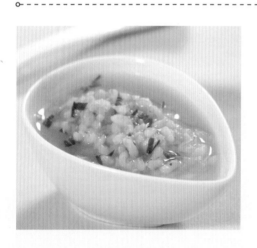

神仙粥

材料： 生姜5克，葱白5根，糯米50克。

调料： 米醋10毫升。

做法

1.将糯米洗净；生姜洗净切片。

2.将糯米和姜片同入砂锅内加适量水，文火煮成粥，放入葱白，再煮。

3.待粥将熟时，加入米醋，稍煮即可。

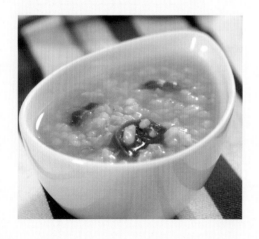

金橘防寒粥

材料： 金橘5个，粳米100克，冰糖20克。

做法

1.米洗净后泡水1小时，金橘切片。

2.锅内加入米和水，用大火煮开后改小火，放入金橘慢慢煮至粥稠。

3.起锅前加入冰糖调味即可。

山药火腿炖鸡汤

材料： 净鸡（去鸡油、内脏）1只，火腿25克，莲子50克，蜜枣4枚，干银耳25克，山药25克。

调料： 盐少许。

做法

1.将莲子洗净，用水浸1小时，除去莲心；山药去皮，洗净切丁；蜜枣洗净；银耳用水泡软，洗净撕成小朵；鸡切去鸡爪，清洗干净；火腿整块煮一下，洗干净切片。

2.起锅烧水，水煮沸后放入鸡汆烫去血水，捞出洗净沥干。

3.另起锅烧水，把莲子、银耳放进滚水中煮5分钟，捞出洗净。

4.汤煲里放适量的水，煲滚后放进鸡、火腿、山药、莲子、银耳、蜜枣，用旺火煲滚后，转小火煲约1小时，加入盐调味即成。

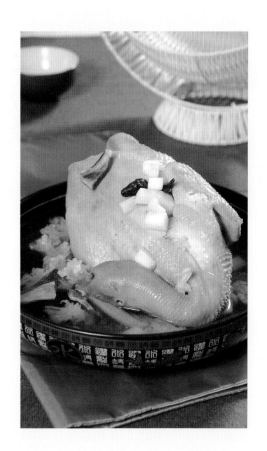

生姜草鱼汤

材料： 草鱼片150克，生姜25克，米酒100毫升。

做法

锅放火上，加水半碗煮沸后，放入鱼肉片、姜片及米酒共炖约30分钟，加盐调味趁热食用，食鱼肉饮汤。

莴笋粳米粥

材料： 莴笋100克，粳米100克，猪肉末50克。

调料： 盐适量。

做法

1.莴笋去皮去叶，洗净，切小块。

2.粳米淘洗干净，加水煮熟后放盐、肉末，煮至粥将熟时加莴笋，熬煮成粥即可。

失眠：
饮食助准妈妈安眠

睡眠是人体的生理需要，也是维持身体健康的重要手段。有一些准妈妈或难以入睡，或睡而易醒，往往伴有头昏、头晕、健忘、倦怠等症状，严重影响了准妈妈和宝宝的健康。

⚕ 孕期失眠的饮食调理

到了妊娠后期，若准妈妈的腿常常抽筋，将很大程度地影响睡眠的品质。应及时补充钙、镁及B族维生素，比如，睡前喝些温牛奶可缓解抽筋。

贫血极易引起失眠，多摄取含铁质的食物，如动物肉、绿色蔬菜、贝类等，可补铁、补血。

富含色胺酸的食物具有舒缓心情与助眠的作用，如牛肉、羊肉、猪肉、南瓜子以及葵花子、腰果等坚果类都含有色胺酸。且坚果类含有丰富的B族维生素，既可助眠，又可稳定神经系统。

晚饭最好安排在睡前4小时左右。吃饱就睡会让废气滞留，影响睡眠。

⚕ 避免失眠的饮食禁忌

避免进食含高糖(包括蜂蜜、果汁)和咖啡因（咖啡、可乐、茶、巧克力）的食物和饮料，避免高盐食物和酒精，咖啡因和酒精都会干扰睡眠。

油腻的食物吃了后会加重肠、胃、肝、胆和胰脏的工作负担，刺激神经中枢，使其一直处于工作状态，也会导致失眠。

豆类、大白菜、洋葱、玉米、香蕉等在消化过程中会产生较多的气体，从而产生腹胀感，妨碍正常睡眠。

专家提示

睡姿对于保证充足的睡眠来说很重要。仰卧时增大的子宫会压迫腹主动脉，影响对子宫的供血和胎儿发育；仰卧会压迫下腔静脉，造成回心血量减少，还会造成下肢静脉曲张、下肢浮肿等。所以尽量不要仰卧，最好取左侧位睡眠。准妈妈左侧位对自己和胎儿比较有利，可以减轻向右侧旋转的子宫对右侧输尿管的压迫，降低右侧肾盂肾炎发病的可能。当然，整晚只保持一个睡眠姿势是不太可能的，可以左右侧卧位交替。

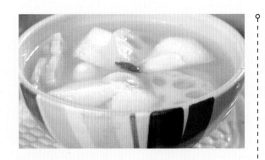

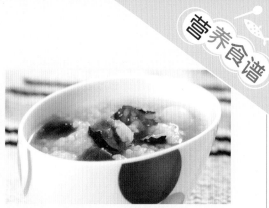

水梨百合莲藕汤

材料：鲜百合100克，莲藕1节，水梨1个。

调料：盐少许。

做法

1.把鲜百合洗净，撕成小片。

2.把莲藕去皮洗净切成小片。

3.把梨洗净切成小块。

4.在汤煲内放入梨、莲藕和适量清水，旺火煮沸后，再用小火煲1个小时。

5.加入鲜百合片，约煮10分钟，下盐调味即成。

大枣莲子汤

材料：大枣10颗，去心莲子15粒。

调料：冰糖适量。

做法

1.先将莲子用清水浸泡1~2小时；大枣洗净。

2.将泡好的莲子与洗净的大枣一起放入锅内煮。

3.等到煮至质软汤浓时，加入适量冰糖调匀即成。

芹菜枣仁汤

材料：鲜芹菜90克，酸枣仁9克。

做法

将芹菜洗净切段，同酸枣仁一起放入锅中，加适量水共煮为汤。

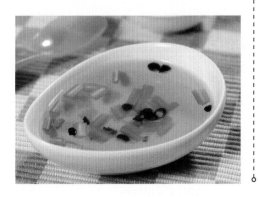

黄花黄豆排骨汤

材料：泡发黄花菜50克，黄豆150克，排骨100克，大枣4枚。

调料：生姜1块，葱花少许，盐1小匙。

做法

1.黄豆用清水泡软，清洗干净；泡发黄花菜的头部用剪刀剪去，洗净打结。

2.生姜洗净切片；大枣洗净去核；排骨用清水洗净，放入滚水中烫去血水备用。

3.汤锅中倒入适量清水烧开，放入所有原材料。

4.以中小火煲3小时，起锅前加入盐调味，撒上葱花即可。

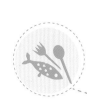

孕吐：
小妙招解决大问题

在孕早期，将近一半的准妈妈会出现食欲不振、轻度恶心、呕吐、头晕、倦怠等症状，称为早孕反应。早孕反应是一种生理现象，一般对生活与工作影响不大，不需特殊治疗，多在妊娠12周前后会自然消失。

孕吐期间准妈妈该怎么吃

1. 在口味上可以尽量选取自己想吃的东西，还要尽量减少每次进食的量，少食多餐。

2. 多喝水，多吃富含维生素的食物，以防止便秘，因为便秘会加重早孕反应。

3. 尽可能多地变换就餐环境，这样能激发食欲。

4. 多吃一些较干的食物，如烧饼、饼干、烤馒头片、面包片等。如果孕吐严重，多吃蔬菜、水果等偏碱性的食物，以防酸中毒。

5. 多吃蛋白质食物（低脂餐、海产、蛋、豆类）。

6. 姜可缓解孕吐。将鲜姜片含于口中，也可在饮水或牛奶时，冲入鲜姜汁，均可缓解恶心的症状。

7. 多吃苹果。孕吐较重时的饮食应以富于营养、清淡可口、容易消化为原则，所吃食物先简单后多样化，尽可能照顾准妈妈的饮食习惯和爱好。孕吐吃苹果，一方面可补充水分、维生素和必

需的矿物质，同时又可调节水及电解质平衡。

8. 避免吃过于油腻、油炸、味道过重的食物，它们会造成准妈妈恶心或心悸。

9. 避免咖啡、浓茶、薄荷。这些刺激性强的东西不仅对胎儿无益，还会增加早孕反应，所以准妈妈应尽可能远离。

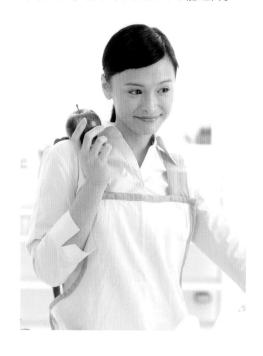

⊕ 放松心情可以缓解孕吐

孕吐有时也由精神不安导致。如在不想要宝宝而妊娠时，以及与丈夫出现不和时，或者孕吐得很厉害，但得不到家人的理解和照顾等情况下，准妈妈精神不安或出现精神压力，孕吐也会随之加重。孕吐是正常现象，只要在正常范围内，不用担心会给胎儿造成不良影响。了解一些相应的科学知识，多与周围的准妈妈交流，相互学习，解除心理压力。也可以多和自己的体检医生交流，把自己的情况告诉医生，如果有必要应接受相应治疗。

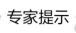

专家提示

注意防治妊娠剧吐

妊娠剧吐是指少数孕妇早孕反应严重，恶心、呕吐频繁，不能进食。妊娠剧吐是一种病理情况，会影响准妈妈的身体健康，并造成胎儿生长发育不良，甚至威胁到母婴生命安全。

延伸阅读：妊娠恶阻

恶阻是指在妊娠早期，出现以恶心呕吐、头晕厌食或入食即吐为特征的一种病症，是妊娠早期最常见的疾病之一。

本病与饮食关系密切。饮食治疗及饮食宜忌对本病的治疗具有重要作用。

【一般饮食宜忌】宜清淡饮食，多食水果，以顾护脾胃；宜少食多餐，以顾脾胃；宜多品种、多花色，注意菜肴的色香味形，以促进食欲；不宜油腻及甜食，以免伤损脾胃，加重病情；呕吐严重者应暂禁食，以免刺激肠胃。

妊娠妇女常见病——妊娠恶阻的辨证施膳如下。

（一）脾胃虚弱证

【主要表现】恶心呕吐，吐出清涎，不思饮食，神疲思睡，舌淡苔白，脉滑无力。

【食疗原则】健脾和胃，降逆止呕。

【食疗食物】紫苏叶、生姜、砂仁、陈皮、茯苓、扁豆等。

【食疗食谱】

1.紫苏生姜汤：紫苏叶、生姜，调味煮汤食。用于妊娠恶阻，呕吐清涎。

2.缩砂散：缩砂仁研末、姜汁、米汤，调食。用于妊娠胃虚气逆，呕吐不食。

3.砂仁鲫鱼汤：砂仁、茯苓、扁豆、鲫鱼，煮汤食。用于妊娠呕吐清涎，神疲思睡。

【饮食宜忌】

1.宜多饮盐开水及米汤，以顾护脾胃。

2.不宜吃生冷及寒性食物，以免损伤脾胃。

（二）肝胃不和证

【主要表现】呕吐酸水或苦水，或食入即吐，频频嗳气，胸闷胁胀，舌淡苔黄，脉象弦滑。

【食疗原则】抑肝和胃，降逆止呕。

【食疗食物】陈皮、乌梅、甘蔗、麦芽、粟米、柠檬等。

【食疗食谱】

1.蔗姜饮：甘蔗汁、生姜汁，和匀饮用。用于妊娠呕吐。

2.粟米粥：粟米煮粥食。用于妊娠呕吐、心中烦热。

3.乌梅饮：乌梅、麦芽、陈皮，煮汤食。用于肝气横逆，嗳气频作。

【饮食宜忌】

1.宜多食蔬菜，可疏利肠胃。

2.不宜食辛辣刺激性食物，以免损伤脾胃。

（三）痰浊内阻证

【主要表现】恶心呕吐，吐出痰涎，胸脘满闷，口中黏腻，舌苔白腻，脉细弦滑。

【食疗原则】燥湿化痰，和胃降逆。

【食疗食物】陈皮、茯苓、生姜、鲤鱼、砂仁、萝卜等。

【食疗食谱】

1.陈皮粥：陈皮研末、粳米，煮粥食。用于妊娠恶阻，胸脘满闷，食欲不振。

2.蒸砂仁鲤鱼：砂仁研末、鲤鱼，蒸食。用于妊娠呕吐。

3.陈皮炒鸡蛋：陈皮、生姜、鸡蛋，炒食。用于妊娠呕吐，痰多苔腻。

【饮食宜忌】同恶阻饮食宜忌。

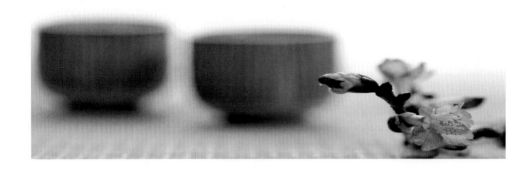

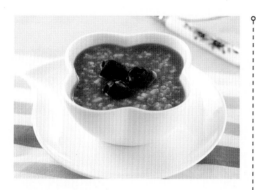

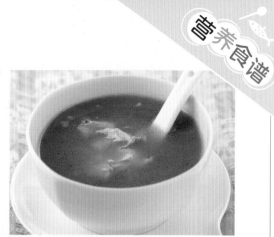

大枣生姜粥

材料： 大米100克，大枣50克，老生姜1块。

调料： 红糖2大匙。

做法

1.大米洗净泡水1小时；老生姜拍碎。

2.老生姜加3碗水煮出味。

3.锅内加入姜汁、大枣、大米和适量水，用小火慢慢炖煮至粥稠。

4.再加入红糖煮10分钟即可。

蛋醋止呕汤

材料： 鸡蛋2个。

调料： 葱花少许，米醋半杯，白糖1小匙。

做法

1.将鸡蛋磕入碗中，搅匀，加入白糖、米醋，再搅匀。

2.将锅置于火上，加入清水适量，用大火煮沸。

3.将鸡蛋倒入锅中，煮沸后撒上葱花即可。

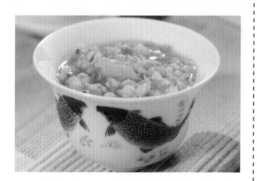

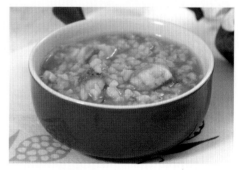

麦冬粥

材料： 鲜麦冬汁50毫升，鲜生地汁50毫升，生姜10克，粳米50~100克。

做法

先将粳米及生姜煮熟，再下麦门冬汁与生地汁调匀，煮成稀粥。

白术鲫鱼粥

材料： 白术10克，鲫鱼30~60克，粳米30克。

做法

鲫鱼去鳞及内脏，白术洗净先煎汁100毫升，然后将鱼与粳米煮粥，粥成入药汁和匀，根据口味入盐或糖。

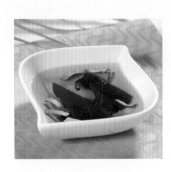

紫苏陈皮萝卜汤

材料：紫苏、陈皮各3克，白萝卜片（干品）5克，红糖1匙。

做法

1.将紫苏、陈皮、白萝卜片、红糖同入锅，加水1碗，以武火煮沸后，改用文火煎至半碗，去渣取汤。

2.趁热饮服。每日1次，连服3日。

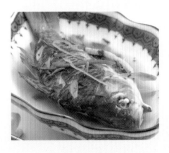

砂仁蒸鲫鱼

材料：鲜鲫鱼250克，砂仁5克。

做法

将砂仁研成粉末；鲜鲫鱼去鳞、肠杂；将酱油、盐、砂仁末搅匀，放入鲫鱼腹中，用淀粉封住刀口，放在盘上盖严，上笼蒸熟。

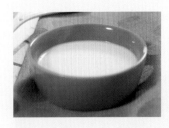

姜汁牛奶

材料：鲜牛奶200毫升，生姜汁10毫升，白糖20克。

做法

将鲜牛奶、生姜汁、白糖混匀，煮沸后即可。

服法：温热服，每日2次。

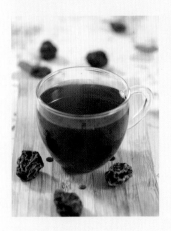

丁香酸梅汤

材料：乌梅100克，山楂20克，陈皮10克，桂皮30克，丁香5克，白砂糖500克。

做法

1.将乌梅、山楂择选洗净后，逐个拍破，同陈皮、桂皮、丁香一道装入纱布袋中扎好。

2.锅中加水500毫升，放入纱布袋，用文火烧沸，再转小火熬约30分钟。

3.取出药包，静置15分钟，滤出汤汁，加白砂糖溶化即成。可做饮料随服。

李宁详解孕产期饮食营养

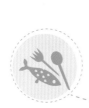

疲劳：
吃对食物精神好

在孕早期，不少准妈妈会感到非常疲惫，总是处在一种比较困倦的状态中，这是正常的。

🦴 孕期疲劳的原因

在孕前期，受到生理变化的影响，准妈妈会出现恶心、呕吐等肠胃症状及尿频的现象。因此，有些准妈妈容易有睡眠中断的情况，也就会有倦容、病容的体态出现。

进入怀孕中期后，准妈妈不舒服的情况会稍稍改善，不过随着怀孕周数的增加、新陈代谢的加快，需要消耗更多的能量，这段时间对仍然坚持工作的准妈妈而言，特别容易疲劳；其次，腰酸背痛、胎动等也会让准妈妈深感疲倦。

到了怀孕后期，由于生产时间临近，准妈妈开始担心生产、胎儿健康状况等问题，这些因素加重了准妈妈的心理负担，也是造成准妈妈疲倦的主要原因之一。

🦴 吃对食物可缓解孕期疲劳

1. 均衡饮食。食物具有消除疲劳、提振精神、舒缓压力等功用。健康的饮食结构应该由蔬菜、水果、粗细粮搭配的主食、脱脂牛奶和瘦肉、蛋、豆类等食物构成，合理的饮食会让准妈妈觉得更有精力。必要时还得配合特殊的饮食。例如，有些准妈妈会出现生理性的贫血，就得额外增加铁质的摄取。

2. 补充B族维生素。适当地补充矿物质，如钙、铁及充足的维生素等能舒缓身体的不适，其中又以B族维生素最具有消除疲劳的功效。含有B族维生素的食物有：蛋、奶酪、全谷类、豆类、海产类、瘦猪肉、奶类、酵母粉、绿色蔬菜、坚果类等。

3. 避免摄取油炸类食物。准妈妈应该避免摄取过多油炸类、淀粉类、精制的糖类、酒、咖啡等，因为这些食物都会增加准妈妈的身体负担，让疲劳更为严重。当然，在整个孕期也要避免增加过多的体重，因为肥胖也是导致疲劳的主要原因之一。另外，准妈妈每天还需要喝足量的水，确保身体不会脱水。

李宁详解孕产期饮食营养

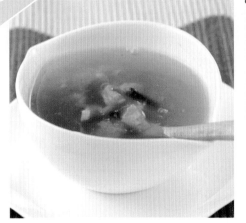

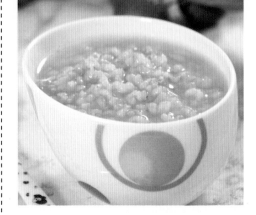

橘子羹

材料： 橘子200克。

调料： 白砂糖50克，淀粉2大匙。

做法

1.将橘子剥掉外皮，去籽，切成小块备用。

2.将锅置于火上，加入2杯清水烧开，加入橘子和白糖，再次煮开，用水淀粉勾芡即可。

参麦粥

材料： 党参30克，麦冬15克，五味子10克，粳米100克。

做法

1.将党参、麦冬、五味子加适量水煎煮50分钟，滤汁去渣。

2.加入粳米及适量水，同煮成粥。

大枣山药汤

材料： 山药丁250克，枸杞子50克，制首乌30克，大枣12枚。

调料： 冰糖适量。

做法

1.将制首乌放入纱布袋中，与大枣一同放入锅中；加入适量水浸泡2小时，再熬煮1～2小时，待熟后去除纱布袋。

2.加入枸杞子及山药，煮滚约5分钟，熄火后泡约15分钟；最后加入冰糖，即可食用。

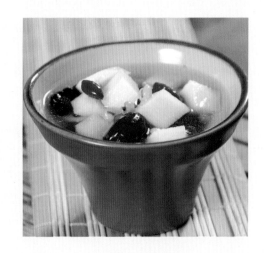

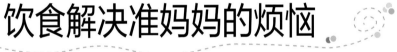

尿频：
饮食解决准妈妈的烦恼

　　频繁有尿意常常是确定怀孕的一个标志，甚至有很多人是在发现尿频而去医院检查的时候才发现自己怀孕的。多数准妈妈都被尿频所扰。整个怀孕过程中，孕早期和孕晚期最容易发生尿频现象。

孕期尿频的原因

　　怀孕前3个月，准妈妈特别容易感到尿频，主要是因为子宫慢慢变大时，造成骨盆腔内器官相对位置的改变，导致膀胱承受的压力增加，使其容量减少，即便有很少的尿也会使准妈妈产生尿意，进而发生尿频；同时研究表明，身体中激素分泌的改变也是尿频的原因之一。到了孕期的第4个月，由于子宫出了骨盆腔进入腹腔中，膀胱所受压力减轻，尿频症状就会慢慢地减轻。

　　进入孕晚期，由于胎头下降进入骨盆腔，使得子宫重心再次重回骨盆腔内，膀胱受压症状再次加重，尿频的症状就又变得较明显，甚至很多准妈妈一用力就容易有尿液从尿道渗出。妊娠晚期尿频是胎头下降到盆腔的标志，应到医院检查是否临产。

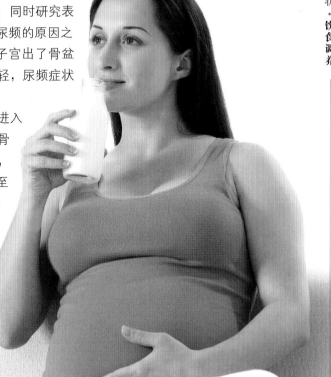

怎样对付恼人的孕期尿频

1. 准妈妈首先要消除顾虑，不要因为尿频而苦恼，这样不仅准妈妈的心情不好，还会影响宝宝的身体发育。有了尿意应及时排尿，切不可憋尿。有的人会因为憋尿时间太长而影响膀胱功能，以致最后不能自行排尿，造成尿潴留，需要到医院行导尿术。

2. 忌食辛辣刺激食物及肥甘厚味的食物。

3. 平时要适量补充水分，但不要过量或大量喝水，临睡前1～2小时内最好不要喝水。睡觉时建议采取左侧卧位，这个姿势对于大腹便便的准妈妈来说，也是最舒适的。

4. 加强肌肉力量的锻炼，多做会阴肌肉收缩运动，不仅可收缩骨盆肌肉以控制排尿，也可减少生产时产道的撕裂伤。

5. 孕期应注意保持外阴部的清洁。每日要换洗内裤，用温开水清洗外阴部，至少1～2次。还要节制性生活。

6. 如果觉得晚上老是起夜麻烦，除在临睡前尽量少喝水外，还有一个减少排尿次数的方法，就是排尿时身体向前倾，可以彻底排空膀胱。

警惕病理性尿频

虽然说尿频是孕期正常的生理现象，但是，也不要因此而忽略了病理的征兆！怀孕后，由于输尿管和膀胱的移位，使尿液积聚在尿路里，让细菌易于繁殖。如果有小便次数增加，白天解尿超过7次，晚上解尿超过2次以上，且解尿间隔在2个小时以内；小便时伴有尿急、尿痛、发热、腰痛等现象并且总觉得尿不干净；尿液浑浊，甚至出现血尿；出现多渴、多饮、多尿"三多症状"。需引起准妈妈足够的重视，这说明出现了尿路感染、发炎等症状，也就是所说的病理性尿频，需要及时就医治疗。

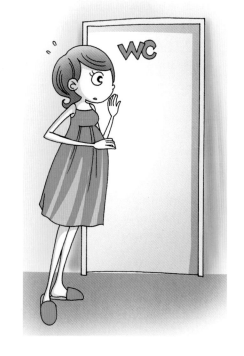

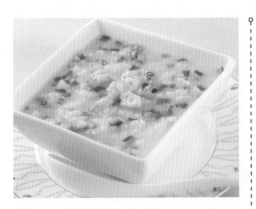

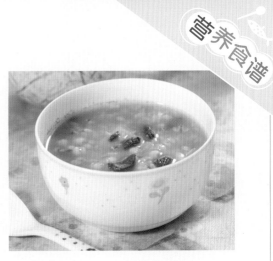

鲜虾韭菜粥

材料： 粳米100克，鲜韭菜50克，生虾50克。

调料： 盐小半匙，姜、葱各1大匙。

做法

1.粳米淘洗干净，用水浸泡45分钟；生虾洗净，去皮，挑除沙线。

2.韭菜用水洗净，切细待用。

3.粳米入锅，加水适量煮粥，待粥将熟时，放入虾仁、韭菜、葱、姜及盐。

4.煮至虾熟米烂即可。

猪肾粥

材料： 猪腰100克，大米100克。

调料： 盐少许，姜末、葱花各适量。

做法

1.将猪腰洗净，剖成两半，切去中间的白膜和腺腺，片成片备用；大米洗净备用。

2.将锅置于火上，注入适量清水，放入猪腰，加入姜末、葱花煮开。

3.将大米倒入锅内，先用大火烧开，再用小火煮30分钟，调入盐即可。

糯米草莓绿豆粥

材料： 草莓200克，糯米200克，绿豆50克。

调料： 白糖适量。

做法

1.将绿豆淘洗干净，用清水浸泡4个小时左右备用；草莓洗净，摘去蒂，切成小块备用。

2.将糯米淘洗干净，与泡好的绿豆一起放到锅里，加入适量清水，用大火煮开，再用小火煮至米粒开花、绿豆酥烂。

3.加入草莓、白糖，搅拌均匀，稍煮一会儿即可。

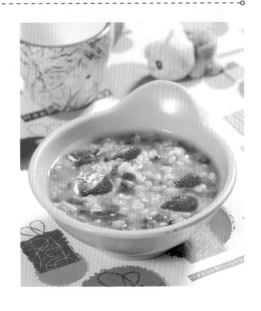

先兆流产：
安全度过危险期

先兆流产表现为：怀孕后至孕28周前出现阴道流血，一般出血量较少或仅仅为血性白带，可历时4～5天或一周以上。根据流血量和积聚在阴道内的时间不同，颜色可为鲜红色、粉红色或深褐色。在流血出现后数小时至数天，可伴有轻度下腹坠痛或胀感。在孕12周以后可感到阵发性的下腹痛。

先兆流产的治疗建议

准妈妈发现自己有先兆流产的迹象应尽快到医院检查，以明确病因和胎儿的状况，但要尽量减少不必要的阴道检查，以减少对子宫的刺激。如妊娠反应阳性，结合体温和B超检查认为适合保胎时，应在医生的指导下进行保胎治疗；如阴道出血量多于月经量，或其他检查查明胎儿已死亡或难免流产，应尽早终止妊娠，防止出血及感染。

先兆流产的护理原则

1. 住院治疗。

2. 卧床休息，居室应安静。

3. 做好心理护理。准妈妈会因此产生焦虑、恐惧、紧张等不良情绪，易加速流产，要多疏导以消除顾虑，保持心情舒畅以利安胎。

4. 保持大便通畅，防止便秘，以减轻腹压。

5. 防寒保暖，预防感冒；禁用妊娠禁忌药物；妊娠3个月内勿抬重物，勿攀高，勿远游，避免疲劳，以免伤胎；避免性生活。

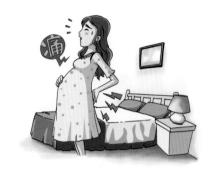

延伸阅读：胎动不安

胎动不安是以胎动下坠、腰酸腹胀或伴有少量出血为特征的一种病症。若仅有少量出血而无其他不适者，称为胎漏。西医学中属于先兆流产。

本病由于孕妇素体虚弱、先天肾气不足及阴虚阳盛，冲任不固，不能摄血养胎所致。主要有气血虚弱证、肾气虚弱证及阴虚血热证。

本病轻者，可单用食治；重者，需配合药物治疗。

【一般饮食宜忌】宜补益饮食，以加强营养，增强体质；不宜摄入辛热动火类食物，以免伤损胎元。

妇女胎动不安的辨证施膳如下。

（一）气血虚弱证

【主要表现】胎动下坠，少量下血，色淡质稀。神疲肢倦，面色苍白，头昏心悸，舌淡苔薄，脉滑无力。

【食疗原则】补气养血安胎。

【食疗食物】人参、大枣、母鸡、阿胶、海参、鲤鱼、鲈鱼、葡萄、水牛肉、艾叶等。

【饮食宜忌】

同胎动不安的一般饮食宜忌。

（二）肾气虚弱证

【主要表现】孕后出血，头昏耳鸣，腰酸腹胀，尿频清长，曾有滑胎，舌淡苔白，脉象沉弱。

【食疗原则】补肾安胎。

【食疗食物】人参、鹌鹑、鸽蛋、海参、桑葚、莲子、山药、核桃仁、枸杞子等。

【饮食宜忌】

1.宜温补饮食，以利补益肾气。

2.不宜摄入寒滑类食物，以免伤损肾气。

（三）阴虚血热证

【主要表现】胎漏下血，血色鲜红，胎动下坠，小腹疼痛，心烦不安，口干口渴，小便短赤，大便秘结，舌红苔少，脉象弦滑。

【食疗原则】滋阴清热，养血安胎。

【食疗食物】鸡蛋、鸡肝、枸杞叶、山药、粟米、藕、黑木耳等。

【饮食宜忌】

1.宜摄入清补食物，以利滋阴清热。

2.不宜摄入肥腻类食物，以免助生内热。

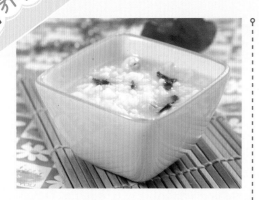
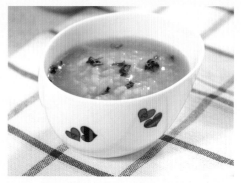

李宁详解孕产期饮食营养

莲子芋肉粥

材料： 莲子肉、山芋肉各60克，糯米、白糖适量。

做法

先将莲子肉、山芋肉用水泡，再入粳米煮粥，粥熟调入白糖，稍煮即可。

功效解读

补肾安胎，适用于先兆流产。莲子有清心醒脾、补脾止泻、养心安神明目、补中养神、健脾补胃、止泻固精、益肾涩精止带的功效，能滋补元气：可治心烦失眠，脾虚久泻，大便溏泄，久痢，腰疼，妇人赤白带下。还可预防早产、流产、孕妇腰酸。

养胎粥

材料： 阿胶18克，龙骨6克，艾叶3克，糯米60克。

做法

阿胶炙黄，捣为末；龙骨、艾叶捣为末，加水适量，共煮为粥。

功效解读

可补血滋血，止血安胎，温经止痛，适用于寒性腹痛、月经过多、崩中漏下、胎动不安等症。阿胶为传统中药，有滋阴补血、安胎的功用，可治血虚、虚劳咳嗽、吐血、便血、妇女月经不调等，对虚劳贫血、肺痿咯血、胎产崩漏等症有良好疗效。

菟丝子黑豆糯米粥

材料： 糯米100克，黑豆50克，菟丝子30克。

做法

1.黑豆洗净，用清水浸泡一晚；糯米淘洗干净。

2.将菟丝子用纱布包好，与黑豆、糯米一起入锅。

3.加水适量，共煮成粥即可。

莲子葡萄干汤

材料： 莲子90克，葡萄干30克。

做法

将莲子去皮、心，洗净，与葡萄干同装入陶瓷罐里，加水700～800毫升，用旺火隔水炖至莲子熟透即可。

功效解读

此汤能补气益肝，安胎，适用于胎动不安（脾肾虚型）。莲子有清心醒脾、补脾止泻的功效。

素烩腰花

材料：小黄瓜2根，干香菇6朵。

调料：生粉、猪油、姜片、葱汁、高汤、香油、鲜味露各适量。

做法

1.香菇泡软，洗净后去除蒂梗，从香菇内面斜切十字形；黄瓜斜切成薄片状备用。

2.将香菇水分略挤干后，沾满生粉，再将其卷在筷子上成圆筒状，切花的部分须露向外侧。所有香菇卷好备用。

3.将猪油烧热，倒入卷好的香菇卷炸约3分钟，捞出。将油倒出。

4.姜片放入锅中爆香后，倒入炸好的香菇卷，加葱汁、高汤及鲜味露，以小火煮至汤汁收干，淋入香油，盛在铺排了黄瓜片的盘上即可。

党参腰花汤

材料：党参25克，猪腰1对，黄豆芽150克。

调料：姜1块，高汤3碗，麻油1大匙，盐1/2小匙。

做法

1.猪腰对半剖开，切去里面的白色筋条，交叉切花，切成块状（或不切花纹，直接切片）。

2.老姜切丝；黄豆芽洗净；党参洗净。

3.高汤倒入煲锅内，加入党参，中小火煮滚。

4.待汤滚投入黄豆芽，最后再加入腰花，至汤再滚时熄火。

5.盖上锅盖焖3~5分钟，待腰花熟透，撒上姜丝即可食用。

燕窝养血安胎汤

材料：鸡1只，燕窝10克，姜2片，菟丝子、阿胶各20克。

调料：盐适量。

做法

1.鸡洗净，放入滚水中煮3分钟，取出放入炖盅内待用；燕窝浸2~4小时待用。

2.菟丝子放入煲汤袋中，放瓦煲内，注入清水，煎30分钟。

3.将煎汁加入炖盅内，再放入姜片及阿胶，加盅盖隔水炖两个半小时。

4.再放入燕窝炖半小时，下盐调味，即可趁热食用。

功效解读

此汤具有养血安胎的作用。准妈妈若有先兆流产，怀孕后食欲不振、腰痛或下腹坠胀等现象，可吃此汤养血安胎。

阿胶鸡蛋汤

材料：阿胶10克，鸡蛋1个。

调料：食盐适量。

做法

阿胶用水1碗烊化，鸡蛋调匀后加入阿胶水煮成蛋花即成。

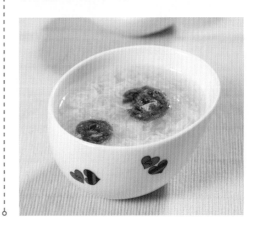

妊娠牙龈炎：
牙好才有好胃口

有些准妈妈怀孕以后，牙龈常出血；有的准妈妈出现全口牙龈浮肿，齿间的牙龈头部还可能有紫红色、蘑菇样的增生物。只要轻轻一碰，脆软的牙龈就会破裂出血，出血量也较多，且难以止住，这就是困扰不少准妈妈的妊娠牙龈炎。准妈妈妊娠牙龈炎的发生率约50%。妊娠期牙龈炎一般在怀孕后2~4个月出现，分娩后则消失。若妊娠前已有牙龈炎存在，妊娠期多会使症状加剧。

妊娠牙龈炎的饮食调理

保证准妈妈充足的营养。妊娠期的母体比平时更需要营养物质，以维护包括口腔组织在内的母体的全身健康。

挑选质软、不需多嚼和易于消化的食物，以减轻牙龈负担，避免损伤。

多食富含维生素C的新鲜水果和蔬菜，或口服维生素C片剂，以降低毛细血管的通透性。

多喝牛奶，吃含钙丰富的食品。

注意口腔保健

定期口腔检查。在孕前、孕早期、孕中期和孕晚期都要及时进行口腔检查，以及时获得必要的口腔保健指导，使已有的口腔疾患得到及时治疗。

勤刷牙。每次进食后都用软毛牙刷刷牙。注意顺牙缝刷，尽量不碰伤牙龈，不让食物碎屑嵌留。食物残渣发酵产酸，有利于细菌生长，会破坏牙龈上皮，加剧牙龈炎症状。

用药。对于病情严重的准妈妈，如牙龈炎红肿、增生肥大、牙龈袋溢脓时，可用1%过氧化氢和生理盐水冲洗、局部放药、漱口等方法，避免口服用药。

专家提示

刷牙是清除牙齿和口腔内细菌、预防龋齿和控制妊娠牙龈炎最有效、最容易掌握的自我保健方法。准妈妈刷牙一定要选择保健牙刷。保健牙刷的特点是：刷头小，在口内转动灵活；刷毛细软，可进入牙间隙，且不损伤牙龈和牙齿；刷毛磨圆，不刺激牙龈；刷柄形态便于把握。牙刷通常应当是毛束2~4排，每排6~8束毛，毛束一样长，刷头短且窄，刷毛较软。

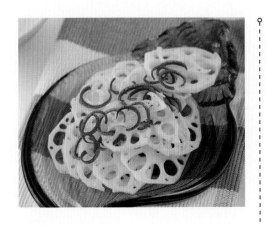

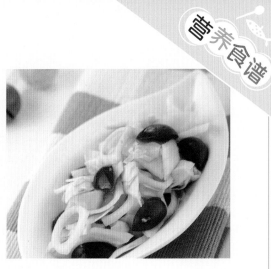

红椒拌藕片

材料：红椒2个，白嫩莲藕200克。

调料：姜、白糖、香油、香醋、盐各适量。

做法

1.先将莲藕、红椒及生姜清洗干净，莲藕去皮切成薄片。

2.莲藕先不要散开，直接装入一个器皿中，放盐并加凉开水浸泡至软，取出后装盘。

3.红椒去子、去蒂后切丝，装入莲藕片盘中；生姜切细丝。

4.把白糖、香醋及姜丝一起撒在藕片和红椒丝上，略腌一会儿，淋上香油拌匀即成。

蔬菜沙拉

材料：圆白菜100克，西红柿1个，黄瓜半根，青椒1个，洋葱小半个。

调料：柠檬汁1大匙，蜂蜜、盐各适量，香油少许。

做法

1.把所有准备好的材料分别洗净。圆白菜、西红柿、黄瓜均切块备用；青椒、洋葱切圈备用。

2.把切好的材料搅拌均匀，放在盘中备用。

3.把所有的调味料（盐、柠檬汁、蜂蜜）混合均匀，淋在蔬菜上，再淋上香油即可。

山药西红柿粥

材料：大米100克，西红柿100克，山药50克。

调料：盐、鸡精各适量。

做法

1.大米淘洗干净，备用；把山药润透，洗净切片。

2.西红柿洗净，切牙状。

3.把大米、山药同放锅内，加适量水和盐，置旺火上烧沸。

4.小火煮30分钟后，加入西红柿，再煮10分钟即成，出锅加鸡精调味。

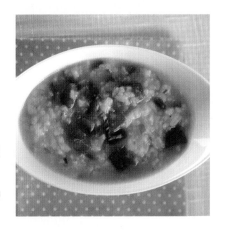

妊娠糖尿病：
饮食原则把握好

准妈妈患糖尿病的情形有两种。一种是怀孕前就有糖尿病，另一种是怀孕后才出现的糖尿病。妊娠糖尿病指的是后者。多出现在孕20~24周之后，发生率为3%~6%。

妊娠糖尿病诊断要点

目前妊娠期糖尿病的诊断通过75克 OGTT（口服葡萄糖耐量试验）来进行。

较常用的方法为在妊娠24~28周口服75克葡萄糖，测定空腹、服糖后1小时、服糖后2小时血糖。正常值分别为不超过5.1毫摩尔每升、10.0毫摩尔每升、8.5毫摩尔每升。三者中任何一个血糖值高于上述值即诊断为妊娠糖尿病。

妊娠糖尿病预防方法

预防妊娠期糖尿病最有效的方法是控制好体重，避免孕期肥胖。肥胖的孕妇糖尿病的发生率更高。

此外，在饮食上应注意尽量不要多吃甜食，以免增加胰腺的负担。

还要经常进行运动，保持正常的肌肉比例，避免脂肪在体内过多的贮存。

保证充足的睡眠，尽可能避免过多的精神压力。

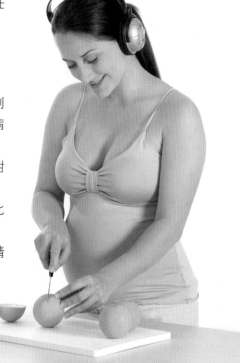

患妊娠糖尿病的准妈妈饮食原则

摄取正确糖类

糖类的摄取是为提供热量、维持代谢正常，并避免酮体产生。不应误以为不吃淀粉类可控制血糖或体重，完全不吃主食是不可取的；应尽量避免加有蔗糖、砂糖、果糖、葡萄糖、冰糖、蜂蜜、麦芽糖等含糖饮料和甜食，以避免餐后快速的血糖增加。

注重蛋白质摄取

如果在孕前已摄取足够营养，妊娠初期不需增加蛋白质摄取量，妊娠中期、后期每天需增加蛋白质的量分别为15克、30克。其中，一半需来自高蛋白质的食物，如蛋、牛奶、深红色肉类、鱼类及豆浆、豆腐等黄豆制品。最好每天喝两杯牛奶，以获得足够钙质，但千万不可以把牛奶当水喝，以免血糖过高。

增加膳食纤维摄入

膳食纤维可延缓糖的吸收，降低血糖、血脂等，糖尿病患者每日膳食纤维摄入量以30克左右为宜。荞麦面、燕麦面、玉米面以及大豆等粗杂粮，都含有较多的微量元素、维生素、膳食纤维，对改善葡萄糖耐量、降低血脂有良好的作用。

减少食盐摄入

糖尿病患者每天食盐摄入量应控制在6克以内。

注意餐次分配

为维持血糖值平稳及避免酮血症的发生，餐次的分配非常重要。一次进食大量食物会造成血糖快速上升，且母体空腹太久时，容易产生酮体。所以建议少量多餐，将每天应摄取的食物分成5~6餐。特别要避免晚餐与隔天早餐的时间相距过长，睡前也可以不从一些食物。

注意热量需求

妊娠初期不需要特别增加热量，中、后期可以依照孕前所需的热量，每天再分别增加300千卡和450千卡。由于体重减轻可能使母体内的酮体增加，对胎儿造成不良影响，故怀孕期间不宜减重。

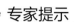

专家提示

如果准妈妈已经出现尿糖阳性，也不要过分紧张，应在医生的指导下，适当控制饮食或者用药，并加强对胎儿的监护，在现代医学条件下，即使准妈妈患糖尿病也能生一个健康的宝宝。

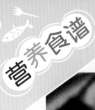
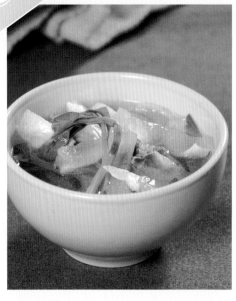

洋葱牛筋骨汤

材料： 牛肋骨200克，牛筋100克，洋葱1个，菠菜50克，枸杞子少许。

调料： 盐适量，胡椒粉少许。

做法

1.将牛肋骨洗净斩块；牛筋洗净切成长条。

2.将洋葱洗净，对切成4大瓣；菠菜洗净后切段备用。

3.起锅烧水，水滚沸后放入牛肋骨、牛筋、洋葱和枸杞子，待再次滚沸时，转小火继续煮。

4.约40分钟后，放进菠菜，加盐调味即成。

玉鸽汤

材料： 白鸽1只，山药30克，玉竹20克。

调料： 盐3克。

做法

1.白鸽宰杀后去毛、肠杂及爪，洗净切块备用。

2.将山药、玉竹洗净，与白鸽同放入砂锅内，武火煮沸，改文火炖煮熟透，吃肉喝汤。

橙皮黄瓜片

材料： 黄瓜2根，橙皮1块。

调料： 苹果酱2大匙。

做法

1.黄瓜洗净去皮，切长片。

2.橙皮洗净，切成细丝，放入黄瓜片中间，整齐地摆放盘中。

3.将苹果酱浇在上面，即可上桌食用。

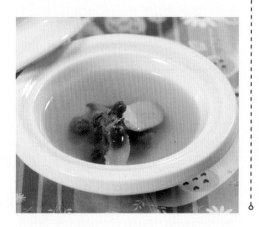

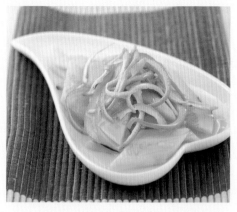

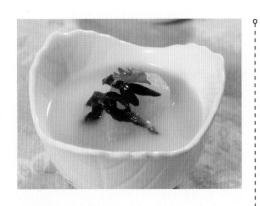

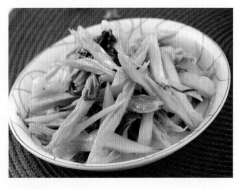

白萝卜煲羊肉

材料：白萝卜1根，羊肉200克，猪脊骨150克，猪瘦肉100克，枸杞子少许。

调料：盐、葱花、生姜、鸡精各适量。

做法

1.先将猪脊骨、猪瘦肉、羊肉斩块，萝卜去皮洗净，切块备用。

2.用砂锅烧水，待水沸时，放入猪脊骨、猪瘦肉、羊肉，滚去表面血渍倒出，用清水洗净。

3.用砂锅重新装水放在炉上大火煲滚。

4.放入猪脊骨、猪瘦肉、白萝卜、羊肉、老姜、枸杞子，煲3小时。

5.调入盐、鸡精，撒上葱花即可食用。

腐竹炒油菜

材料：油菜400克，腐竹50克，枸杞子少许。

调料：葱花、姜末、糖、盐、植物油各适量。

做法

1.将泡好的腐竹切成柳叶形。

2.油菜择洗干净，控干水分备用。

3.炒锅内放入少许的油，待油温五成热时放入葱花、姜末，爆炒出香味。

4.放腐竹翻炒之后放入油菜，放入适量糖和盐翻炒均匀，撒上枸杞子即可出锅。

蘑菇冬瓜汤

材料：蘑菇50克，冬瓜100克。

调料：食盐3克。

做法

1.冬瓜去皮、去瓤，切成薄片；蘑菇洗净切丝。

2.将冬瓜和蘑菇加水同煮，将熟时加盐即成。

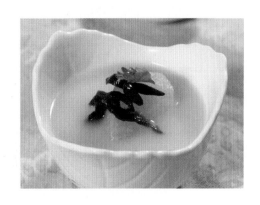

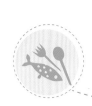

缺铁性贫血：
拒绝孕期最常见的病

> 缺铁性贫血是准妈妈最常见的问题之一。在孕早期，该病的发生率大约为10%，到了孕中期，发生率可达38%，而到了孕晚期，发生贫血的概率可能还会更高。

缺铁性贫血的原因及危害

在妊娠期，很多准妈妈由于早孕反应严重，经常呕吐，没有胃口进食，营养跟不上，致使造血功能变差，再加上胎儿在准妈妈腹中一天天长大，需要的养分越来越多，吸收了准妈妈体内相当一部分的造血物质——铁。所以，准妈妈特别容易出现缺铁性贫血。

缺铁性贫血发生以后，轻度贫血对准妈妈影响不大，重度贫血可使胎盘缺氧而发生早产或死胎。而且，贫血准妈妈所生的宝宝体重轻，日后发生贫血的可能性很大。此外，贫血的准妈妈容易并发妊娠高血压综合征、产后大出血、感染及休克等，贫血还会危及心脏安全。

缺铁性贫血准妈妈的饮食调理

1. 多吃含铁量高的食物。肝、腰、肾、红色瘦肉、鱼、动物血、蛋等都含铁较为丰富；许多蔬菜含铁质也很丰富，如黑木耳、紫菜、发菜、荠菜、黑芝麻、莲藕粉等。

2. 常吃富含维生素C的食物。维生素C可以帮助铁质的吸收，也能帮助制造血红素，所以维生素C的摄取量也要充足。水果中有很多富含铁和维生素C，如柠檬、橘子、樱桃、荔枝、草莓等，多吃这些水果能使机体对食物中铁的吸收率增加。

3. 多吃高蛋白食物。高蛋白饮食可促进铁的吸收，也是合成血红蛋白的必需物质，如肉类、鱼类、禽蛋等。

4. 多吃含钙高的食物。钙可以降低磷对铁吸收的不利影响，有助于提高铁的吸收率。含钙高的食物有虾皮、鸡蛋、豆制品、紫菜等。

5. 多吃补血的食物。平时的饮食中可以多吃一些黑豆、胡萝卜、面筋、菠菜、萝卜等，这些都是补血的食物。

常见食物的铁含量(毫克／100克)

食物名称	含量	食物名称	含量
猪肝	22.6	小米	5.1
猪血	15.0	黑豆	10.5
牛肝	9.0	白菜	4.4
鸡肝	8.2	海带（干）	4.7
芝麻酱（干）	58.0	田螺	19.8
黑木耳（干）	97.4	雪里蕻	3.4
樱桃	5.0	鲜海蜇	9.0
油菜	7.0	面粉	4.2

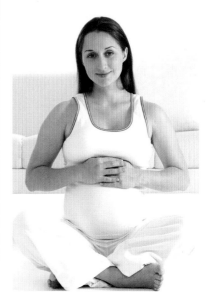

缺铁性贫血准妈妈的饮食禁忌

缺铁性贫血的准妈妈不要大量食用降低铁吸收率的含草酸、植酸、鞣酸高的食物，如苋菜、空心菜等。

牛奶不要与铁剂同时喝。患有缺铁性贫血的准妈妈，在补充铁剂时最好避开牛奶。因为牛奶可以与铁剂中的铁生成络合物，减少铁剂的吸收；同时牛奶中含有较多的钙，与铁剂中较多的铁相遇，互相影响吸收。所以牛奶不宜和铁剂同时摄入。

不宜喝茶。贫血的准妈妈最好不要喝茶，多喝茶只会使贫血症状加重。因为食物中的铁，是以3价胶状氢氧化铁形式进入消化道的。经胃液的作用，高价铁转变为低价铁，才能被吸收。茶中含有鞣酸，饮后易形成不溶性鞣酸铁，从而阻碍铁的吸收。

专家提示

对于妊娠期缺铁性贫血，关键在于预防。妊娠期间，准妈妈应加强营养，多吃含铁丰富的肉、蛋类等食物。一般准妈妈只要摄取足够的含铁食物，就不至于缺铁。

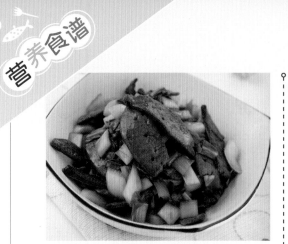

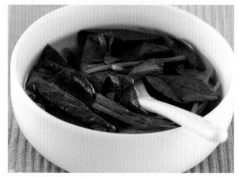

李宁详解孕产期饮食营养

猪肝炒油菜

材料： 油菜200克，猪肝100克。

调料： 酱油1大匙，葱花、姜末、盐、料酒、植物油各适量。

做法

1.将猪肝切成薄片，用酱油、葱花、姜末、料酒腌渍片刻；油菜洗净切成段，梗、叶分别放置。

2.起锅热油，放入猪肝快速翻炒后起出，备用。

3.洗锅热油，先炒菜梗，随后下油菜叶，炒至半熟。

4.放入猪肝，加适量酱油、料酒、盐，用旺火快炒均匀即成。

补血菠菜汤

材料： 菠菜250克，猪血100克，葱1根。

调料： 盐、香油各适量。

做法

1.猪血洗净、切块；葱洗净，葱绿切段，葱白切丝；菠菜洗净，切段，在沸水中焯烫一下。

2.锅中倒1小匙油烧热，爆香葱段，倒入清水煮开。

3.放入猪血、菠菜，煮至水滚，加盐调味，熄火后淋少许香油，撒上葱白即可。

豆腐猪血汤

材料： 豆腐250克，猪血（羊血、牛血也可）400克，大枣10枚。

调料： 盐、香油各适量。

做法

1.将大枣洗净，与豆腐、猪血同放入锅中，加适量水，置火上煎煮成汤。

2.出锅前加盐和香油调味即可。

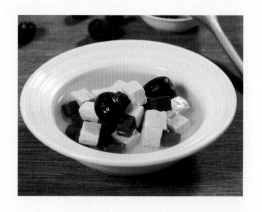

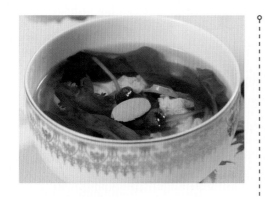

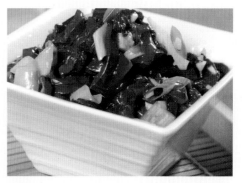

羊肝鸡蛋菠菜汤

材料：羊肝100克，鸡蛋1个，菠菜20克。

调料：料酒10毫升，生姜5克，葱10克，盐3克，素油5毫升，味精2克。

做法

1.将羊肝洗净，切片，装入容器中，打入鸡蛋搅拌均匀。

2.菠菜洗净切段，入沸水中焯烫一下；生姜切丝，葱切段。

3.将锅置武火上，倒入素油，烧七成热，放入葱、生姜爆香，加入清水适量，武火煮沸，放入羊肝鸡蛋、料酒，煮沸即放入菠菜、盐、味精，稍煮即成。

洋葱炒鸭血

材料：鸭血300克，红椒1个，洋葱1个。

调料：蒜、姜、葱、油适量，盐1小匙，水淀粉1大匙，香油、鸡精各少许。

做法

1.将洋葱、红尖椒均洗净切成丁；鸭血洗净浸泡，切成条；蒜去皮切末；姜洗净切片；葱洗净切段。

2.起锅烧水，水沸后放入姜片、红尖椒、鸭血稍煮，捞起沥干。

3.起锅热油，放入蒜末、葱段、洋葱、红尖椒、鸭血、盐炒香。

4.用水淀粉勾芡，淋上香油即成。

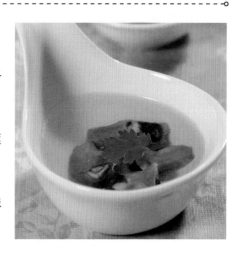

杞莲汤

材料：莲子30克，枸杞子30克，猪小肠50克。

调料：葱花5克，味精2克，酱油、香油各少许。

做法

1.先将猪小肠洗净，然后将用水浸泡过的莲子、枸杞子放入猪小肠内，两端用线扎紧。

2.加清水500毫升同煮，待猪小肠熟后，将猪肠捞出切片，拌入葱花、酱油、味精、香油即可食用。

妊娠烧心：
饮食习惯很重要

孕妇随着妊娠月份的增长，腹内压升高，易引起食管反流，即胃内的酸性物质倒流到食管下段的黏膜，出现"烧心"感，这在医学上称为"妊娠期胃烧灼症"。

🔲 妊娠烧心的表现

怀孕初期一些孕妇感觉烧心，就像呕吐、便秘一样，是某些激素使消化系统肌肉产生的松弛作用造成的。由于这种松弛作用，正常的胃酸物质更容易倒回食管里，产生一种灼热的感觉。孕妇产生烧心的概率要比呕吐小，但也影响食欲和消化吸收，必须引起注意。孕妇卧位时，横膈上抬，咳嗽、屏气和用力排便时，腹内压增高，均能使胃内容物反流增加。特别是妊娠后期，由于巨大的子宫对胃的压力增加，会使食管反流更为严重，"烧心"症状更为明显。

🔲 妊娠烧心的治疗

一般治疗和制止烧心的方法是防止或制止胃酸倒回食管。

最普通的方法是衣着要宽松柔软，睡觉时把头垫高些，坐时尽可能地挺直脊背，有助于减少食物反流。

尽量避免弯腰、劳累或便秘，这些情况都容易引起烧心。

🔲 防治妊娠烧心的饮食要求

1. 饮食上每顿饭不要吃得太多，应少吃多餐。

2. 注意合理饮食，慎食高脂肪肥腻食物、浓茶、咖啡、巧克力、芳香性调料及酸性、辛辣刺激性食物。

3. 晚餐更忌饱食，每天的最后一次进餐时间以睡觉前一两个小时为宜，以免腹内压升高。

4. 要多吃新鲜水果蔬菜，以保证大便通畅。

5. 吃饭时要精神放松，细嚼慢咽。

专家提示

一般情况下，采取本书介绍的措施后症状可以消除。如果依旧很厉害，就要到医院去检查，医生会给一些抗酸剂之类的药物帮助消除病情。一定要注意的是，不可自行滥用药物。

小麦粥

材料： 小麦30～60克，粳米100克，大枣5枚。

做法

将小麦洗净后加水煮熟，捞去小麦取汁，再加入粳米、大枣同煮，或先将小麦捣碎，同枣、米同煮粥食用。

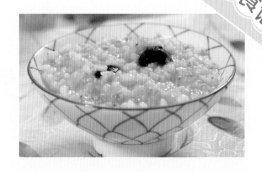

虾皮萝卜丝汤

材料： 白萝卜250克，虾皮10克。

调料： 花生油、青蒜、葱花、盐、味精、香油各适量。

做法

1.将萝卜洗净，切成极细的丝；将葱、青蒜择洗干净，切成葱花和青蒜末。

2.锅置火上，放入花生油，烧至八成热时，将葱花和萝卜丝一起放入翻炒，然后放入虾皮，继续翻炒几下，加水煮沸，用盐、味精调味，出锅前撒上青蒜末，淋入香油即成。

炒花生酥

材料： 花生仁500克，玉米粉50克。

调料： 红糖150克，清水100毫升。

做法

1.将花生仁炒酥备用。

2.把水、红糖放在锅内，用温水将红糖炒得起泡，放入花生米，随翻匀放入玉米粉面，将糖面裹匀花生仁，倒入盘内即成，晾凉食用。

功效解读

花生性味甘平，有润肺和胃之功效，其含有蛋白质、脂肪和不饱和脂肪酸及维生素C，烧心时可随时食用。

拌萝卜缨

材料： 新鲜萝卜缨400克，熟牛肉50克。

调料： 盐、味精、香油各适量。

做法

1.将萝卜缨择洗干净，切成小段放入沸水锅内略烫一下，捞出用凉开水过凉，沥干水分，放入盘内。

2.熟牛肉切成细丝，放在萝卜缨盘内，加入盐、味精、香油，食时拌匀即可。

映日荷花

材料： 鲜红番茄6个，红糖80克。

做法

1.用水果刀将一个洗净的番茄切成荷花状备用。

2.将其余番茄洗净放入开水锅中焯一下捞出，去皮，切成5毫米厚的片，呈月牙状，摆在盘内。

3.把荷花状番茄放入盘中心，撒上红糖即成。

妊娠口角炎：
缺乏维生素B₂惹的祸

妊娠口角炎的表现症状为妊娠妇女常有嘴唇黏膜水肿、皲裂、口角开裂、出血结痂，舌裂、两侧疼痛以及烧灼感。

⬚ 妊娠口角炎的原因

造成妊娠口角炎的原因之一，是孕妇缺乏维生素B_2(核黄素)。在妊娠过程中，孕妇的新陈代谢加快，加之胎儿体内的新陈代谢逐渐增加，孕妇维生素B_2的需要量增加。我国营养学会推荐轻体力劳动、非妊娠妇女维生素B_2供给量为1.2毫克／日，而妊娠妇女则应供给1.4~1.5毫克/日。根据以往的膳食调查，我国妇女维生素B_2的摄入量多在每日0.7毫克，再加上妊娠期孕妇维生素B_2需要量增加，更加重了孕妇维生素B_2的缺乏。

⬚ 妊娠口角炎饮食原则

防治孕妇唇、舌、口角炎的饮食要求是预防和纠正维生素B_2缺乏的状况，必须摄入富含维生素B_2的食品。富含维生素B_2的食品主要有牛奶、肝脏、蛋、鱼类、黄豆、乳酪、干香菇、奶粉、干裙带菜、绿叶蔬菜等。

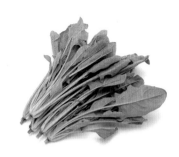

常见食物中维生素B₂含量(毫克／100克)

食物	含量	食物	含量
猪心	0.52	鳝鱼	0.95
猪肝	2.11	芹菜	0.18
牛心	0.49	荠菜	0.19
牛肝	2.30	花生	0.14
羊肝	3.57	鸡蛋	0.31
鸡肝	1.63	黄豆	0.25
鸭蛋	0.37	豌豆	0.12
牛奶	0.13	蚕豆	0.27
奶粉	0.69	葵花子	0.20
酵母	3.35	紫菜	2.07

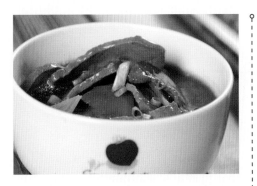

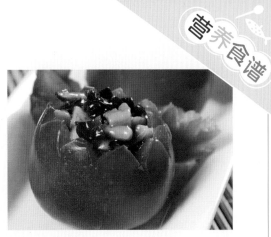

炖肝片

材料：猪肝500克，菜油、葱、生姜各适量。

调料：酱油、白糖、黄酒、水淀粉各适量。

做法

1.猪肝洗净，放入砂锅内，加水适量，煮1小时，捞出猪肝，切成小片，备用。

2.炒锅内加菜油，放入葱、生姜，稍炒一下，再放入肝片翻炒均匀。

3.另起锅放酱油、白糖、料酒少许，兑加原汤少许，收汁，勾入水淀粉（汤汁明透）。

4.将明透汤汁倒入肝片中，拌匀即成。

三鲜红茄

材料：番茄3个，冬菇100克，黑木耳少许。

调料：葱花、姜末、生粉、植物油各适量。

做法

1.将冬菇洗净，泡软后切成粒状；黑木耳水发后洗净，切成粒状；番茄挖盖，去子备用。

2.锅内放植物油，置火上用旺火烧热，放入葱、蒜爆香。

3.将木耳、冬菇粒投入锅中，炒熟后调味，用生粉勾芡，放入番茄中，盖上盖放盘中隔水蒸8分钟左右取出即可食用。

紫菜炒鸡蛋

材料：紫菜(干)40克，鸡蛋2只。

调料：盐1小匙，植物油适量。

做法

1. 将紫菜放入水中泡透，撕开成丝，沥干水分备用。

2. 将鸡蛋磕入碗中打散，与紫菜、盐，搅匀。

3. 锅内加入植物油烧至六七成热，加入鸡蛋，改用小火先将一面煎黄，再煎另一面，两面熟后即可。

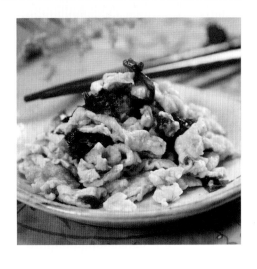

妊娠斑：
斑斑点点不再怕

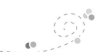

部分孕妇在妊娠4个月后，脸上出现茶褐色斑，分布于鼻梁、双颊，也可见于前额部，呈蝴蝶形，称为"妊娠斑"。不过只要皮肤的油脂分泌充足，酸碱度平衡，新陈代谢顺利，怀孕时就不容易长斑。

预防妊娠雀斑、褐斑的饮食要求

一些妇女怀孕后，脸部雀斑和褐斑十分明显，虽然无大妨碍，但却影响美容。这是妊娠后激素促进色素沉着的缘故，和乳头、乳晕变黑是一个道理，不必担心。分娩后，其颜色会逐渐变浅，不久便可以消失。为了预防和减轻雀斑、褐斑的出现，孕妇可以多吃富含优质蛋白质、维生素B、维生素C的食物。

消除妊娠斑的食物

猕猴桃 猕猴桃中的维生素C能有效抑制皮肤内多巴醌的氧化作用，使皮肤中深色氧化型色素转化为还原型浅色素，干扰黑色素的形成，预防色素沉淀，保持皮肤白皙。

提醒：脾胃虚寒的准妈妈不可以多吃，否则容易腹泻。

柠檬 柠檬中所含的枸橼酸能有效防止皮肤色素沉着。使用柠檬制成的沐浴剂洗澡能使皮肤滋润光滑。

提醒：柠檬极酸，过多食用会损伤牙齿。

各类新鲜蔬菜 各类新鲜蔬菜含有丰富的维生素C，具有消退色素的作用。如西红柿、土豆、卷心菜、花菜及瓜菜中的冬瓜、丝瓜，准妈妈也要多多食用，它们也具有非同一般的美白功效。

西红柿 西红柿红素、维生素C是抑制黑色素形成的最好武器，常吃西红柿可有效减少黑色素形成。

提醒：西红柿性寒，空腹食用容易造成腹痛。

推荐：每天用1杯西红柿汁加微量鱼肝油饮用，能令准妈妈面色红润。准妈妈还可先将面部清洗干净，然后用西红柿汁敷面，15～20分钟后再用清水洗净，对减轻黄褐斑有一定的作用。

黄豆 大豆中富含的维生素E能够破坏自由基的化学活性，不仅能抑制皮肤衰老，更能防止色素沉着于皮肤。

推荐：大豆甜汤。黄豆、绿豆、赤豆各100克，洗净浸泡后混合捣汁，加入适量清水煮沸，用白糖调味做成饮品。每日3次，对减轻黄褐斑有一定功效。

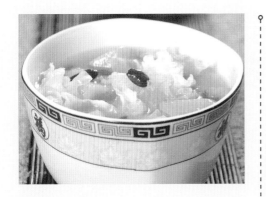

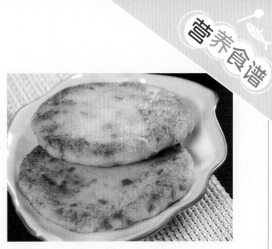

银耳炖木瓜

材料： 木瓜500克，银耳50克，枸杞子20克。

调料： 蜂蜜适量。

做法

1.将木瓜用水洗净，去皮和内瓤，然后切成块；枸杞子用水洗净。

2.银耳用水洗净，浸泡涨发，撕成小朵。

3.把撕好的银耳放入炖盅内，加入水，先用旺火烧开，盖好盖，改用小火炖1小时左右。

4.待银耳软烂时，揭去盖，加入木瓜块、枸杞子，盖好盖，继续用小火炖30分钟左右，至木瓜熟烂时，放入蜂蜜调好口味即可。

蛋香水果煎饼

材料： 苹果3个，牛奶2大匙，蛋黄1个，火腿肠半根，芝麻1大匙。

调料： 盐、鸡精、胡椒粉、淀粉、面粉、油各适量。

做法

1.将苹果去皮、去核切成块，上笼蒸熟碾碎成泥；火腿切成细末；蛋黄蒸熟碾成粉。

2.将苹果泥、蛋黄粉加入牛奶、火腿末、淀粉、面粉、芝麻中，调成苹果糊。

3.起锅热油，用勺子把苹果糊摊入锅中成圆形。

4.将圆形苹果糊逐个煎至两面金黄色即成。

补脾健乳粥

材料： 干荔枝5枚（去壳），莲子肉、山药各90克，瘦猪肉250克，大米100克。

调料： 盐、味精各适量。

做法

1.将猪肉洗净，切小丁。

2.将猪肉丁与干荔枝、莲子、山药和米加水适量，同煮粥。

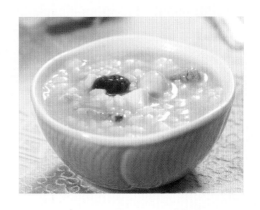

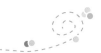

便秘与痔疮：
膳食纤维多补充

几乎每一位准妈妈都会遭遇到便秘。发生便秘会腹胀难受，用力排便时又怕牵动腹部，影响到胎儿，还容易引发痔疮、痘疮、皮肤晦暗等一系列情况。便秘的界定是：没有便意、排便次数太少，3天以上才排大便1次或每周少于3次。

孕期便秘的原因

总的说来，造成便秘的原因有很多。除了准妈妈在孕期因为子宫受到胎儿发育影响，压迫直肠，影响直肠蠕动，容易形成便秘以外，一般造成便秘的因素还包括整体环境、情绪、饮食等。

精神过度紧张 生活节奏太快、工作过度劳累和精神紧张是主要原因。有些人只要一紧张，或是需要时常出差、加班，大脑排便中枢神经就受到抑制，而发生便秘和腹泻交替的状况。

缺乏适度运动 对于久坐办公室的上班族，身体缺乏适度运动，使肠道肌肉逐渐松弛，蠕动功能减弱，粪便在肠道积存过久，水分一直不断被吸收，最后就变成难以排出的硬便。

饮食不均衡 尤其是上班族，因为工作因素经常无法规律进食，无暇顾及均衡营养的摄取，加上几乎每天都吃外食，无法摄取足量的蔬菜水果，自然就容易便秘了。

不良排便习惯 很多人一旦遇上工作忙碌，或时间太过紧迫，即使是有了便意，也常常忍住，最后导致当直肠里再度有粪便时，感觉神经却早已经变得迟钝，而造成习惯性便秘。

水分摄取不足 当生活压力一大，工作一忙，会议一开，一天下来的水分摄取量往往很少，时间一久，自然也容易成为便秘一族。

便秘、痔疮的饮食调理

多吃含膳食纤维高的食物。高纤维食物可以通过增加粪便体积和软化粪便的作用来促进排便。粗加工的食品，含有较多的营养素和食物纤维，适合便秘或痔疮患者食用，有利于大便通畅。如竹笋、甜菜、卷心菜、胡萝卜、绿豆、韭菜、芹菜、茭白、豌豆苗、土豆、未经加工的谷类、粗粮、麦麸面包、黑绿叶蔬菜、油菜、荷兰豆、莴苣等。

可适当选择滋补性食品，如大枣、莲子、百合、牛奶、芝麻、蜂蜜、核桃等。

也可摄取具有润肠作用的食物，如梨、香蕉、菠菜、蜂蜜、芝麻油及其他植物油、动物油。

还可适当食用质地偏凉的食物，如黄瓜、苦瓜、冬瓜、西瓜、藕、笋、芹菜、菠菜、莴苣、茭白、蕹菜、茄子、丝瓜、蘑菇、鸭蛋、鸭肉等。

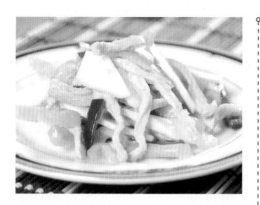

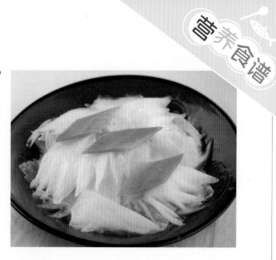

茭白炒肉丝

材料： 肉丝100克，茭白300克，辣椒2个。

调料： 盐1小匙，淀粉1大匙，葱丝、味精、胡椒粉、高汤、油各适量。

做法

1.茭白削去粗皮后，切成片，备用。

2.辣椒切成段，待用。

3.将味精、胡椒粉、高汤、淀粉调成芡汁。

4.炒锅置中火上，下油烧至五成热，放入茭白片、肉丝煸炒一下。

5.再加盐炒熟，然后放入辣椒、葱丝炒匀，再烹入芡汁，收汁亮油，颠匀起锅即成。

胡萝卜姜丝熘白菜

材料： 大白菜300克，胡萝卜1根，姜丝少许。

调料： 白醋1大匙，盐、鸡精各少许，水淀粉、油、白糖各适量。

做法

1.大白菜洗净去叶切薄片，下入沸水中焯烫透，捞出放凉，沥净水分。

2.胡萝卜洗净切片，焯水，捞出沥干水分备用。

3.炒锅上火烧热，加适量底油，用姜丝炝锅，放入白菜片、胡萝卜片煸炒。烹入调料，用水淀粉勾芡，淋明油，出锅装盘即可。

黄豆糙米南瓜粥

材料： 黄豆50克，糙米100克，南瓜120克。

做法

1.黄豆洗净并泡水3~4小时，糙米洗净泡水约1小时。

2.南瓜去皮切小块备用。

3.锅中加入黄豆和6杯水，用中火煮至黄豆酥软。加入糙米及南瓜，改用大火煮开，再改小火慢慢煮至豆酥瓜香即可。

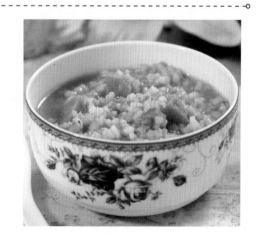

静脉曲张：
饮食解决大问题

静脉曲张是指血管因为长期承受过大的压力而变粗，静脉中的瓣膜无法有效关闭起来，将血液往上输送，造成血液逆流且沉积于下肢部。孕期面临的一些特殊情况，使准妈妈成为容易产生静脉曲张的人群之一。

妊娠静脉曲张的原因

腹压增加 膨大的子宫使得腹压增加，继而使腿部的血液回流困难。

激素的改变 激素的改变使得血管容易扩张，因此，血管里容易聚积较多的血液。

便秘 有一些准妈妈会有肠胃蠕动不顺而致便秘的状况。便秘时直肠被撑大，也会迫使腹压上升。

其他原因 发生静脉曲张的常见原因有持续长时间久站或久坐，穿着紧身衣物、高跟鞋，或是进行过于剧烈的运动。穿高跟鞋，会使得脚跟无法着地走路，无法拉动脚跟来帮助血液回流。过度剧烈的运动，也会使得腹压变大。

妊娠静脉曲张的表现

静脉曲张使腿部的血液循环不佳，无法顺利地向上回流到心脏，因此腿部容易有酸麻、胀痛的感觉，即使是走了一小段路，也会有这样的感觉。通常不舒服的感觉在晚上最明显，因为经过了一整天的活动，会积累很多血液及代谢废料在腿部。睡觉时，腿部不会受到地心引力的影响，因此症状稍微会减轻，

但到了第二天又会发生同样的情况。

发生静脉曲张会影响腿部皮肤外观。由于腿部血液循环不良，代谢废料积累过多会使组织缺氧，一旦缺氧就导致皮肤产生色素沉淀现象，甚至出现溃疡。在夏天，血管肿胀的情形会加重，一般人误认为腿部血液循环不良可以通过泡热水来改善，但对有静脉曲张的人来说，泡热水只会使病症更严重，而且泡热水后皮肤较干燥，还可能因为发痒抓皮肤而挠破血管。

静脉曲张的饮食要求

患有静脉曲张的孕妇在饮食上要特别注意少吃高脂肪食物、糖及咸食。一些具有抗氧化作用的营养物质对于维护血管壁的弹性有益。如，维生素A、维生素E、维生素C等；此外，一些植物性化合物也有益于血管壁健康，如花青素、番茄红素、胡萝卜素、黄酮类、白藜芦醇等。其相应的食物有坚果、新鲜的深色水果和蔬菜、绿茶、咖啡等。

饮食宜清淡而富有营养，多吃新鲜蔬菜、水果等，可选食油菜、赤豆等活血之品，还可选食牛肉、羊肉、鸡肉等温性食物，以温经通络。

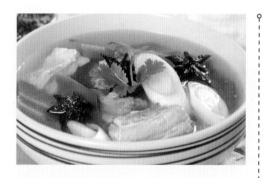

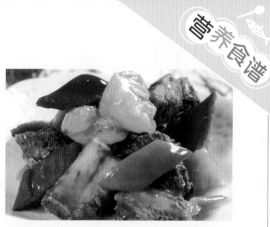

胡萝卜炖羊排

材料：羊排200克，胡萝卜1根，香菜2根。

调料：大葱半根，姜1小块，料酒、盐各1大匙，鸡精1小匙，八角2粒。

做法

1.将羊排洗净，切成4厘米长的段，放沸水锅中余烫后，捞出沥干。

2.将胡萝卜洗净去皮，切厚片；葱洗净切段；姜洗净切片；香菜洗净切段。

3.向炖锅内注入适量水，放进羊肉、葱段、姜片、八角、料酒，旺火煮沸后转小火慢炖。

4.待羊肉熟烂后放进胡萝卜片和盐，接着炖至羊肉脱骨，下鸡精、盐，撒上香菜即成。

菠萝酥排骨

材料：炸排骨300克，菠萝半个，青椒、红椒各半个。

调料：番茄酱3大匙，糖2大匙，酱油、料酒、水淀粉、盐、植物油各适量。

做法

1.将青椒、红椒洗净去子切块。

2.起锅热油，将炸排骨炒酥再盛出。锅中留少量油，将菠萝切片炒熟。

3.将全部调味料放入小碗中拌匀。

4.锅中再入油，将调味料炒匀，下排骨酥、青椒、红椒、菠萝，炒匀即成。

炝芹菜

材料：鲜芹菜300克。

调料：姜丝6克，植物油20毫升，香油15毫升，花椒、白糖各少许，盐、味精、植物油各适量。

做法

1.将芹菜择去叶洗净，取中段部分切为3厘米长的段，将芹菜段入沸水锅内焯约10秒钟，迅速捞出过凉水，然后沥干，加适量盐稍腌，挤去部分水分，加上味精、白糖、香油拌匀，把姜丝放在芹菜中间待用。

2.炒锅烧热，放入植物油、香油，烧至七成热时，放花椒炸至深红色，捞出花椒，待油至九成热时，迅速将油淋在姜丝上，拌匀后将容器加盖，一两个小时后即可食用。

妊娠高血压综合征：
不得不防的疾病

妊娠高血压综合征（简称妊高征）是指怀孕20周以后出现的高血压、蛋白尿及水肿等的综合征。多发于妊娠32周，发病越早病情越重。妊娠高血压综合征还会影响胎盘功能，使胎儿发育迟缓，甚至窒息。准妈妈一定要做好妊娠高血压综合征的防治工作。

🔲 妊娠高血压综合征的症状

初期阶段 血压轻度升高，伴有水肿和蛋白尿。水肿多由踝部开始，渐延至小腿、大腿，重者达外阴部及腹部，指压时有明显的凹陷，经休息也见不消退。

病情恶化阶段 会出现头痛、眼花、恶心及呕吐等症状。

严重阶段 发生抽搐，临床上称为先兆子痫，如不采取紧急措施将迅速出现全身抽搐及昏迷，易产生脑出血、急性心力衰竭、胎盘早期剥离及急性肾功能衰竭等各种并发症，直接危及母子的生命。

🔲 妊娠高血压综合征的防治

坚持定期做产前检查 如果属于身材矮胖、贫血、营养不良、工作紧张或有高血压家族史的易患人群，更要密切注意高血压的防治。在孕中、后期要常测量血压、体重、尿蛋白等以排除危险。

孕期要注意饮食、营养 应遵循"三高一低"饮食，即高蛋白、高钙、高钾及低钠饮食，有助于预防妊高征。因此，准妈妈应多吃鱼、肉、蛋、奶及新鲜蔬菜，少食过咸食物。同时，尽量避免紧张、焦虑、发怒、劳累等，以防血压上升。

及时纠正异常情况 如发现贫血，要及时补充铁质；若发现下肢浮肿，要增加卧床时间，把脚抬高休息；血压偏高时要按时服药；症状严重时要考虑终止妊娠。

注意以往病史 曾患有肾炎、高血压等疾病以及上次怀孕有过妊娠高血压综合征的准妈妈要在医生指导下进行重点监护。

🧴 饮食原则

患妊娠高血压的准妈妈在坚持长期药物治疗的同时，必须加强自我保健。其中，合理的饮食是预防与治疗高血压的关键。

可多吃一些鱼

海鱼含有不饱和脂肪酸，能促进胆固醇代谢，从而降低血浆胆固醇水平；还可延长血小板的凝聚，抑制血栓形成，预防中风；还含有较多的亚油酸，对增加微血管的弹性，预防血管破裂，防止高血压并发症有一定作用。

适量摄入蛋白质

重度妊高征的准妈妈因尿中蛋白丢失过多，常有低蛋白血症，应摄入优质蛋白以弥补其不足。最好用大豆蛋白，大豆蛋白虽无降压作用，但能防止脑卒中的发生，这可能与大豆蛋白中氨基酸的组成有关。每周还应吃2～3次鱼类蛋白质，可改善血管的弹性和通透性，增加钠的排出，从而降低血压。但是如果高血压合并肾功能不全时，应限制蛋白质的摄入。

多吃含钾、钙丰富而含钠低的食品

如土豆、芋头、茄子、海带、莴笋、冬瓜、西瓜等，因钾盐能促使胆固醇的排泄，增加血管弹性，有利尿作用，有利于改善心肌。

多吃新鲜蔬菜和水果以及富含维生素B、维生素C的食物

维生素与高血压的关系不可忽视，B族维生素参与机体的各种酶促活动，维生素C参与血管壁胶原的形成。每天多吃些蔬菜、胡椒、柠檬和其他酸味水果，有利于降低血压。

多吃有降压作用的食品

如芹菜、荠菜、菠菜、茼蒿、胡萝卜、茭白、木耳、西瓜、海带、海参、海蜇、鱼等。

要控制热能的摄入

肥胖者妊高征的发病率更高，应引起足够的重视。孕后期热能摄入过多，每周体重增长过快都是导致妊高征的危险因素。因此，准妈妈摄入热能应以每周增加0.5千克为宜，且应减少动物脂肪的摄入。

控制钠盐的摄入

钠盐的摄入每天限制在5克以内。同时，也要避免所有含盐量高的食品，如浓肉汁、调味汁、方便面的汤料末；所有的腌制品、熏干制品、咸菜、酱菜；罐头制品的肉、鱼、蔬菜等。

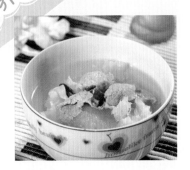

冬瓜银耳瘦肉汤

材料：瘦猪肉100克，带籽冬瓜300克，白木耳60克。

做法

1.将猪瘦肉洗净切条；冬瓜去皮，洗净，切大块；白木耳用清水发透，去蒂，洗净。

2.将猪瘦肉、带籽冬瓜、白木耳同放入砂锅，加清水适量，武火煮沸，文火炖煮2小时即可食用。

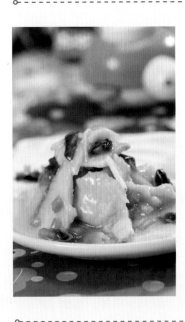

荠菜熘鱼片

材料：荠菜100克，净大黄鱼肉200克，植物油、鲜汤适量。

调料：盐、味精、糖、料酒、水淀粉、香油适量。

做法

1. 荠菜洗净切碎，剔净鱼骨的净鱼肉切成3厘米宽、5厘米长、0.3厘米厚的鱼片，在料酒、盐中上浆备用。

2. 锅烧热放冷油，待油烧至四成热时放入鱼片，待鱼片发白断生时取出，把油沥干净。

3. 炒锅留余油加入切碎的荠菜略炒，加鲜汤，放入盐、味精、糖少许，烧开投入鱼片，加水淀粉勾芡，放入香油即可。

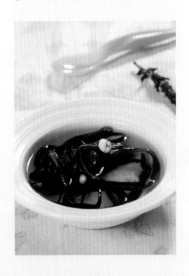

参贝海带汤

材料：海参2条，干贝2个，水发海带100克，夏枯草20克，枸杞子10克。

调料：姜、葱少许，料酒、盐、味精适量。

做法

1.海参、干贝浸泡一夜；海参放姜、葱煮软；煎夏枯草取汁。

2.将干贝、海参、海带切细，共放入炖盏内，放入枸杞子、姜、葱、料酒等炖汤，7碗水炖至3碗半。

3.再将夏枯草煎取汁倒入参贝汤中调味即成。分2次服食，每周2次。

荸荠海蜇

材料： 荸荠250克，海蜇100克。

做法

1.选择个大、肥嫩的鲜荸荠250克洗净后，去掉小芽及基根；海蜇洗净。

2.将海蜇同荸荠一并放入小锅内，加水适量，同煮，待荸荠煮熟后，去掉海蜇，取出荸荠即可。

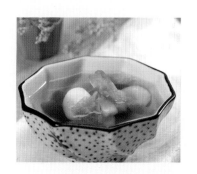

绿豆芽炒鳝丝

材料： 熟鳝丝500克，绿豆芽250克。

调料： 绍酒、酱油、盐、白糖、味精、水淀粉、熟清油各适量。

做法

1.绿豆芽掐去两头，清洗干净。

2.熟鳝丝洗净后，切成5厘米长的段。

3.炒锅置旺火上烧热，下熟清油30克，放入绿豆芽，加盐1克煸炒至柔软，倒入漏勺里沥去菜汤。

4.将炒锅再置旺火上，下油50克烧热，将鳝丝放入沸水锅里烫一下，捞出，沥干水，下热油锅里炒去外表水分，加入绍酒、酱油、盐、白糖、味精，加入绿豆芽翻匀后再下水淀粉推匀，盛出装盘即成。

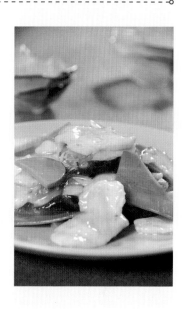

蒜茸茼蒿

材料： 茼蒿500克，蒜4瓣，小葱2根，姜1片。

调料： 水淀粉1大匙，盐1小匙，香油、鸡精、白砂糖各少许，植物油适量。

做法

1.将茼蒿择洗干净，切成长段，投入沸水中汆烫1分钟左右捞出。将大蒜去蒜皮，剁成蒜茸。葱、姜切末备用。

2.锅内加入植物油烧热，放入葱花、姜末爆香，再放入茼蒿，翻炒均匀。

3.加入盐、鸡精、白糖，用水淀粉勾芡。

4.放入蒜茸，淋入香油，翻炒均匀即可。

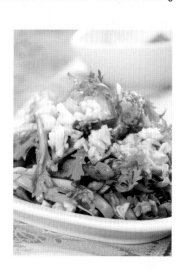

腰酸背痛:
消除不适饮食可帮忙

怀孕期间,母体骨盆各关节的韧带变得松弛,支撑脊柱的韧带也变软,令肌肉、下位椎骨及其他关节显得过度紧张。再加上子宫渐大,骨盆又狭窄,身体负担加重,造成腰背疲劳,痛楚的感觉油然而生,如果平时姿势不正确,更会令疼痛加剧。调查显示,腰酸背痛是准妈妈最常出现的孕期不适症状之一,几乎80%以上的准妈妈会出现这个问题。因此,如何预防和改善孕期的腰酸背痛就成了很多准妈妈关心的问题。

💊 腰酸背痛的保养原则

若已有下背痛的问题,准妈妈要特别注意下列保养原则:

❶ 穿着合脚舒适的鞋子,可以减轻腰酸背痛的症状。

❷ 若是骶髂关节所引起的下背痛,则必须使用骨盆带,而非托腹带;此外,尽量避免长时间行走。

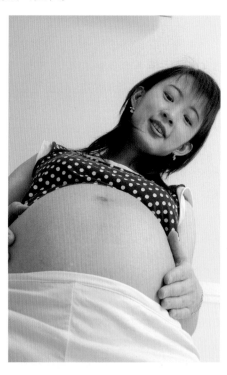

❸ 适当的产前运动,如游泳、走路、体操等,可以减轻下背疼痛。

❹ 不建议服用止痛药,若真有需要,最好咨询专科医师。

❺ 不可接受推拿治疗,以免因不当的施力造成不良后果。因为怀孕时期的肌腱、关节和韧带本来就比较脆弱,再加上怀孕末期肚子太大,不小心错误使力就可能使身体无法承受突如其来的扭力而造成后遗症。

❻ 当腰酸背痛在怀孕早期发生时,就要特别注意姿势,避免症状加重。此时,孕妇若有运动的习惯(轻度运动),仍应保持。

❼ 不要穿高跟鞋,即使是支撑面较广的宽底高跟鞋也不行。

⑧ 勿提重物或抱小孩，以免腰部负荷过大。

⑨ 局部热敷，再加上按摩，可以放松肌肉、改善循环，也能非常有效地舒缓下背痛。

⑩ 使用托腹带，可使腹部得到支撑，减轻腹部压力，减少因肌肉紧缩产生的下背痛。

⑪ 保持良好的姿势，包括站姿、坐姿及睡姿。

站姿：到了怀孕中期及后期时更应避免长时间站立，稍有不适就要坐下或躺下。

坐姿：孕妇坐着时可在椅背上放柔软靠垫，舒缓背部压力；双脚也可放于矮凳上，促进腿部血液循环。

睡姿：躺下时可将两腿垫高，协助血液循环，消除酸痛的效果会更好；睡觉时可采侧卧姿势，以减轻腰部负担及舒缓不适的感觉；睡觉时于膝关节下方垫块软毛巾可放松腹肌压力。

此外，孕妇应注意保持良好姿势，避免提放重物或长途旅行；多做轻微的柔软体操，以加强脊柱的柔软度；穿着轻便的平底鞋，以及改用坚实的床垫等，都可防止或减轻身体各部位的酸痛。

⚕ 缓解腰部酸痛的方法

1.双手扶椅背，在慢慢吸气的同时使身体的重心集中在双手上，脚尖立起，抬高身体，腰部挺直，使下腹部靠住椅背，然后慢慢呼气，手臂放松，脚还原。每日早晚各做5～6次，可减少腰部的酸痛。

2.仰卧，双腿弯曲，腿平放床上，利用脚和臂的力量轻轻抬高背部，可以减轻怀孕时的腰酸背痛。怀孕6个月后开始做，每日5～6次。

3.仰卧，双膝弯曲，双手抱住膝关节下缘，头向前伸贴近胸口，使脊柱、背部及臀部肌肉呈弓形，伸展脊椎然后再放松，怀孕4个月后开始做，每天练数次。这是减轻腰酸背痛的最好方法。

4.双膝平跪床上，双臂沿肩部垂直支撑上身，利用背部与腹部的摆动活动腰背部肌肉。在怀孕6个月后开始做，可放松腰背肌肉。

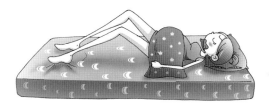
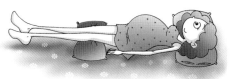

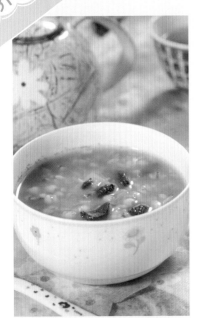

猪肾营养粥

材料： 猪腰1对，瘦肉750克，粳米100克。

调料： 生姜1块，盐、味精、料酒、酱油、花生油各适量。

做法

1.把猪腰对半剖开，剔去白筋，清水冲洗干净，切成片，放碗内，用酱油、料酒、花生油、盐稍微腌渍一下，去掉臊味，待用。

2.将瘦肉洗净，切成片，放入碗内，加花生油、盐、酱油腌渍入味，备用。

3.将生姜块去外皮，清水洗净，切成细丝，备用。

4.将粳米洗净后，与猪腰、瘦肉同放入锅内，加适量的清水，置于火上，大火煮沸后，加入姜丝，再用文火慢煮1小时，点入盐、味精调味即成。

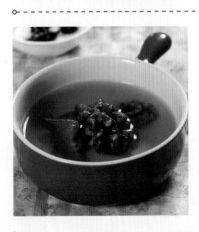

核桃猪腰汤

材料： 核桃仁50克、新鲜猪腰1个，大枣10粒。

调料： 盐适量。

做法

1.大枣略浸软，取出核后洗净备用。

2.猪腰对开切成2片，切去中间白筋部分，用清水浸约2小时，期间不时换水以去掉异味。

3.核桃仁不用去皮，与其他材料一起放于煲内，注入清水，煲约2小时后加盐调味即成。

银杏炒鹌鹑

材料： 鹌鹑脯400克，银杏100克，青、红椒片各少许。

调料： 姜末、白糖、绍酒、盐、味精、湿淀粉、鲜汤、植物油各适量。

做法

1.鹌鹑脯片成片，入水浸泡，沥干，加盐、绍酒、味精、湿淀粉拌匀上浆；银杏入油锅炒熟，捞去外衣。

2.锅上火，放油烧至六成热，倒入鹌鹑脯滑油至熟，倒出；锅留底油复上火，下姜末煸香，投入青、红椒片炒匀，加鲜汤、白糖、绍酒、盐、味精烧沸，湿淀粉勾芡，倒入鹌鹑脯颠翻均匀，装盘即成。

小腿抽筋:
准妈妈可能缺钙了

半数以上的准妈妈在怀孕后（尤其在晚上睡觉时）都会发生腿部抽筋。原因主要有三种：一是在孕期中准妈妈的体重逐渐增加，双腿负担加重，腿部的肌肉经常处于疲劳状态；二是准妈妈为满足胎宝宝的生长发育，较常人需要更多的钙，尤其在孕中、晚期，每天钙的需要量增为1 000～1 200毫克，如果饮食中摄取钙不足，容易引起小腿抽筋；三是夜间准妈妈体内的血钙水平比日间要低，所以夜间常有小腿抽筋的现象。

▣ 如何应付小腿抽筋

❶ 一旦抽筋发生，准妈妈只要将足趾用力向头侧或用力将足跟下蹬，使踝关节过度屈曲，腓肠肌拉紧，症状便可迅速缓解。

❷ 为了避免腿部抽筋，准妈妈应多吃含钙质的食物，如牛奶、孕妇奶粉等。五谷、果蔬、奶类、肉类食物都要吃，并合理搭配。

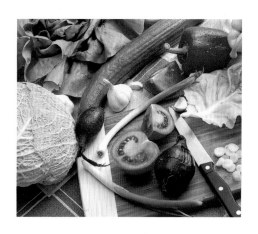

❸ 准妈妈可以适当进行户外活动，接受日光照射（可补充维生素D）。

❹ 注意不要使腿部的肌肉过度疲劳，不要穿高跟鞋。

❺ 睡前可对腿和脚进行按摩（方法：将双手放在大腿的内外侧，一边按压一边从臀部向脚踝处进行按摩，将手掌紧贴在小腿上，从跟腱起沿着小腿后侧按摩，直到膝盖以上10厘米处，反复多次，可预防小腿抽筋）。

❻ 必要时可加服钙剂和维生素D。

专家提示

建议准妈妈多从食物中摄取钙。奶类中牛奶、酸奶、奶粉、奶酪含钙较多，吸收率也高，应每天都摄入；鱼、虾中钙的含量也十分丰富；豆制品、海产品、干果中也含有较多的钙。其中，鱼和豆腐一起吃，补钙作用较好。

✚ 切勿随意乱补钙

准妈妈千万不能以小腿是否抽筋作为是否需要补钙的指标，因为每个人对缺钙的耐受值是有所差异的。有些准妈妈缺钙时，并没有小腿抽筋的症状。同样，小腿抽筋也不一定是因为缺钙。

从孕中期开始，准妈妈每天钙的摄入量增为1000毫克。但并不是越多越好，一个成年人对钙的最高耐受量是每天2000毫克。准妈妈摄入的钙越接近最高耐受量，危害健康的风险就越大。同时，钙摄入过多还会干扰人体对其他微量元素的吸收利用，也可能增加准妈妈患肾结石病的危险。所以，补钙只要适度就可以了，并非越多越好。必要时，可在医生指导下服用钙剂和维生素D，日常多吃一些含钙的食物和富含维生素D的食品就可以了。

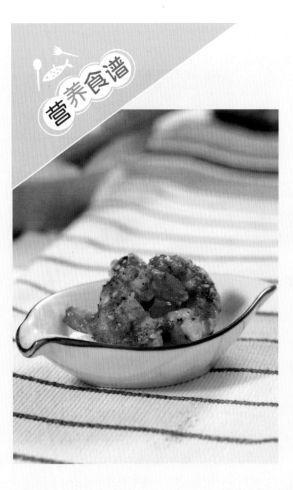

芝麻椒盐虾

材料： 鲜虾仁200克，鸡蛋2个，白芝麻20克。

调料： 香油50克，淀粉75克，味精3克，花椒、盐各适量。

做法

1.先将芝麻洗净，沥干，放热锅中炒香；花椒炒焦，加入细盐混匀后再共炒，磨成粉末。

2.然后将虾仁洗净、沥干；鸡蛋打破，倒入一大碗内搅匀，加入淀粉、盐、味精和少量水共调成糊，随后放入虾仁，拌匀。

3.将锅置中火上，待锅热加入香油，当烧至五成热时再陆续放入虾仁，炸成柿黄色时起锅，在虾仁上撒上芝麻、椒盐即成。

奶油鳜鱼汤

材料：鳜鱼500克，冬笋、火腿各30克，大葱10克，姜5克。

调料：色拉油、盐、味精、黄酒、料酒各适量。

做法

1.鳜鱼除掉内脏，清洗干净，用绍酒、盐少许略渍；将火腿肉切成末，备用；姜切片，葱切成葱花。

2.将炒锅置火上，放入色拉油烧热，下入姜片爆香，放入笋片翻炒。

3.锅中加水煮沸，推入鳜鱼，再加入绍酒、盐，用微火焖煮40分钟。待汤色乳白，撒上火腿末、葱花，淋入色拉油即成。

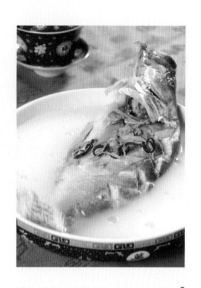

香菇烧豆腐

材料：豆腐200克，水发香菇200克，彩椒丝少许。

调料：酱油、水淀粉各1大匙，盐1小匙，料酒、白糖、胡椒粉、植物油各适量。

做法

1.将豆腐切成长方条；水发香菇洗净后去蒂。

2.锅内加入植物油烧热，逐步放入豆腐块，用小火煎至金黄色。

3.烹入少量料酒，倒入香菇翻炒几下，再加入糖、酱油、胡椒粉、料酒和少许清水，大火收汁。

4.用水淀粉勾芡，颠翻均匀，撒上彩椒丝即可。

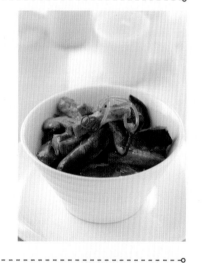

嫩豆腐鲫鱼羹

材料：嫩豆腐1块，鲫鱼肉200克，玉米粒2大匙，鸡蛋1个，姜丝2大匙，香菜少许。

调料：盐适量，淀粉1大匙。

做法

1.将嫩豆腐、鲫鱼肉分别洗净切丁；鸡蛋打散；香菜洗净切小段。

2.起锅烧水，煮沸后加入豆腐、鲫鱼肉、玉米，煮至熟透；加盐调味，再用水淀粉勾芡。

3.最后淋上蛋液搅散，撒上姜丝及香菜即成。

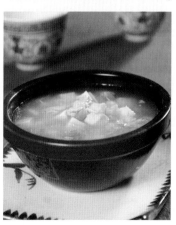

产前抑郁：
吃出快乐来

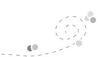

对大多数女人来说，怀孕期是幸福而美好的。然而，也有将近10%的女性，在孕期会发生不同程度的抑郁。也许正是因为人们都坚信，怀孕对女人来说是一种幸福，很多妇科医生甚至都忽视了对孕期抑郁症的诊断和治疗，而简单地把孕妇的沮丧抑郁归结为一时的情绪低落。孕期抑郁症如果得不到充分重视和及时治疗，也具有相当的危险性，它会使孕妇照料自己和胎儿的能力受到影响，并给母婴带来不良后果。

产前抑郁的饮食调节

❶ 食物与情绪及心理健康有着微妙的关系。患上产前抑郁症的准妈妈，除了加强心理调节或心理治疗外，适当的饮食调理也很有好处的。调整好每日饮食、适当补充某些营养物质，可以使准妈妈精力充沛、心情愉悦，尤其重要的是，饮食治疗没有不良反应，可以说是调节情绪的首选。

❷ 热量摄入要充足。保证足够热量的物质摄入，能够使脑细胞的正常生理活动获得足够能量。心情抑郁时大都有不同程度上的食欲减退，甚至出现厌食症状。因此，要在食物的色、香、味上做文章，以刺激胃口，增强食欲，促进摄入热量物质，保证大脑活动所需。

❸ 补充适量的维生素和矿物质。人的大脑需要维生素和矿物质将葡萄糖转化为能量，因此，每天要食用4～5份80克的水果和蔬菜，尤其是绿色、多叶、含镁丰富的蔬菜。同时，镁、硒、锌和B族维生素都是抗抑郁必备的微量元素。

❹ 注意食物性质。植物性食品中，除五谷杂粮、豆类外，多半为碱性食品。多吃蔬菜水果等碱性食物，在避免消极情绪的同时，还有利于保健养生。

❺ 增加蛋白质的摄入。鱼、虾、瘦肉中含有优质蛋白质，可为大脑活动提供足够的兴奋性介质，提高大脑的兴奋性，对拮抗抑郁症状是很有帮助的。

产前抑郁的心理调节

准妈妈有必要了解一些生育的基本知识，对分娩和产后的卫生常识有所了解，这样可以减轻准妈妈对分娩疼痛产生的恐惧感和紧张感；还要学会自我调节情绪，放松心情，比如，适当参加一些户外运动和社交活动。

准爸爸在孕期更应该关注准妈妈的心理变化，尽一切可能关心她、体贴她，减少不良刺激；要和准妈妈共同分担孕期的苦乐，并把做爸爸看作是自己最大的幸福，这对准妈妈将是最大的安慰。建议准爸爸应陪同准妈妈到医院检查，详细询问检查的结果。

芹菜炒百合

材料： 百合200克，芹菜150克。

调料： 盐、胡椒粉、味精、水淀粉、油各适量。

做法

1.将芹菜洗净切段。

2.将百合洗净掰成小瓣。

3.把芹菜、百合放入沸水锅中氽烫，至刚熟时捞起沥干。

4.起锅热油，放入芹菜、百合。

5.下盐和胡椒粉，快速翻炒均匀，放入味精，用水淀粉勾芡后即成。

莲子银耳汤

材料： 莲子50克，水发银耳30克，大枣3枚。

调料： 白糖适量。

做法

1.莲子加适量清水倒入锅中煮汤。

2.待莲子熟烂，加入水发银耳和大枣一同煮开。

3.加入适量白糖调味即可。

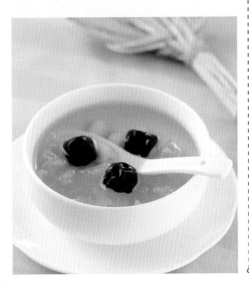

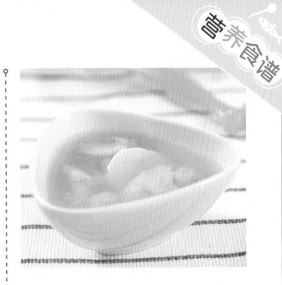

香蕉甜橙汁

材料： 香蕉半根，甜橙半个。

做法

1.甜橙去皮，切成小块。

2.将甜橙块放入榨汁机中，加适量清水榨成汁，再将甜橙汁倒入小碗里。

3.香蕉去皮，用铁汤匙刮泥置入甜橙汁中即可。

核桃仁鸡丁

材料： 鸡肉100克，核桃仁25克，黄瓜半根，彩椒丝少许。

调料： 葱末、姜末各1小匙，水淀粉1大匙，酱油半大匙，盐、鸡精、植物油各适量。

做法

1.鸡肉洗净切丁，黄瓜洗净切丁，备用。

2.锅内加入植物油烧热，放入鸡丁滑熟，捞出控油；将核桃仁去衣，放入锅中炸熟，捞出备用。

3.锅中留少许底油烧热，放入葱、姜爆香，倒入鸡丁、酱油、盐炒匀，最后放入核桃仁、鸡精，炒匀后勾芡，撒上彩椒丝即可。

心悸气喘：
让准妈妈不再慌张

到了怀孕后期，孕妇常会出现心悸及气喘的现象。平时不觉得累的动作，这时做了就会心跳加速，大口喘粗气，即所谓的心慌气短。孕妇心悸气喘的现象是常见的，但如果出现胸痛或贫血的症状，便应就医诊治。

心悸气喘的原因

在妊娠过程中，为了适应胎儿的生长发育，母体循环系统会发生一系列变化。

妊娠晚期，全身的血容量比未孕时增加40%～50%，心率每分钟增加10～15次，心脏血液的排出量增加了25%～30%。也就是说，心脏的工作量比未孕时明显加大。另外，妊娠晚期由于子宫体增大，使膈肌上升推挤心脏向左上方移位，再加上孕妇体重增加，新陈代谢旺盛更加重了心脏的负担，机体必须增加心率及心搏量来完成超额的工作。因此，妊娠晚期易发生心悸气喘的现象。此外，由于子宫胀大，横膈受压迫，更会使孕妇觉得呼吸急促而不顺畅。如果孕妇睡觉时习惯平卧的姿势，会更感气促不适。因为平卧时会将子宫及胎儿更向上推，抵住横膈。

心悸气喘的应对

正常的心脏有一定的储备力，可以胜任孕期增加的负担。因此，一旦发生心慌气短，不必惊慌，休息一会儿即可缓解，也可侧卧静睡一会儿。注意不要仰卧，以防发生仰卧位低血压综合征。日常生活中，孕妇在怀孕末期宜采用侧卧的睡姿，以减少心脏及横膈的压力，以免气喘的情况恶化。平日减少活动多休息，以免气促加重。

若是妊娠前无心脏病史，在妊娠最后3个月发生心慌气短，休息后不能缓解，则应考虑围产期心肌病的可能。围产期心肌病的心慌、气短主要发生于夜间，半夜常因胸闷不能入眠而坐起呼吸，或者经常感到胸痛。若出现上述情况，应及时就医。

李宁详解孕产期饮食营养

莲子糯米粥

材料： 莲子肉30克，糯米50克。

调料： 白糖适量。

做法

1.将莲子清水泡发；糯米淘洗干净，与莲子一起放入砂锅内。

2.加水适量，文火煮粥，粥熟后可加少许白糖调味。

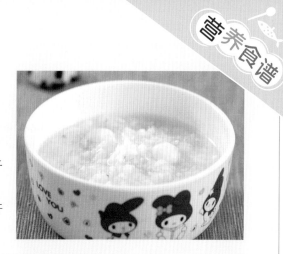

萝卜香菇豆苗汤

材料： 白萝卜500克，发好的香菇25克，豌豆苗25克。

调料： 料酒、盐、味精、黄豆芽汤各适量。

做法

1.将白萝卜削去皮，洗净后切成细丝，下开水锅内煮至八成熟，捞出放入大碗内。

2.豌豆苗择洗干净，下开水锅焯一下捞出。发好的香菇去蒂，洗净，切丝。

3.锅烧热倒入黄豆芽汤，加入料酒、盐、味精，烧开后撇净浮沫，下入白萝卜丝、香菇丝，继续烧开撒上豌豆苗起勺即成。

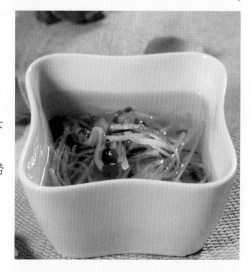

玉竹猪心

材料： 猪心500克，玉竹50克。生姜、葱、花椒各适量。

调料： 盐、白糖、味精、卤汁、香油各适量。

做法

1.玉竹洗净，切成节，用水煎熬两次，收取汁液800克。猪心剖开，冲洗至没有血水。

2.将猪心与玉竹汁液、生姜、葱、花椒同置锅内，煮到猪心六成熟时，捞出晾凉，再将猪心放在卤汁锅内，用小火煮熟捞起。

3.另起锅加卤汁适量，放入盐、白糖、味精和香油，加热烧成浓汁，将其均匀地涂在猪心里外即成。

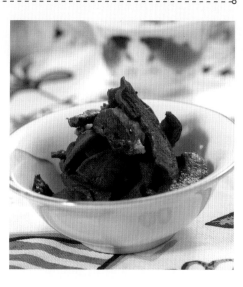

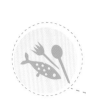

腹痛：
危险地带不得不防

妊娠腹痛是孕期常见病，若不伴有出血症状，一般预后良好。若久痛不止，病势日进，就会损伤胎元，甚至发展为堕胎、小产。

腹痛的应对与治疗

怀孕初期腹痛

正常的生理现象：因子宫增大所产生的胀痛感，尤其以初次怀孕的准妈妈最容易有深刻感受。这种胀痛感通常感觉有点闷，不会太痛，休息一下就好了。

异常状况：如果下腹一侧感到持续如撕裂般的绞痛时，则有可能是宫外孕的征兆；若下腹感到的是一阵阵的收缩疼痛，同时伴随阴道出血，就有可能是流产的先兆。

怀孕中期腹痛

正常的生理现象：这时的准妈妈感到不舒服的，是下腹两侧老是会有抽痛，而且常常是只痛一边，或两边轮流痛，特别是早晚上下床的时候。这是因为子宫圆韧带拉扯而引起的抽痛感，并不会对怀孕过程造成危险。

异常状况：如果下腹有规则的收缩痛，同时感觉到绷紧，就要怀疑是不是由子宫收缩所引起，这时就有可能发生晚期流产。

怀孕后期腹痛

正常的生理现象：这时胀大的子宫会压迫到胃肠器官，准妈妈会常常感到上腹痛、恶心、吃不下东西。两侧的肋骨好像快被扒开一样疼痛，甚至会喘。同时，下腹耻骨、膀胱受到子宫的压迫而觉得尿频与疼痛；直肠也因受到子宫的压迫而容易出现腹胀及便秘。要避免这些情形，只需要少量多餐或适当活动即可，对怀孕过程的安全并不会构成威胁。

异常状况：如果准妈妈感到持续性的强烈收缩，有时还有阴道出血时，应警惕胎盘早期剥离，若胎盘位置低，无腹痛即出血，均应立即去医院。

疾病引起的腹痛

急性胃肠炎、急性盲肠炎、急性胰脏炎、胆囊结石和胆囊炎、肠梗阻、子宫肌瘤、尿道结石等疾病发生时也会有腹痛的症状，当然还伴有其他的症状，如恶心、呕吐、腹泻等。

李宁详解孕产期饮食营养

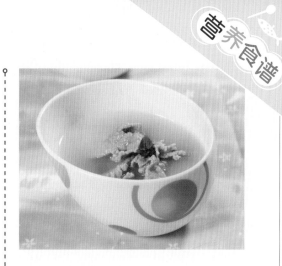

山药蛋黄粥

材料： 山药500克，鸡蛋黄2个。

做法

1. 山药皮捣碎，加适量水，先用武火烧开后再用文火煮10分钟。

2. 调入鸡蛋黄，再煮3分钟即可。分数次食用。

砂蔻蒸鱼

材料： 草鱼1条(重约500克)，砂仁10克，肉豆蔻10克，党参10克，白术10克。

调料： 姜、葱、花椒、料酒、盐、味精各适量。

做法

1. 将砂仁、豆蔻、党参和白术烘干研成粉末。

2. 草鱼宰杀洗净，用刀在鱼身划几刀，用盐、料酒、味精和药粉均匀地涂抹鱼身内外，将姜片、葱段放入鱼腹内，上笼蒸约40分钟即成。

二姜烧鸡

材料： 鸡肉500克，干姜20克，高良姜10克，草果1个，陈皮1块。

调料： 胡椒粉、味精、葱白、盐、高汤、油各适量。

做法

1. 将鸡肉切块；干姜、高良姜、草果和陈皮洗净，葱白切成段。

2. 锅内放油烧至六成热，放入鸡肉，炒至鸡肉变白收缩时，加入高汤、干姜、高良姜、草果、陈皮。烧至九成熟时，加葱、胡椒粉、味精、盐调味，再烧一会儿即成。

当归生姜羊肉汤

材料： 羊肉650克，当归、生姜片各20克。

调料： 盐6克，料酒15克，酱油3克，味精5克。

做法

1. 将当归洗净，切成片，备用。

2. 将羊肉剔去筋膜，放入沸水锅内焯去血水，过清水洗净，用刀斩成小块，备用。

3. 将瓦煲洗净，加入清水适量，置于火上，用旺火煮沸，加入当归片、羊肉块、生姜片、料酒，煲时加盖，用文火煲3~4小时后，点入盐、味精调味，即可食用。

橘皮木香肉片汤

材料： 橘皮6克，木香6克，当归10克，瘦猪肉200克。

调料： 姜、盐、湿淀粉、植物油各适量。

做法

1. 瘦猪肉切成片，以盐和湿淀粉调匀；姜切成片。

2. 锅内放油烧热，先放姜片和肉片，再加清水烧开后，放入橘皮、木香，以盐调味，稍煮即可。

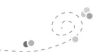

水肿：
起居饮食都重要

孕期水肿发生的原因有很多。妊娠子宫压迫下腔静脉，使静脉血液回流受阻；胎盘分泌的激素及肾上腺分泌的醛固酮增多，造成体内钠和水分潴留；体内水分积存，尿量相应减少；母体有较严重的贫血，血浆蛋白低，水分从血管内渗出到周围的组织间隙等，都可能造成准妈妈发生水肿症状。此时，准妈妈可将大拇指压在小腿胫骨处，皮肤会明显地凹下去，而不会很快地恢复，即表示有水肿现象。

消除水肿有妙方

孕期应注重营养的合理搭配，多喝水，多吃富含铁、叶酸等的健康食物。如果水肿严重的话，可以多吃些利尿消肿的食物，如红豆水、冬瓜鲤鱼汤(清汤、无盐)等。

多吃富含钾的食物，如香蕉、梨等新鲜水果。

多吃富含维生素C的食物，如草莓、柠檬等水果和各种黄绿色蔬菜。

多吃富含维生素B_1的食物，如猪肉、花生等。

食用低盐餐。怀孕后身体调节盐分、水分的机能下降。因此，在日常生活中要尽量控制盐分的摄取，每日摄取量应在6克以下。

不吃烟熏食物，如牛肉干、猪肉脯、鱿鱼丝等，烟熏类食物中含有过多的盐分和其他不利于准妈妈健康的成分，尽量少吃。

不吃腌制的食物，如泡菜、咸蛋、咸菜、咸鱼等。

起居调理，消除水肿

充分休息：消除水肿最好的方法莫过于静养。研究表明，人在静养时，心脏、肝脏、肾脏等的负担会减少，水肿自然会减轻或消失。

穿着合适的衣服：穿着紧身的衣服会导致血液循环不畅，从而引发身体浮肿。因此，准妈妈在怀孕期间应尽量避免穿着过紧的衣服。

穿弹性(裤)袜：为了减少过多血液堆积在下肢，建议准妈妈穿上孕妇专用的弹性(裤)袜，尤其是长期站立或是保持坐姿的准妈妈。

抬高双腿：建议准妈妈在睡前（或午休时）把双腿抬高15～20分钟，这样可以起到加速血液回流、减轻静脉内压的双重作用，不仅能缓解孕期水肿，还可以预防下肢静脉曲张等疾病的发生。

左侧睡：准妈妈可以采取左侧卧睡姿，这样可以避免压迫到下肢静脉，减少血液回流的阻力，还可以减少对心脏的压迫。

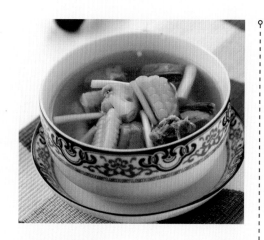

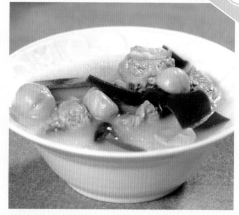

玉米煲老鸭

材料： 玉米2根，老鸭1只，猪脊骨100克，猪瘦肉50克。

调料： 姜1块，葱1根，盐适量，鸡精1小匙。

做法

1.先将玉米洗净，斩段；脊骨斩块，猪瘦肉切块，姜去皮。

2.老鸭处理干净，剖好斩块，葱切段。

3.砂锅烧水，待水沸时，将老鸭、脊骨、猪瘦肉氽烫，捞出洗净血水。

4.在砂锅中加入老鸭、猪瘦肉、脊骨、玉米、姜，再加入清水。煲2小时后调入盐、鸡精，加少许葱段即可食用。

黑豆赤豆粥

材料： 黑豆、赤小豆各30～50克，粳米50克。

调料： 白糖适量。

做法

1.将洗净的黑豆、赤小豆、粳米及适量水放入砂锅，大火烧开后，改小火熬煮。

2.待煮成烂粥时，放入白糖调匀即可。

海带排骨栗子汤

材料： 排骨300克，新鲜栗子100克，干海带50克。

调料： 盐适量，胡椒粉1小匙。

做法

1.将鲜栗子去壳，放入沸水锅内煮3分钟，捞起去除内膜。

2.将海带泡发后洗净，切条打结；排骨洗净，用热水氽烫后切段。

3.起锅加适量水，下入海带、栗子和排骨，旺火煮开后转小火熬煮。

4.约熬煮40分钟后，放盐和胡椒粉调味即成。

千金鲤鱼汤

材料： 生姜、党参、白芍、当归各15克，鲤鱼1条，白术、茯苓各30克，大腹皮10克。

调料： 葱、姜、无盐酱油各适量。

做法

1.将鱼去内脏洗净，余药用布包好，同放瓦锅，加水1000毫升。

2.文火炖至烂熟，去药渣，用葱、蒜、无盐酱油调味。

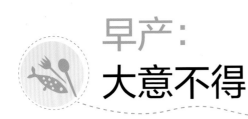

早产：大意不得

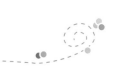

早产是指妊娠满28足周至不满37足周间分娩。出生体重为1 000～2 499克、身体各器官未成熟的新生儿，称为早产儿。因为早产儿各器官系统尚未发育成熟，生活力差，容易导致各种疾病，如肺部疾病、颅内出血、感染、硬肿症等，可留有智力障碍或神经系统的后遗症。早产是围产儿死亡的重要原因。因此，防止早产是降低围产儿死亡率和提高新生儿素质的主要措施之一。

容易发生早产的准妈妈

未满20岁或大于35岁的准妈妈早产率相对较高，尤其是小于20岁者，早产发生率是20～34岁组的11倍。

有流产史的准妈妈也较容易发生早产。因为流产对宫颈均有不同程度的损伤，导致宫颈机能不全，使早产率增高。

妊娠合并急性传染病和某些内、外科疾病也容易导致早产，如风疹、流感、急性传染性肝炎、急性肾盂肾炎、急性胆囊炎、急性阑尾炎、妊高征、心脏病等；准妈妈内分泌失调、孕酮或雌激素不足，严重甲亢、糖尿病等，均可引起早产；严重贫血的准妈妈，由于组织缺氧，子宫、胎盘供氧不足，也可发生早产；准妈妈营养不良，特别是蛋白质不足以及维生素E、叶酸缺乏，也是导致早产的原因之一。

从事体力劳动、工作时间过长，过累，可使早产率明显增高；情绪经常波动或精神过度紧张，可使大脑皮层功能紊乱，儿茶酚胺分泌增加，交感神经兴奋和血管收缩，也易致早产；妊娠后期

频繁的性生活，易引起胎膜早破，是导致早产的较常见原因；准妈妈吸烟和过度饮酒，也与早产密切相关。

双胎或多胎妊娠时，由于子宫过度伸展，常导致分娩提前，早产率是一般妊娠的10～15倍；前置胎盘、胎盘早剥是妊娠末期的严重并发症，可引起子宫内外出血，提前终止妊娠造成早产，并可危及准妈妈的生命。

早产的警讯

在超过妊娠30周后，子宫收缩次数开始增加，但频率很少超过每小时5次。容易发生早产的准妈妈应该尝试学习以手去感觉下腹部子宫的收缩。如果每小时子宫收缩超过5次，表示子宫收缩的次数增加，子宫变得不稳定，有发生早产的可能性，需要卧床休息或进一步处理。若卧床休息无法改善，应尽快与医护人员联络或至医院就诊。

准妈妈感觉下腹胀痛，有下坠感，像月经来潮时的胀痛或痉挛腰酸；或者阴道分泌物增加，甚至有出血症状时，便可能是早产的先兆现象，应立即就医。

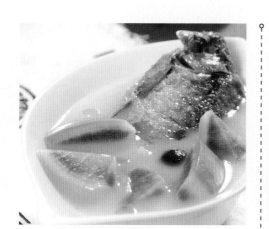

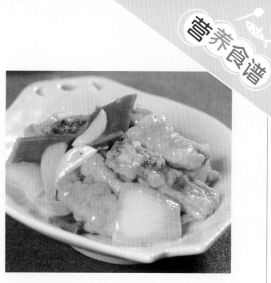

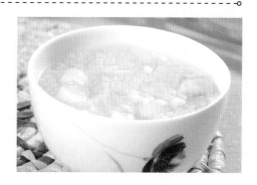

青红萝卜煲鲫鱼汤

材料： 鲫鱼1条，青萝卜、红萝卜各400克，无花果4粒。

调料： 姜2片，盐适量。

做法

1.青萝卜、红萝卜去皮，洗净，切块。

2.鱼去鳞及内脏，洗净抹干，炒锅下油2汤匙将鱼煎至两面微黄色，盛起用清水去掉油分。

3.加入清水8杯，煲滚。

4.将青萝卜、红萝卜、无花果、鲫鱼、姜加入后用旺火煲滚。再改微火煲2.5小时。加盐调味即可。

葱香鱼段

材料： 鱼肉250克，鸡蛋1个，洋葱片、胡萝卜片各适量，葱末、姜末、蒜片各少许。

调料： 料酒1大匙，盐、味精、醋、白糖、水淀粉、植物油各适量，香油少许。

做法

1.将鱼肉洗净切段，加盐、味精、料酒腌拌；鸡蛋打散搅拌均匀。

2.将鱼段蘸上鸡蛋液，放入油锅炸至金黄色，捞出沥油。

3.用盐、味精、醋、白糖、水淀粉调成芡汁。

4.在锅底留适量油，爆香葱、姜、蒜，再放入胡萝卜片、洋葱翻炒。

5.待快熟时，放入炸好的鱼段，淋上芡汁，翻炒均匀，淋上香油即成。

山药固胎粥

材料： 山药100克，糯米150克，杜仲10克。

做法

1.将杜仲用布包起。

2.山药同糯米入锅，加适量清水。

3.放入药袋同煮，粥好后取出药包即可。

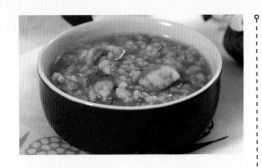

安胎鲤鱼粥

材料：苎麻根10～15克，活鲤鱼1条（约500克），粳米50～100克。

做法

1.将鲤鱼去鳞、鳃及内脏，洗净后切块煎汤。

2.煎苎麻根，取汁去渣后，与糯米一起倒入鲤鱼汤中煮粥。

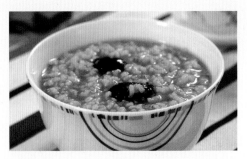

健肾安胎粥

材料：杜仲9克，大枣10枚，粳米50克，饴糖1匙，水适量。

做法

1.将杜仲、大枣、粳米洗净，大枣去核，然后将杜仲入锅，加水旺火煮沸后再煮20分钟，滤汁弃渣。

2.以汁代水加入大枣和粳米，再煮至米、枣熟软时加入饴糖，搅匀即成。

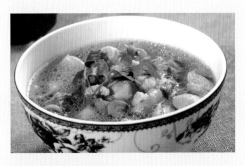

参芪炖肥母鸡

材料：人参6克，黄芪30克，肥母鸡1只。

调料：姜末、盐、料酒各5克，味精2克。

做法

1.将母鸡冲洗干净，切成小块，备用。

2.把人参、黄芪洗净，切成片，备用。

3.在洗净的煮锅内，加清水适量，置炉火上，旺火煮沸，放入鸡肉块、人参、黄芪、姜末、料酒，加锅盖，煮至鸡肉烂熟，再加入盐、味精调味，继续煮片刻后，即可离火。食肉喝汤。

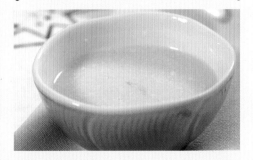

五汁安胎饮

材料：姜汁5毫升，雪梨1个(约250克)，莲藕500克，韭菜200克，牛奶250毫升。

做法

1.将雪梨、莲藕洗净去皮，切成块，榨取鲜汁。

2.韭菜捣汁。

3.将雪梨汁、莲藕汁、韭菜汁与姜汁一起倒入牛奶中搅匀即可。

李宁详解孕产期饮食营养

Part 7

产后期
月子饮食宜忌

　　"坐个好月子，健康一辈子"，月子期间的饮食营养对于妈妈产后的身体恢复和减肥塑身，都起着不可忽视的作用。传统的月子饮食已经不能满足现代人的需要，妈妈需要更科学、更符合产后生理变化需求的饮食方案。

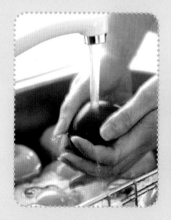 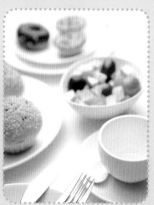 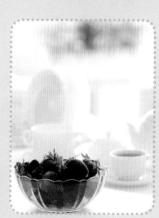

产后期饮食营养指导

孕妇产后面临两大任务。一是产妇本身的身体恢复，二是哺乳喂养宝宝。两个方面均需消耗大量的能量，补充足够的营养。因此，饮食调养对于月子里的产妇尤其重要。

产妇饮食调养的重要性

产妇在分娩时耗力及损血，消耗或流失了一些的蛋白质、脂肪、糖类、各种维生素、多种矿物质及水分。因此，产后初期会感到疲乏无力，脸色苍白，易出虚汗，且胃肠功能也趋于紊乱，易发生食欲缺乏、饥不思食、食而无味等现象。此外，乳汁分泌也会消耗能量及营养物质。此时，若营养调配不当，不仅新妈妈身体难以康复，容易得病，而且还会影响婴儿的哺乳及生长发育。因此，尽快补充足够的营养素，补益受损的体质，对于防治产后疾病，帮助产妇早日恢复健康，维持新生儿的正常生长发育，都具有十分重要的意义。

月子里饮食营养的特点

产妇月子里的膳食营养是确保母婴健康的大事。简单地说，产妇的饮食营养特点就是"六需要"。

需要高热能

产妇每日所需要的热能基本与从事重体力劳动的男性相当，较正常妇女增加20%。

需要补充高蛋白质

哺乳母亲每日泌乳要消耗蛋白质10～15克，所以保证哺乳母亲饮食中的蛋白质的质量是很重要的。此外，产后气血虚弱、生殖器官复原和脏腑功能康复也需要大量蛋白质。

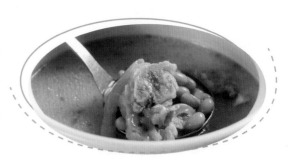

需要保证钙的补充

因为泌乳，哺乳母亲每日要消耗250毫克的钙。如果膳食中钙的供应不足，势必将动用母体骨骼组织中钙的贮备，从而使哺乳母亲因缺钙而患骨质疏松症。会出现肌肉无力、腰酸腿痛、牙齿松动、骨质软化变形等症状。

需要保证铁的供应

妊娠期约有半数以上的孕妇患缺铁性贫血，分娩时又因失血丢失约200毫克的铁，泌乳、哺乳又要丢失一些。铁是构成血液中血红蛋白的主要成分，因此，产后补充铁很重要。

需要补充维生素

维生素是人体不可缺少的营养成分。哺乳的妈妈绝大多数维生素的需要量都有所增加，特别是维生素A，哺乳期的建议量增加了86%。因此，产后应注意各种维生素的补充，以维持产妇的身体健康，促进乳汁分泌，保证供给婴儿量足质高的乳汁，以满足婴儿生长发育的需要。

需要充足的脂肪

摄入脂肪在哺乳母亲的膳食中也很重要，每日每千克体重需要1克的脂肪。若少于1克时，乳汁中的脂肪含量就会降低，影响乳汁的分泌量，进而影响新生儿的生长发育。

哺乳女性膳食营养素参考摄入量

营养素	摄入量	营养素	摄入量	营养素	摄入量
能量（千卡）	2 300	维生素B_2(毫克)	1.5	钾（毫克）	2400
蛋白质（克）	80	维生素B_6(毫克)	1.7	钠（毫克）	1500
脂肪占能量百分比（%）	20~30	维生素B_{12}（微克）	3.2	镁（毫克）	330
维生素A（微克）	1300	维生素C(毫克)	150	铁（毫克）	24
维生素D（微克）	10	叶酸（微克）	550	碘（微克）	240
维生素E(毫克)	14	钙（毫克）	1000	锌（毫克）	12
维生素B_1(毫克)	1.5	磷（毫克）	720	硒（微克）	78

🍇 月子里的营养需求量

医学研究表明，在产后1年内，哺乳母亲每天需要热量2 300千卡，蛋白质65～75克，以及大量钙、铁、维生素、烟酸、叶酸等。这些营养物质，全靠膳食来供应。因此，产后饮食质量要高，品种要全。

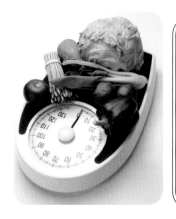

中国营养学会推荐的产妇每日摄入食物量

牛奶300～500克。

瘦肉（包括脏腑、鸡、鸭、鱼、虾）150～200克。

鸡蛋1个。

大豆（包括豆制品）25克（吃豆腐可更多）。

蔬菜（尽量多用绿叶菜）400～500克。

谷类（可用部分粗粮）300～350克。

水果200～400克。

🍇 怎样安排月子里的饮食

产妇在坐月子期间，同怀孕期一样，必须注意饮食调养，那么怎样安排才是产妇的理想饮食呢？

多吃营养价值高的食物

产后所需营养并不比怀孕期间少，尤其要多吃含蛋白质、钙、铁比较丰富的食物，如牛肉、鸡蛋、牛奶、动物的肝和肾，以及豆类和豆制品。这类食物有利于产妇身体恢复和分泌乳汁。

饮食的搭配要合理

产妇的营养要全面，不可偏颇。主食的种类要多样化，粗粮和细粮搭配进食，如小米、玉米粉、糙米、标准粉，所含的B族维生素要比精米、精面高出好几倍。此外，多吃蛋白质食物要兼吃蔬菜水果，其所含的维生素、矿物质不但为身体必需，而且还可以促进乳汁的正常分泌。

多吃易消化及刺激性小的食物

有些食物营养虽丰富，却不易消化，吃多了会引起肠胃不适和大便秘结，特别是产妇活动量较小，消化能力受到限制，所以要多吃易消化的食物。可适当多饮用各种汤类和粥类，以便于消化和促进乳汁分泌。同时，要少吃刺激性食物，不吸烟，不喝酒，因为酒精和香烟中的尼古丁可通过乳汁传给婴儿，引起婴儿的不适或疾病。刺激性食物易使产妇发生便秘，若产妇长期便秘，会诱发子宫脱垂。

不要偏食、挑食，不要盲目忌口

为满足婴儿和产妇自身的需要，月子里的营养必须全面。如果产妇有挑食或偏食的习惯，哺乳期必须加以改正。过于偏食会导致某些营养素缺乏，只有广泛摄取各类食物，才能既有利于营养摄入，又促进食欲，防止疾病的发生。不要盲目忌口，否则容易导致营养不全面，影响婴儿和哺乳母亲的健康。

清淡适宜

从科学角度讲，月子里的饮食安排要清淡。放盐要适量，以少放为宜。调料中可加用少量葱、姜、蒜、花椒粉等偏温热的调味料，但切不可偏多。

增加餐次

产妇每日的餐次应比一般人多，以5~6次为宜。餐次增多有利于食物消化吸收，保证充足的营养。产后胃肠功能减弱，蠕动减慢，如果一次进食过多过饱，反而增加胃肠负担，从而减弱胃肠功能。而采用多餐制（少吃多餐）则有利于胃肠功能恢复，减轻胃肠负担。

专家提示

中医认为"五谷为养，五果为助，五菜为充，五畜为益，气味合而服之，以补益精气"，意思是说，日常饮食应丰富全面，不偏食，才能满足身体的需要。谷类、水果类、蔬菜类、肉类必须搭配进食，如此既有丰富的蛋白质，又有含糖较多的五谷类，还有含维生素较高的水果、蔬菜类。若只注重进食鸡、鱼、蛋、肉，而忽视蔬菜、水果，则会导致维生素缺乏；若不重视进食米、面，会导致糖量不足，热能较低。所以，产后仍需以白面、米饭为主食，并要适当吃些粗粮，以满足身体对各种营养素的需要。

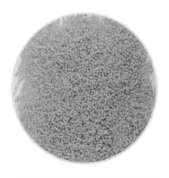

小米

营养优于精粉和大米，含有较多的维生素B_1和维生素B_2，纤维素含量也很高。同等重量的小米含有的铁比大米高1倍，维生素B_1比大米高1.5～3.5倍，维生素B_2比大米高1倍，纤维素含量比大米高2～7倍。这些营养都可帮助产妇恢复体力，刺激胃肠蠕动，增进食欲，防治便秘等。

牛奶

牛奶富含水分、蛋白质和钙质，这些都是哺乳时最为重要的营养系，也是哺乳的妈妈消耗最多的营养物质。产后尽量多喝些牛奶，一般为每日500克左右。

鸡蛋

为优质蛋白质食物，还含有脂肪、铁、卵磷脂、卵黄素等。鸡蛋有健身和促进乳汁分泌的作用，同时能维持神经系统的正常功能，是一种经济实惠的营养品。

专家提示

红糖是传统坐月子的食物，很多产妇都会喝红糖水。红糖水可以喝，却也不是喝得越多越好，如果喝的时间太长，会摄入过量糖分。一般来说，在分娩后7～10天内适量喝红糖水为宜，如果饮用的时间再延长，则不利于产后恢复。

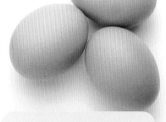

鸡、鱼等营养汤

这些汤类中富含人体易吸收的蛋白质、维生素、矿物质，并且味道鲜美，能刺激胃液的分泌，提高食欲，促进泌乳。由于产妇易出汗和分泌乳汁，需水量要高于一般人，适当多喝些汤十分有益。喝汤时应把浮油撇净，以免摄入过多脂肪，从而使产妇奶汁内的脂肪含量增加，导致婴儿食用后腹泻。

黑芝麻

富含蛋白质、脂肪、铁，可提高和改进膳食营养质量，能补血增乳，可用于产后血虚、乳汁不足等症。

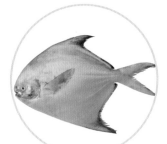

🍇 产妇"一日食谱"怎样安排

食谱千千万万，各有特点，在营养上也各有偏重，很难说哪种食谱更好一些。这里举出两例常用的营养丰富、热量比较合理的食谱，供产妇参考。使用时，可根据自身实际和客观条件加以补充和修改。

<table>
<tr><td rowspan="4">第一份食谱</td><td>早点：小米粥100克，馒头50克，鸡蛋1个，牛奶250克，咸菜少量。</td></tr>
<tr><td>午餐：花卷150克，骨头汤炖青菜（青菜50克），酱牛肉100克，虾米烧白菜1碗（含白菜200克，虾米10克）。</td></tr>
<tr><td>午点（加餐）：番茄鸡蛋面（面条50克，鸡蛋1只，番茄100克）。</td></tr>
<tr><td>晚餐：豆浆1碗，米饭100克，红烧带鱼100克，肉片炒油菜（瘦肉25克，油菜200克），橘子1个。</td></tr>
<tr><td rowspan="4">第二份食谱</td><td>早点：小米粥100克，馒头50克，鸡蛋1个，豆浆1碗，拌海带丝1份。</td></tr>
<tr><td>午餐：馒头或米饭150克，肉丸子配小白菜（瘦猪肉50克，小白菜250克），骨头香菜汤1碗。</td></tr>
<tr><td>午点（加餐）：下午3时左右喂奶后，进食番茄鸡蛋面（挂面50克，鸡蛋1个，番茄100克）。</td></tr>
<tr><td>晚餐：豆浆1碗，米饭100克，红烧带鱼100克，白菜豆腐汤1碗（白菜100克，豆腐50克）（睡前可饮250克牛奶）。</td></tr>
</table>

上述两例食谱，每天可为产妇提供适当热量，这是为了保证哺乳的需要。如果产妇乳汁已无，或已不再喂奶，则应尽快恢复普通人的饮食量，即减少热量，否则会使产妇身体发胖。

🍇 剖宫产妈妈如何安排饮食

进行剖宫产术的产妇消耗体力多。为了促使产妇恢复健康，更需重视饮食调理。产妇在剖宫产后6小时内应平卧禁食，目的是减少腹胀。6小时以后可以翻身、侧卧，进食些清淡、易消化的流质饮食，如米汤、蛋汤、萝卜汤。萝卜有行气导泄的作用，术后喝点萝卜汤，可以帮助因麻醉而停止蠕动的胃肠道恢复正常的蠕动功能。

以排气作为产妇可以进食的标志，在排气之前，不能给产妇吃不易消化和易产气的食物，如牛奶、糖类、鸡蛋等。排气后的1~2天内，进食容易消化的流质、半流质饮食为宜两天内不要吃容易产生胀气的牛奶、豆浆等食物，也不要吃添加较多糖的食物和过咸的食物。之后，新妈妈消化能力恢复，再转为一般产妇饮食。但每餐不可过饱，以防止消化不良或肠梗阻。

另外，由于产妇产后体质虚弱，胃肠消化功能较差，饮食也不宜太油腻，要多吃富含营养的食品。也要多吃新鲜的蔬菜和水果，做到合理搭配、营养均衡。特别要注意的是，饮食中需补充优质的蛋白质以利于伤口的愈合。

剖宫产的产妇一般有8~10厘米长的刀口，因此排便时不可过于用力，以免伤口开裂。为让排便顺利，预防便秘是关键，需要多补充膳食纤维，如麦片、芹菜、山药等，以保持大便通畅无阻。

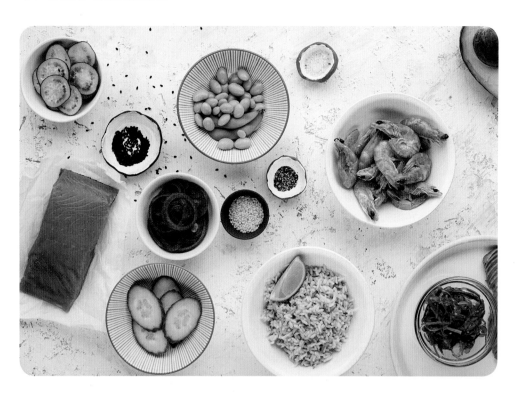

月子期饮食细节与禁忌

相比于漫长的十月孕期，月子期时间较短。然而，月子期的饮食禁忌并不见得比孕期少。而且新妈妈要是稍不注意，月子期就会很快过去。这样，月子期犯了什么饮食上的忌讳，我们就无法从容地去调整了。

🍇 月子里宜多吃的蔬菜和水果

蔬菜与水果富含多种营养素，非常适合产妇在月子里食用。

产妇最适宜吃的蔬菜

经过营养学研究，下面几种蔬菜是月子里的最佳食品。

莲藕

莲藕中富含淀粉、维生素和矿物质，营养丰富，清淡爽口。莲藕能够健脾和胃，润燥养阴，活血化瘀，清热生乳。产妇多吃莲藕，能及早清除腹内积存的瘀血，增进食欲，帮助消化，促进乳汁分泌，有助于新生儿宝宝的喂养。

黄花菜（干）

黄花菜含有蛋白质及磷、铁、维生素A、维生素C，营养丰富，味道鲜美，尤其适合做汤。中医学认为，黄花菜有消肿、利尿、解热、止痛、补血、健脑的功效。产褥期容易出现腹部疼痛、小便不畅、面色苍白、睡眠不安等症状，多吃黄花菜可改善这些症状。

黄豆芽

黄豆芽中富含蛋白质、维生素C、纤维素等。蛋白质是组织细胞生长的主要原料，能修复分娩时损伤的组织；维生素C能增加血管壁的弹性和韧性，防止产后出血；纤维素能润肠通便，防止便秘。

海带

海带含碘和铁较多，碘是制造甲状腺素的主要原料，铁是制造血细胞的主要原料。产妇多吃海带，能增加铁、碘在乳汁中的含量。新生儿吃了这种乳汁，有利于身体的生长发育。此外，铁是制造红细胞的主要原料，有预防贫血的作用。

莴笋

莴笋是春季的主要蔬菜之一，含有多种营养成分，尤其富含钙、磷、铁，能助长骨髓、坚固牙齿。中医认为，莴笋有清热、利尿、活血、通乳的作用，尤其适合产后少尿和无乳、少乳的产妇食用。

产妇最适宜吃的水果

月子里多吃些水果可以多补充维生素和某些微量元素，防止维生素缺乏症的发生。下面列举出的水果可供月子里选用。

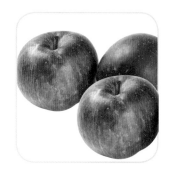

苹果

味甘凉，性温，含糖类丰富。还含有苹果酸、鞣酸、维生素、果胶及矿物质，可防治维生素C缺乏病（坏血病），并能使皮肤滋润光泽。黏胶和细纤维能吸附并消除细菌和毒素，能涩肠、健胃、生津、开胃和解暑，还能降低血压及胆固醇，有利于患妊娠高血压综合征产妇的康复。苹果中含大量钾盐，能与体内过多的钠盐结合并排出体外，舒缓血压。

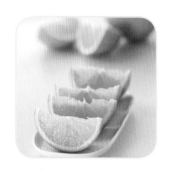

橘子

味甘酸，性温，含大量维生素，尤含维生素C最多，并含有丰富的钙质，能保护毛细血管的完整性，使皮肤变得柔嫩，防止产后面部皱纹形成，可起到美容作用。哺乳妈妈多吃橘子有利于促进婴儿对钙的吸收，防止小儿佝偻病的产生。还能增加产妇对严寒的抵抗力，对产妇受凉后的伤风咳嗽有辅助治疗作用。

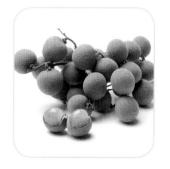

桂圆

桂圆是营养极其丰富的一种水果。中医认为，桂圆味甘、性平、无毒，为补血益脾之佳果。产后体质虚弱的人，适当吃些新鲜的桂圆或干的龙眼肉，既能补脾胃，又能补心血不足。

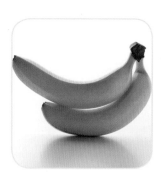

香蕉

味甘，性寒，含有大量磷、铁及纤维素，有润肺滋肠、利胆降压、通便补血的作用，是防止便秘的首选水果，产妇吃香蕉能防止产后便秘和产后贫血。香蕉含钾丰富，产后的妈妈吃些香蕉，有利于去除产后水肿；对控制血压很有益处；同时也可以补充乳汁中的钾。

荔枝

味甘，性温，有补脾益肝、止咳养神和止渴解乏的作用。能减少产后恶露，尤其对产后肝脾虚弱者有保健作用。

山楂

山楂富含糖类、维生素及钙、磷、铁等，含钙量在水果中名列前茅。中医认为山楂有化瘀消积、化痰解毒、提神清脑、止血清胃和增进食欲的作用，对脾胃虚弱、肝功能不良和厌油腻、食欲差的产妇尤为适用。另外，山楂有化瘀活血作用，能帮助排出子宫内的恶露，减轻腹痛。

大枣

大枣中含维生素C最多，还含有大量的糖分。中医认为，大枣是水果中最好的补药，具有补脾养胃、益气生津、活血通脉和解毒的作用。尤其适合产后脾胃虚弱、气血不足的人食用。

🍇 产妇不宜忌盐

在民间流传着一种说法，即月子里产妇喂奶要忌盐，认为哺乳母亲吃盐会使婴儿得尿布疹。因此，给产妇吃的很多食物中都不放盐，使得产妇没了胃口、食欲缺乏，营养不能及时得到补充。

盐吃多了不好，但也不能不吃盐或吃盐过少。成人每人每天需盐量为6克左右，这些盐食用后在消化道全部被吸收。盐中含有的钠，是人体必需的元素，如果人体缺钠就会出现低血压、头昏眼花、恶心、呕吐、无食欲、乏力等症状，所以，在人体内应有一定量的钠。如果哺乳母亲完全限制钠的摄入，影响了体内电解质的平衡，不但影响哺乳母亲的食欲，而且对婴儿的身体发育也不利。另一方面，哺乳母亲盐过多，会加重肾脏的负担，也会使血压增高。简而言之，哺乳母亲不应过多盐，也不能忌盐。

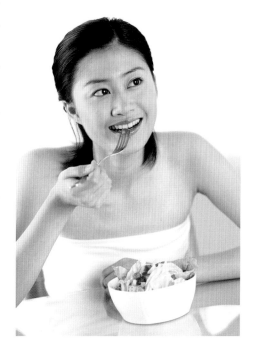

🍇 坐月子要多吃鲤鱼

民间多给产妇吃鲤鱼，有说"鱼能驱余血"。所谓"余血"主要是指恶露。恶露的排出与子宫的收缩力关系密切，当子宫收缩时，肌纤维缩短，挤压血管，将子宫剥离面的毛细血管断端的余血挤压出去，排入宫腔内；子宫收缩时又将残留在宫腔内的坏死蜕膜细胞和表皮细胞，经阴道并带着阴道内的黏液排出体外。若子宫收缩不良，则剥离面断端的血管开放以致宫腔积血，恶露增多，时间延长。

凡是营养丰富的饮食，都能提高子宫的收缩力，帮助"驱余血"。鱼类含有丰富的蛋白质，当然能促进子宫收缩，而鲤鱼的作用更甚。据中医研究，鲤鱼性平味甘，有利小便、解毒的功效，能治水肿胀满，肝硬化、腹水，妇女血崩，产后无乳等病。

《食疗本草》中记载："鲤鱼鳞烧，烟绝，研细，用酒送服，方七七（约3克），可破产妇滞血。"此外，民间认为鲤鱼还有生乳汁的作用，产后多吃鲤鱼有利于下奶。

🍇 产妇月子里多吃鸡蛋好吗

产妇吃鸡蛋对身体恢复和乳汁的分泌大有益处，但要适量。有的产妇为了增加营养，就多吃鸡蛋，一天吃8～10个鸡蛋，认为这样可以使产后虚弱的身体尽快恢复。这是不正确的做法。

鸡蛋含有蛋白质、脂肪、卵磷脂、核黄素和钙、磷、铁，及维生素A、维生素B等，确实是营养丰富的好食品，且容易被人体吸收利用，无明显的"滞胃作用"。但是，鸡蛋也不是吃得越多越好，尽管其营养丰富，可也并不包括所有营养素，比如，鸡蛋的维生素C和纤维素含量就不如其他食品，甚至很贫乏。这样，鸡蛋吃多了，就会影响某些营养素的摄入。再有，鸡蛋摄入过多，也会造成胆固醇摄入太高。

所以中国营养学会在"哺乳期妇女膳食宝塔"中推荐哺乳期的妈妈每天吃1个鸡蛋即可。在实际操作时，产妇如果肉类吃得偏少，可以每天吃2个鸡蛋。完全不吃肉的产妇，可以在2个全蛋的基础上再适当增加蛋清的量，以保证蛋白质的摄入。但不建议吃更多的全蛋。

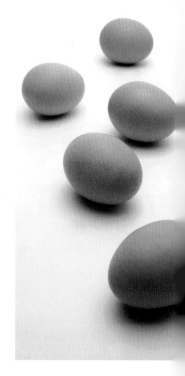

李宁详解孕产期饮食营养

🍇 月子里产妇不宜多吃的食品

月子里有些食品是不宜多吃的，主要有如下几种。

不要多吃巧克力

巧克力对于临产时补充体力极其有益，有的产妇在生产过程中直接感受到了它的好处。但是，哺乳的妈妈过多食用巧克力，对吃乳婴儿的发育会产生不良影响。这是因为巧克力所含的"可可碱"会进入母乳并在婴儿体内蓄积。"可可碱"能伤害神经系统和心脏，并使肌肉松弛，排尿量增加，结果使婴儿消化不良，睡眠不稳，哭闹不停。产妇整天吃巧克力还会影响食欲，不但使身体所需营养供给不足，还会使身体发胖，这样当然会影响到产妇的身体健康和婴儿的生长发育。

不要过量食用味精

一般而言，成人适量食用味精无害。但如果哺乳母亲在摄入高蛋白饮食的同时，又食用过量味精，大量的谷氨酸钠就会通过乳汁进入婴儿体内。过量的谷氨酸钠对婴儿，尤其对12周龄内的婴儿发育有影响。谷氨酸钠能与婴儿血液中的锌发生特异性的结合，生成不能被机体吸收的谷氨酸，而锌却会随尿排出，由此导致婴儿的锌缺乏。结果可导致婴儿胃口差、厌食，也可造成婴儿智力减退、生长发育迟缓以及性晚熟等不良后果。因此，哺乳母亲产后3个月内最好不吃味精，而且以后也要少吃。

不要多食辛辣类食物

葱、姜、大蒜、辣椒、花椒等在做调料时，宜少放些，因为过食有生热之弊，可影响产妇胃肠功能，从而引发产妇内热，导致口舌生疮，并可造成大便秘结与痔疮发作，不利于产妇身体的恢复。特别对于平素喜食辣椒的产妇，更应注意。

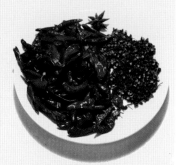

不要过多地饮用黄酒

黄酒又称米酒，是水谷之精，其性热，其气悍，有些地区常用黄酒炖鸡来给产妇进补。产后少量饮用黄酒可以祛风活血，避邪逐秽，有利于恶露的排出和子宫的缩复，对产后受凉有舒筋活络之功，对乳汁分泌也有促进作用。但饮用黄酒要适时适量，黄酒过量，因其可助内热，会使产妇上火，口舌生疮，且由于母体内热，可通过乳汁影响婴儿，也会使婴儿内热。食用时间以产后1周为宜。

🍇 月子里产妇禁吃的食物

产妇在月子里千万不能吃以下食品，否则对产妇身体及处于哺乳中的婴儿均会造成不利影响。

忌食过硬不易消化的食物

产妇身体虚弱，运动量小，如果吃硬食或油炸食物，容易造成消化不良。油炸食物较难消化，产妇的消化能力又很弱，并且油炸食物的营养在油炸过程中已经损失很多，比一般的面食及其他食物要差，所以产妇要少吃油炸食物，最好以不吃为宜。

忌食过咸的食物

过咸食物，如腌制品等，含盐较多，过多食用会引起产妇体内钠潴留，易造成水肿，并易诱发高血压病。

忌吸烟、饮酒

烟、酒是刺激性的物质，对哺乳母亲没有好处。吸烟可以使乳汁减少，烟中还含有毒的尼古丁，虽然进入到乳汁中的尼古丁不多，但对婴儿终归有害。而且吸烟时呼出的气体会直接危害婴儿的健康，这对刚刚出生的婴儿是一种严重的吸毒现象。酒中含有酒精，可进入乳汁中。

专家提示

大量饮酒可引起婴儿出现沉睡、深呼吸、触觉迟钝、多汗等症状。因此，哺乳母亲为了孩子的健康，不要吸烟和饮酒。

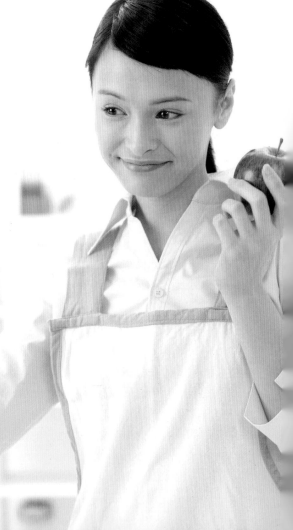

李宁详解孕产期饮食营养

🍇 月子里不要滋补过量

在分娩后适当进行滋补是有益的，这样可补充产妇所需的营养，有利身体的恢复，同时还会有充足的奶水哺乳婴儿。但是，如果滋补过量却是无益有害的。鸡蛋成筐、水果成箱、罐头成行，天天不离肉，顿顿喝肉汤，这种大补特补的做法不但浪费钱财，而且有损产妇身体健康。这是因为：

① 滋补过量容易导致过胖。产后过胖会使体内糖类和脂肪代谢失调，引发各种疾病。调查表明，肥胖者冠心病的患病率是正常人的2～5倍，糖尿病的患病率可高出正常人的5倍。

② 产妇营养太丰富，必然会使乳汁中的脂肪含量增多，如果婴儿胃肠能够吸收，易造成婴儿肥胖，并且患扁平足一类的疾病；若婴儿消化能力较差，不能充分吸收，就会出现脂肪性腹泻，长期慢性腹泻会造成营养不良。

③ 婴儿因受母亲乳汁脂肪含量过多的影响，还会发育不良，行动不便，成为肥胖儿，对其身体健康和智力发育都不利。

🍇 月子期间不可盲目节食

女性在生育后，体重一般会增加不少，身体会明显发胖。有些人为了尽早恢复生育前苗条的体形，便在产后立即节食。这样做对身体康复是有害的，因为产妇虽然身体发胖，但产后所增重量多为水分和脂肪，给宝宝哺乳，会消耗体内大量的水分和脂肪。况且，产妇本身恢复健康也需要营养，怎么能够节食呢？

给宝宝哺乳的产妇必须多吃营养丰富的食物，每天要从食物中至少获得2 300千卡的热量，否则就不能满足自身和哺乳的需要。为了恢复体形，可以适当增加活动量，做些健美操，以消耗多余热量。切不可盲目节食，否则会产生不良后果。

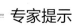

专家提示

减掉腹部赘肉的中医疗法：①按摩。将左手放在右手上，用手掌沿顺时针方向慢慢揉搓按摩，同时做腹式呼吸，持续3分钟。②针灸。只有腹部温暖，才有利于脂肪分解。针灸一般以肚脐为中心，向两侧3厘米、下方5厘米之处，实施针灸。

月子期同步饮食方案

产后新妈妈的身体恢复有一个过程，与这个过程相对应，饮食上就有吃什么好、不吃什么好的问题。做好产后同步饮食，有利于新妈妈加快身体恢复。反之亦然。

🍇 新妈妈身体恢复周周看

产后第1周

体重减轻大约5千克：分娩后不久，由于胎儿、胎盘、羊水等被排出体外，新妈妈的体重会减少5千克左右。

恶露量较大：生产后，子宫中的残留物会经由阴道排出体外，形成恶露。产后1~4天的恶露为血性恶露，呈血液颜色，无异味（有血腥味），量较大，但不超过平时的月经量（如果恶露量过大，请及时咨询医生）。血性恶露中有时会有小血块及坏死蜕膜组织，这是正常的。

子宫逐渐缩小至拳头大小：怀孕时膨胀的子宫在产后需要慢慢恢复到孕前的状态。

在产后第1周，子宫回位、收缩都比较迅速。一般产后1周，子宫位置就会从肚脐处下降到耻骨的位置，大小也缩得和一只拳头差不多。

新妈妈精神倦怠：妈妈在生产时耗费了大量体力，在产后1周的时间内，大多数时候会觉得倦怠，需要多多卧床休息。要注意的是，随着分娩的结束，妈妈体内的激素分泌会发生急剧变化，部分新妈妈可能因为激素分泌变化而导致情绪大起大落。因此，要注意调适自身的情绪，避免引发产后抑郁症（大多数的产后抑郁都是在这1周出现的）。

疼痛感逐渐消失：妈妈在生产时用力巨大，身体在产后会有酸痛感觉，浑身不适。这种感觉一般在分娩2~3天后就会消失。经历了会阴侧切的妈妈，侧切伤口的疼痛感会在分娩4~5天后逐渐消退。

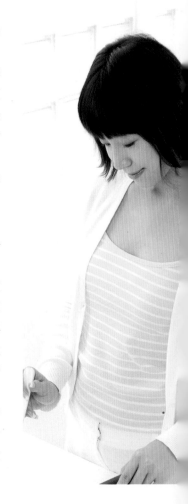

产后第2周

体重仍有下降：随着恶露的排出，以及尿量的增加、出汗和乳汁分泌等因素，新妈妈的体重还会有一定的下降，减少的具体重量因人而异。

恶露量变少：进入本周后，新妈妈的恶露量会逐渐变少，颜色也由鲜红色逐渐变为浅红色直至咖啡色。恶露中的血液量减少，浆液增加，也叫浆液恶露（一般发生于产后5~10天）。如果本周新妈妈排出的恶露仍然为血性，并且量多，伴有恶臭味，请及时咨询医生。

子宫缩小至棒球大小：新妈妈的子宫位置在继续下降，并逐渐下降至盆腔中，子宫本身也在变小，大约缩小至棒球大小。

身体比较疲惫：虽然新妈妈的身体还没完全恢复，但却要开始规律地为宝宝哺乳。每天昼夜不停的哺乳工作，会极大地影响妈妈的休息，所以妈妈在第2周会比较劳累。家人应多分担并协助新妈妈照料小宝宝。

大多数妈妈的乳汁已开始正常分泌，在这一周可以适当喝一些有催乳功效的汤粥。

产后第3周

恶露逐渐变成白色：进入本周之后，大多数新妈妈的浆液恶露会逐渐变成白色恶露。恶露呈白色或黄色，比较黏稠，类似白带，但量比白带大。恶露中的浆液逐渐减少，白细胞增多，并有大量坏死组织蜕膜、表皮细胞等。偶尔恶露中还会带少量血丝，这是正常的，不必太过担忧，继续观察即可。

专家提示

从产后第3周开始，妈妈可以适当做一些轻体力的家务活了。建议新妈妈舒展舒展自己的身体，适当地做一些散步或其他有助于产后恢复的轻微活动，这样有利于筋骨的恢复。

子宫已经完全进入盆腔：子宫继续收缩，子宫的位置已经完全进入盆腔里，在外面用手已经摸不到了。不过，宫颈口还没有完全闭合，所以新妈妈仍需要注意阴部的卫生。

逐渐适应了新生活：经过两周的哺育实践，大多数新妈妈逐渐熟悉了喂养宝宝的规律，能及时调整自己的作息时间，尽量同宝宝保持步调一致，从而避免太过劳累。所以在这一周，妈妈精神欠佳的状况会有所改善。

产后第4周

恶露大多已经结束：大多数新妈妈的恶露此时已经排干净，开始出现正常的阴道分泌物——正常颜色的白带。不过，恶露持续的时间与新妈妈的体质有关，也有一些新妈妈在本周仍会排出黄色、白色恶露。一般来说，剖宫产的妈妈恶露的结束时间相对更早。

外子宫口关闭：子宫的体积、功能仍然在恢复中，只是妈妈对此已经没有感觉。一般来说，子宫颈在本周会完全恢复至正常大小。同时，随着子宫的逐渐恢复，新的子宫内膜也在逐渐生长。如果本周新妈妈仍有出血状况，很可能是子宫恢复不良，需要咨询医生。

精神逐渐饱满： 新妈妈在哺喂宝宝、与宝宝的不断接触中，彼此间的感情越来越深厚，加上身体恢复良好，新妈妈这时候的心情愉悦、精神饱满。

产后第5周

阴道分泌物开始正常： 正常情况下，新妈妈的恶露此时已经全部排出，阴道分泌物开始正常分泌。如果此时新妈妈仍有恶露排出，就不太正常，需要咨询医生。

子宫在继续恢复： 随着子宫的进一步恢复，其重量已经从分娩后的1000克左右减少为大约200克。

阴道逐渐恢复中： 一般在产后1周左右，阴道就会恢复至分娩前的宽度（自然分娩的新妈妈阴道会比分娩前略宽），但直到分娩4周后，阴道内才会再次形成褶皱，外阴部也会恢复到原来的松紧度。骨盆底的肌肉此时也逐渐恢复，接近孕前的状态。

排尿量恢复正常： 此前的几周内，新妈妈由于孕期在体内滞留了大量水分，所以尿量比孕前明显增多。进入本周之后，随着身体的恢复，一般新妈妈的排尿量会逐渐恢复正常水平。

产后第6周

子宫颈完全闭合： 产后第6周，宫颈口已经恢复闭合到产前程度。从理论上来说，本周之后，新妈妈已经可以恢复性生活了。

月经可能已经恢复： 有些不进行母乳喂养的新妈妈，可能在本周已经恢复月经。母乳喂养的新妈妈一般月经恢复要较迟一些。研究资料显示，40%进行人工喂养的妈妈在产后6周恢复排卵，而大多数母乳喂养的妈妈则通常要到产后18周左右才完全恢复排卵机能，有些甚至到产后1年左右才恢复月经。

腹部色素逐渐变淡： 有妊娠纹的新妈妈会发现妊娠纹颜色逐渐变淡了，因怀孕造成的腹壁松弛状况也逐渐改善。最终，妊娠纹会变淡至银白色，不仔细都不会发现；而新妈妈的腹壁肌肉也会完全恢复紧致。

这周，新妈妈一般会去医院做产后身体恢复状况的体检。如果恢复良好，医生会建议开始进行适当的身体锻炼。

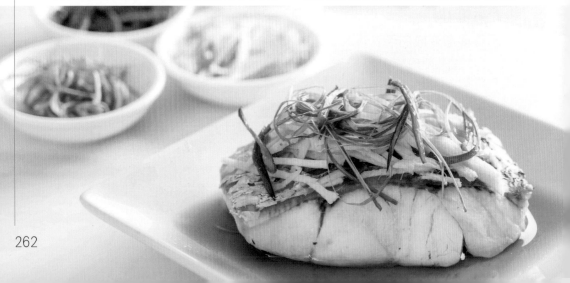

🍇 产后第1周营养要点：重在开胃

◆ 拒绝油腻，口味要清爽

不论是哪种分娩方式，妈妈在刚刚生产的最初几日里会感觉身体虚弱、胃口比较差。如果这时强行吃下重油、重腻的"补食"，只会让胃口更加减退。在产后的第一周里，可以吃些清淡的荤食，如肉片、肉末、瘦牛肉、鸡肉、鱼等，配上时鲜蔬菜一起炒，口味清爽且营养均衡。橙子、柚子、猕猴桃等水果也有开胃的作用。本阶段的重点是开胃而不是滋补，胃口好，才会食之有味，吸收也好。

◆ 注意营养均衡

在分娩当天，应以进食清淡、温热、易消化的稀软食物为宜。建议顺产妈妈的产后第一餐应以温热、易消化的半流质食物为宜，如藕粉、蒸蛋羹、蛋花汤等；第二餐可基本恢复正常，但由于产后疲劳、胃肠功能差，仍应以清淡、稀软、易消化的食物为宜，如挂面、馄饨、小米粥、面片、蒸/煮鸡蛋、煮烂的肉菜、糕点等。

◆ 补充足够的液体

顺产妈妈由于体力消耗大，出汗多，更需要补充足够的液体，包括牛奶、白开水等，但在乳汁分泌顺畅之前，暂不要大量摄入补汤，以免乳汁分泌过多堵塞乳腺管。有会阴伤口的妈妈，需要在自解大便后，才能恢复日常饮食，同时要每天保证大便的通畅；如有会阴Ⅲ度裂伤，需要无渣饮食一周后再吃普通食物。软质的食物一方面易消化，另一方面也有利于产后妈妈的牙齿健康。

◆ 少食胀气食物

剖宫产的妈妈需要禁食，等排气后再从流食、半流食，逐步恢复到日常饮食。在胃肠功能恢复前，不要食用牛奶、豆浆、蔗糖等易胀气食物。剖宫产的妈妈在术后第二天，可以吃些稀、软、烂的半流质食物，如蛋羹、烂面条等，每天吃4～5餐，以保证充足的营养。一般到产后第3天，就可以恢复正常饮食了。这时大多数妈妈的乳汁分泌已经顺畅，可以多补充一些营养丰富的汤水，但一定要少油、少盐。还应注意不能让妈妈只喝汤，应当连汤带肉一起吃下，才能补充蛋白质等更多的营养。

◆ 加速恶露排出

孕妇生产完之后，体内的恶露需要排出体外，传统的"生化汤"有加速恶露排出、调节子宫收缩的功效。对于生产后的妈妈来说，饮用生化汤促使恶露排出干净是有其必要性的。一般来说，生化汤的饮用方式为生产完后2～3天开始，自然分娩的妈妈可连续服用5～7付；剖宫产的妈妈因出血量较少，可减少服用的剂量。

◆ 避免食用含酒精的食物

对于剖宫产的妈妈来说，酒精会影响伤口的愈合；而且酒精会进入乳汁，对于哺乳的妈妈都是不适宜的。

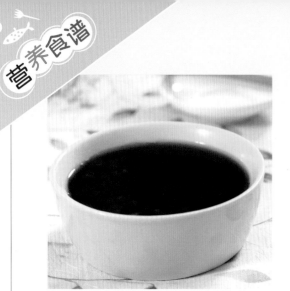

生化汤

材料： 当归15克，桃仁15克，川芎6克，黑姜10克，甘草3克，粳米100克。

调料： 红糖适量。

做法

1.粳米淘洗干净，用清水浸泡30分钟备用。

2.将药材和水以1：10的比例放入锅内小火煎煮30分钟，取汁去渣。

3.将药汁和粳米熬煮为稀粥，加入红糖即可，温热服用。

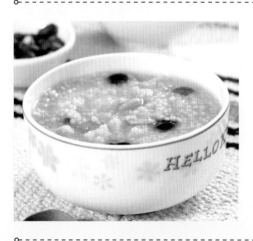

花生大枣小米粥

材料： 小米100克，花生50克，大枣8枚。

做法

1.将小米、花生洗净，最好用清水浸泡20分钟后备用。

2.大枣温水洗净，去核后，备用。

3.所有原料放入砂锅中，大火煮沸，转小火煮至原料完全熟透即可。

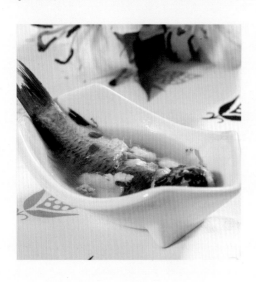

当归鲫鱼汤

材料： 当归10克，鲫鱼1条。

调料： 盐、葱花各少许。

做法

1.鲫鱼洗净，去内脏和鱼鳞。鱼处理干净，汤就不会有腥味。鱼身上抹少量盐，腌渍10分钟。

2.用清水把当归洗净，放入热水里浸泡30分钟，取出切片。泡当归的水不要扔掉，可以用来煲汤。

3.将鲫鱼与当归一同放入锅内，加入泡当归的水，炖煮至熟，加入葱花调味即可。

🍇 产后第2周营养要点：重在补血

◆ 多吃补血食物并补充维生素

进入产后的第2周，妈妈的伤口基本上愈合。经过上一周的精心调理，胃口应该有明显的好转。这时妈妈可以开始尽量多吃补血食品以调理气血。苹果、梨、香蕉能减轻便秘症状且富含铁质，动物内脏更富含多种维生素，是很好的维生素补剂和补血剂。

◆ 适当催乳

妈妈第2周的饮食可逐渐恢复成一般的饮食。此时，宝宝吸食母乳的状况已渐渐稳定，吸吮时间与次数也逐渐增加，所以可食用一些发乳的食物来增加泌乳量，如花生炖猪脚、青木瓜炖排骨等。同时注意水分的摄入，多给宝宝吸吮，泌乳量自然就会慢慢增加。有些食物，如韭菜、麦芽等本身具有退奶的功效，要喂母乳的妈妈应注意避免食用。

◆ 避免摄入大量动物性食物

虽然基于催奶和恢复体力的需要，妈妈在这一周内必须多摄入一些富含蛋白质的食物，但并不是要求妈妈无节制地食用动物性食物。因为摄入大量的动物性食物，会导致蛋白质、脂肪摄入过量，易导致产后肥胖以及维生素、矿物质和膳食纤维摄入不足，营养不均衡。

◆ 适当摄取食物纤维

一般月子中的饮食以蛋白质类食物为主，相对而言，蔬菜类及水果类的摄取量就不多，甚至传统观念认为蔬菜及水果的属性偏凉性或是冷性，不适宜给虚弱的产后妈妈食用。还有些妈妈可能在坐月子期间完全不吃蔬菜水果，那么，食物纤维的摄取量就更少了，加上长时间地卧床休息，妈妈很容易出现便秘的情况。而且蔬菜及水果中丰富的维生素及矿物质也是宝宝需要的营养，所以，坐月子的妈妈还是每天要摄取3份以上的青菜及2~3份的水果。

◆ 不吃刺激性食物

妈妈应注意在月子里最好不要吃大蒜、辣椒、胡椒、茴香、韭菜等较为刺激性的食物。如果宝宝出现了湿疹等过敏反应，哺乳妈妈要在医生帮助下找出食物中可能的过敏原。

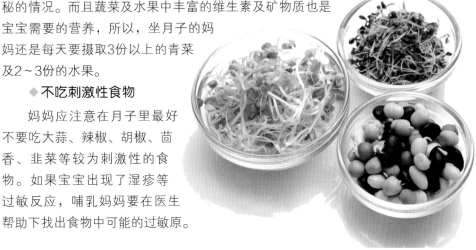

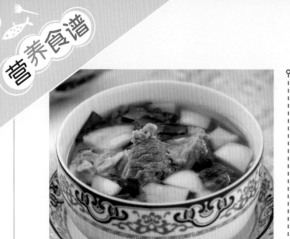

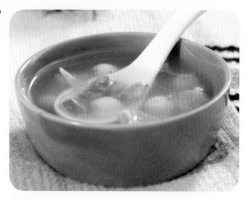

李宁详解孕产期饮食营养

菠菜洋葱猪骨汤

材料： 带肉猪骨300克，菠菜50克，洋葱1个，枸杞子少许。

调料： 盐适量，胡椒粉少许。

做法

1.猪骨洗净，斩块备用；洋葱对切成4大瓣；菠菜洗净后切段备用。

2.以汤锅烧开水，滚沸后放进猪骨、洋葱和枸杞子。

3.待再次滚沸，将炉火调成小火，再煮40分钟，放进菠菜，加适量盐调味。

4.菠菜烫熟即可熄火，撒上少许胡椒粉来提增香气。

莲子猪肚汤

材料： 猪肚150克、莲子30克。

调料： 姜8克，大葱5克，盐3克，料酒5克。

做法

1.猪肚洗净，切成片；莲子用水泡软，去掉皮和心。

2.锅放在火上，放入莲子和60克水，煮15分钟。再加入猪肚、料酒、大葱、姜片和500克水煮沸。撇去浮沫，加入盐、味精盛入汤碗即可。

西蓝花鹌鹑蛋汤

材料： 香菇8朵，干贝25克，火腿50克，西蓝花150克，小西红柿5个，鹌鹑蛋10个。

调料： 盐适量。

做法

1.西蓝花切小朵；锅里放一碗水烧开，加少许盐和油，放入西蓝花烫1分钟捞起待用；鹌鹑蛋煮熟剥皮待用。

2.将香菇、干贝用热水泡开，火腿切片一起放入锅里，加1大碗水用中火煮20分钟。

3.取一大碗，先把香菇、干贝、火腿片捞起铺在碗底。

4.把鹌鹑蛋、西蓝花放入锅中熬好的汤水里，加盐烧开起锅。把西蓝花和鹌鹑蛋摆在汤的上面，小西红柿切十字刀，切成小花的模样和西蓝花放在一起。

🍇 产后第3～4周营养要点：催奶好时机

◆ 以补充蛋白质为主

因为宝宝对奶水的需要量逐渐增加，所以哺乳妈妈应该注意补充适量的蛋白质。蛋白质食物的选择主要依靠动物性食物，如各种肉类，以及蛋、奶等。肉类建议以白肉为主，如鸡、鱼、虾肉等，但也要同时吃适量的红肉，如猪、牛、羊肉。如果喝肉汤或鱼汤，不要只喝汤不吃肉。因为汤中绝大部分为水分，蛋白质含量微乎其微，所以要连汤带肉一起吃。

◆ 着重恢复体力

如果是在冬天，妈妈可以吃一些温补性的食物，如羊肉。另外，鱼汤能很好地补充能量以及帮助催乳。

◆ 减少油脂并摄取足够蛋白质

到第4周，妈妈应减少油脂的摄取以利恢复产后的身材。比如，麻油鸡汤不全部喝完或是将浮油捞去，鸡肉去皮后食用，或是改用以汤取代部分的麻油鸡来供应等方式，不但可以摄取到足够量的蛋白质，也可以明显地减少脂肪的摄取。

◆ 改变烹调方式

食物只要挑温性、营养的食物，并且用水煮、蒸、卤、炖、氽烫的方式制作，烹调出来的菜肴就会比用油炸、油煎的热量低很多，当然就能减少多余油脂的摄取量。

◆ 食物均衡吃，蔬菜绝对不能少

建议每天可以吃主食250～350克；牛奶300～500克；鱼禽蛋肉类食物200～250克；青菜400～500克，如果能吃得更多，也很好；还要注意补充水分，每天喝水（包括汤）2100～2300毫升。

◆ 三餐定时定量

为了减少脂肪的摄取量，妈妈应该恢复三餐定时定量的饮食方式，以避免暴饮暴食，避免饮食偏差。尤其要注意的是，晚上尽量不吃夜宵，因为人的身体在夜晚处于休息状态，新陈代谢率低，如果超过晚上八点再吃东西，就很容易囤积脂肪，不但易发胖，也影响健康。

◆ 多喝水

不管目的是恢复体力还是恢复身材，这个时候，新妈妈都应该多喝水以促进新陈代谢，减少多余脂肪，还能润肠排毒。

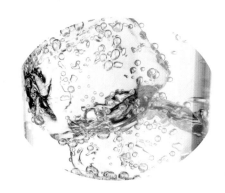

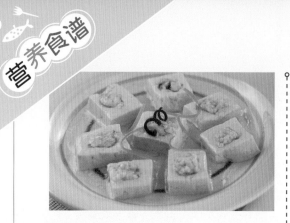

李宁详解孕产期饮食营养

虾仁镶豆腐

材料：豆腐100克，虾仁50克，彩椒丝少许。

调料：香油1小匙。

做法

1.豆腐洗净，切成四方块，再挖去中间的部分。

2.虾仁洗净剁成泥状，填塞在豆腐挖空的部分。

3.将做好的豆腐放入蒸锅蒸熟。

4.将香油适量均匀淋在蒸好的豆腐上，撒上彩椒丝即可。

乌鸡香菇汤

材料：乌鸡1只（约500克），干香菇50克，大葱、生姜片各适量，枸杞子少许。

调料：料酒、盐各适量。

做法

1.乌鸡洗净；香菇泡发洗净；枸杞子洗净备用。

2.砂锅添入清水，加生姜片煮沸，放入乌鸡。

3.加料酒、大葱、枸杞子、香菇，用小火炖煮至酥烂。

4.加盐调味后，煮沸3分钟即可起锅。

姜枣枸杞乌鸡汤

材料：乌鸡1只、生姜20克、大枣20克、枸杞子10克。

调料：盐适量。

做法

1.将乌鸡洗净；将大枣、枸杞子洗净；生姜洗净去皮，拍破。

2.将大枣、枸杞子、生姜纳入乌鸡腹中，放入炖盅内，加水适量，武火煮开后改用小火炖至乌鸡肉熟烂。

3.汤成后，加入适量盐调味即可食用。

猪蹄茭白汤

材料：猪蹄250克，茭白(切片)100克，生姜2片。

调料：料酒、大葱、盐各适量。

做法

1.猪蹄用沸水烫后刮去浮皮，拔去毛，洗净，放净锅内。

2.加清水、料酒、生姜片及大葱，旺火煮沸，撇去浮沫，改用小火炖至猪蹄酥烂。

3.投入茭白片，再煮5分钟，加入盐调味即可。

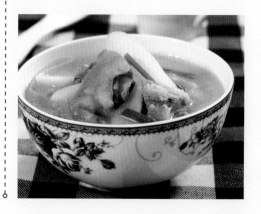

Part 8

产后特殊情况调理

　　无论是自然生产还是剖宫产，产后都可能出现身体不适的状况，产后妈妈不要只沉浸在为人母的喜悦中，而忽视了自己的身体健康，必须做好护理工作，才能轻松面对产后各项不适症状，尽快恢复元气与活力。

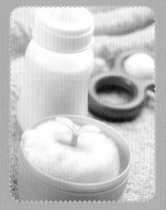
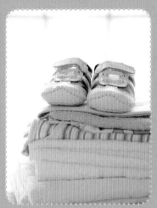
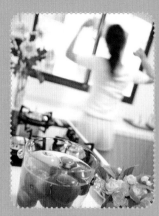

产后缺乳

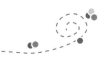

母乳对于宝宝来说，是任何食物都不能比拟的最佳食品。但一些年轻妈妈却在分娩后因种种原因造成乳汁稀少、乳量不足或者乳汁不下，难以完成对宝宝的哺育。

🥕 产后缺乳调养方案

产后缺乳多发生在产后数天至半个月内，也可发生在整个哺乳期。导致缺乳的原因除乳腺发育不良外，大多是因产后调理不当、营养不良；因产妇焦虑、抑郁等不良情绪抑制垂体释放催乳素；因乳腺导管欠通畅；遗传等因素。

乳汁的产生主要是通过泌乳反射来完成的。在脑底部的脑下垂体前叶会分泌一种泌乳素，可使乳房的腺体细胞分泌乳汁。婴儿的吸吮刺激乳头的神经末梢，这个刺激传到脑下垂体的前叶，产生泌乳素，再经过血液输送到乳房，使乳腺细胞分泌乳汁。吸吮的次数越多，乳房排空得越好，分泌的乳汁就越多。相反，如果不吸吮乳头，乳房就会停止泌乳。所以说，乳房是一个勤奋的供需器官，需要得越多，供给得就越多。

对于产妇分娩后乳汁不下的问题，可以用食疗来改善，但应循序渐进，不可操之过急。尤其在刚分娩后，脾胃功能尚未恢复，乳腺开始分泌乳汁，乳腺管还不够通畅，不宜食用大量油腻催乳食品；在烹调中少用煎炸，多取易消化的带汤的炖菜；食物以偏淡为宜，遵循"产前宜清，产后宜温"的传统，少食寒凉食物；避免进食影响乳汁分泌的麦芽、麦乳精、啤酒等。

除此之外，要维持足够的奶量，哺乳妈妈应适当增加摄入富含蛋白质的食物，如瘦肉类、蛋类等，尤其是要喝易发奶的汤水，如鸡汤、猪蹄汤、鲫鱼汤等，多吃新鲜蔬菜和水果。当然，乳量不足的新妈妈也可以食用配以药物的催乳食谱。这些催乳食疗方剂无不良反应，不仅可使乳汁稀少、乳量不足的哺乳妈妈增加乳汁，而且对产后妈妈的身体康复也大有裨益。

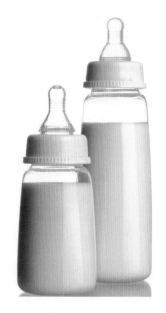

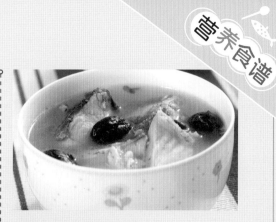

猪蹄黄花菜汤

材料： 猪蹄1对（重量约750克），黄花菜100克，冰糖30克。

做法

1. 将黄花菜用温水浸泡半小时，去蒂头，换水洗净，切成小段，备用。

2. 把猪蹄洗净，用刀斩成小块，放入砂锅内，再加清水适量，用旺火煮沸，加入黄花菜及冰糖，锅加盖，用文火炖至猪蹄烂时即可食用。

参芪武昌鱼

材料： 党参、黄芪各10克，武昌鱼1条（约750克），水发蘑菇、冬笋各20克。

调料： 白糖15克，黄酒、酱油、植物油、香油、葱、蒜、淀粉、姜末、盐各适量。

做法

1. 武昌鱼洗净，背上划十字花纹；水发蘑菇一切两半；姜、葱、蒜洗净备用。

2. 炒锅内放油，烧至七分热，放鱼炸成金黄色捞出沥油，再放旺火上下油少许，加白糖炸成金红色。

3. 将炸好的鱼、党参片、黄芪片加适量水同煮，烧开后，加入其他调味料调至温火，煨至汤浓鱼肉熟透。

4. 鱼捞出放入盘中，汁烧开后用淀粉勾芡，淋上香油即成。

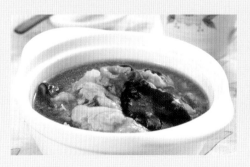

鲤鱼煮枣汤

材料： 鲤鱼1条（约500克），大枣30克。

调料： 料酒、盐各适量。

做法

1. 将大枣去核，清水冲洗干净，备用。

2. 将鲤鱼去鳞、内脏、鳃，清水洗净，放入锅中，加清水（1600克）、大枣、盐、料酒后，置于炉火上，煮至鱼肉熟烂，即可食鱼饮汁。

炖豆腐猪蹄香菇

材料： 豆腐、丝瓜各200克，香菇50克，猪前蹄1个（约1000克）。

调料： 盐10克，姜丝、葱段各5克，味精3克。

做法

1. 将猪蹄去净毛，清水洗净，用刀斩小块，备用。

2. 把豆腐放入盐水中浸泡10~15分钟，用清水洗净，切成小块，备用。

3. 将丝瓜削去老蒂头，清水中洗净，切成薄片，待用。

4. 将猪蹄置于洗净的锅中，加水约2500克，于炉火上熬煮，煮至肉烂时，放入香菇、豆腐及丝瓜，并加入盐、姜丝、葱段、味精，再煮几分钟即可离火。分数次食之。

产后眩晕

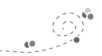

有些新妈妈产后会出现头晕目眩的症状，所以只能卧床休息而不敢活动，同时还会有胸部憋闷、恶心呕吐，或面色苍白、四肢发冷、出汗等症状，严重时会昏倒不省人事。

产后眩晕调养方案

中医理论认为，产后眩晕最常见证型主要有两种：

血虚气脱型产后眩晕：症状表现为产后阴道出血量多，突然头晕目眩，面色苍白，心悸，四肢厥冷，汗出淋漓，渐至昏迷不省人事，舌淡无苔，脉微欲绝。

血瘀气逆型产后眩晕：症状表现为产后阴道出血量少，小腹疼痛拒按，心胸满闷，恶心呕吐，神昏口噤，面、唇、舌色紫暗，脉涩。

中医认为，导致眩晕的原因主要有两种情况：一是生产时失血过多，心神失养，以致气虚血脱；二是血瘀气滞，扰乱心神而致血晕。

产后眩晕是比较严重的一种症状，如果不及时调养，会对产后妈妈的恢复带来严重的后果，所以，产后妈妈不但要注意日常生活细节的护理，还要多吃一些营养丰富的热汤类食物，以及热量高一些的食物；在饮食搭配上，一定要蛋白质、铁、维生素等尽量搭配齐全，同时应忌食生冷食物。每天以少食多餐为宜，避免引起产妇的胃部不适。建议吃以下几类食物。

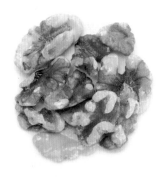

以血补血类	鸡血、鸭血、猪血等
水产类	海参、鳗鱼、墨鱼、鲫鱼、黄鳝等
畜禽蛋奶类	猪肝、猪蹄、肉骨头、乌骨鸡、鸡蛋、牛奶等
植物类	大枣、龙眼肉、葡萄、红糖、黑芝麻、核桃肉等

糯米葱粥

材料： 糯米100克，葱30克。

做法

1.糯米淘洗干净，放入锅中，加清水500克，先用大火煮开，改为中火续煮，至粥汁浓稠时改为小火。

2.葱洗净，切碎，待粥近熟时加入锅中，再煮片刻即成。

猪排炖黄豆芽汤

材料： 猪排500克，鲜黄豆芽200克。

调料： 料酒50克，葱、姜、盐、味精各适量。

做法

1.将猪排洗净切段，放入沸水中焯水，用清水洗净，放入锅中；黄豆芽洗干净。

2.锅中放清水，加入料酒、葱、姜，用大火烧沸后，改用小火炖1小时。

3.锅中放黄豆芽，以大火煮沸后，改用小火熬15分钟，加盐、味精，拣出葱、姜即可食用。

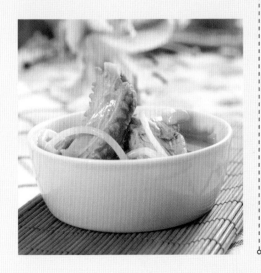

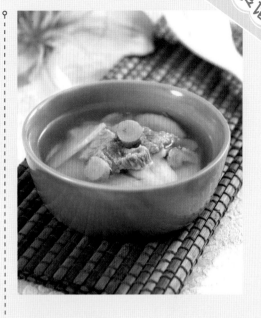

归芪羊肉汤

材料： 当归20克，黄芪50克，生姜15克，羊肉250克，山药30克。

调料： 盐适量。

做法

1.将羊肉洗净切片备用。

2.当归、黄芪用纱布包好，同羊肉、山药、生姜放入砂锅内，加适量水，用慢火炖汤，羊肉烂熟后放调味品。

海带炖肉片

材料： 水发海带100克，瘦肉100克，枸杞子5克，泡黄豆50克。

调料： 生姜10克，盐8克，绍酒3克。

做法

1.将海带（略烫）、枸杞子、泡黄豆洗净；瘦肉切成厚片；生姜去皮切片。

2.取炖盅1个，加入海带、瘦肉、枸杞子、泡黄豆、生姜，调入盐、绍酒，注入适量清汤，炖1.5小时即可。

产后贫血

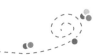

　　导致产后贫血有两方面的原因：一是妊娠期间就有贫血症状，但未能得到及时改善，分娩后不同程度的失血使贫血程度加重；二是妊娠期间孕妇的各项血液指标都很正常，产后贫血是由于分娩时出血过多造成的。

产后贫血调养方案

　　生产让产妇消耗大量体力，耗损身体，很容易使产后女性出现贫血等症状。

　　对于出现产后贫血的新妈妈来说，病情轻时，除面色略苍白外，无其他明显症状；病情较重者，则可有面黄、水肿、全身乏力、头晕、心悸、胃纳减退、呼吸短促等症状，并可能产生许多并发症，所以一旦被确诊为贫血，应及时治疗。如果在产后不及时治疗，会出现两方面的危害。

不利哺乳

　　新妈妈产后发生贫血时，自身的营养得不到补充，身体虚弱的时候会引起乳汁分泌不足，同时乳汁的含铁量减少影响宝宝对营养成分的吸收。一般贫血严重的新妈妈，进行母乳喂养常使宝宝营养不良，抵抗力下降，进而引发宝宝腹泻或感染疾病，影响宝宝体格及智力发育，对身体健康尤为不利。

不利恢复

　　分娩消耗了新妈妈的很多能量，造成产后身体虚弱。这种情况下，如果新妈妈又出现贫血，必定会导致产褥期延长，身体恢复减慢，甚至还会使新妈妈抵抗力下降，出现产褥期感染、发热等。还会导致乏力、低热、身体虚弱、头晕、指甲和嘴唇及眼皮苍白、烦躁或忧郁、昏昏欲睡等症状，贫血严重的新妈妈还可能发生子宫脱垂、产后内分泌紊乱、经期延长等疾病。

　　那么，新妈妈得了产后贫血该如何调理呢？俗话说，药补不如食补，长期服用药物会引起不良反应，导致消化功能障碍，也会使人不耐烦，唯有食物，不但味美，还能有多种变化来引起食欲。所以，发生贫血的新妈妈在咨询医生后，如果无须治疗，可以通过饮食调理来改善贫血症状。

李宁详解孕产期饮食营养

四物米粥

材料：当归、白芍各10克，熟地15克，川芎3克，粳米100克。

调料：盐2克。

做法

1.将四味中草药清洗干净，放入煮锅里，加清水适量，置于火上，煮1小时，去渣留汁，备用。

2.把粳米淘洗干净，直接倒入煮锅里，加入药汁，调整水量，置于火上，锅加盖，用旺火烧开，转用文火煮至粥熟后，放入盐调味，即可供食用。

当归羊肉羹

材料：羊肉600克，当归、黄芪、生姜片、党参各30克。

调料：料酒、味精、盐各适量。

做法

1.将羊肉撕去筋膜，洗净，切成小块，放入沸水锅里烫一下，捞起，备用。

2.把黄芪、党参、当归、姜片洗净后，装入干净的纱布袋里，备用。

3.将炒锅刷洗净，放入羊肉块、纱布药袋、料酒及水适量，用文火炖4小时，取出药袋，加入味精、盐调味，即可食用。

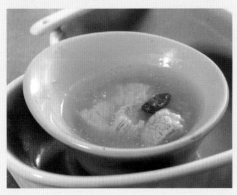

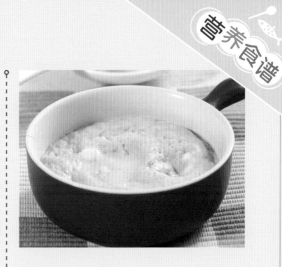

米酒蒸鸡蛋

材料：米酒500克，鸡蛋5个。

调料：糖桂花、白糖各适量。

做法

1.将鸡蛋打入碗内，倒入米酒，加入糖桂花、白糖，拌匀，备用。

2.煮锅里加入适量清水，把鸡蛋碗放入锅里，隔水炖1小时，即可食用。

珍珠三鲜汤

材料：鸡肉脯50克，豌豆50克，西红柿1个，鸡蛋清1个，牛奶25克，淀粉25克。

调料：料酒、盐、味精、高汤、香油适量。

做法

1.鸡肉剔筋洗净剁成细泥；5克淀粉用牛奶搅拌；鸡蛋打开去黄留清。把这三样放在一个碗内，搅成鸡泥，备用。

2.西红柿洗净后用开水滚烫去皮，切成小丁；豌豆洗净备用。

3.炒锅放在大火上，倒入高汤，放盐、料酒烧开后，下豌豆、西红柿丁，等再次烧开后改小火，把鸡肉泥用筷子或小勺拨成珍珠大小的小丸子，下入锅内，再把火开大待汤煮沸，入水淀粉，烧开后将味精、麻油入锅即成。

产后体虚

产后体虚多因分娩过程中失血过多；临产时用力过度；生产过程创伤；产后给婴儿哺乳，消耗较大所致。大部分妇女随着产后适度的营养和休养，可以较快恢复体质，而无不适反应，故不需要服药调理。

产后体虚调养方案

对于妈妈来说，生小孩是件美好而又非常辛苦的事。因为妊娠会导致妈妈身体各方面巨大的变化，分娩消耗了大量精气，坐月子让妈妈元气大伤，所以，这种情况之下，就算你平时体质再好也会感到从未有过的虚弱。

体虚是孕妇产后最常见的不适症状。多数妈妈会出现气血亏虚，如神疲气短、面色苍白、畏寒腹痛、头晕目眩等症，且产后体虚易感受风寒，从而导致产后身痛、关节痛等症。为什么会出现气血两虚呢？这主要是由于分娩时失血过多、用力、疼痛、创伤等导致新妈妈气、血、津液的损耗才出现的虚弱。因此，产后妈妈一定要注意体质的调理，让自己拥有一个健康的身体，同时给予宝宝最好的关怀。需要注意的是，月子期的饮食结构不合理可能造成产后体虚，会给身体带来极大的危害。那么在饮食上，产后妈妈该注意些什么？又该如何解决自己的饮食结构呢？

气虚者

症状： 说话无力、食欲不振、缺乏耐力、易头晕、易疲劳、嗜睡、四肢无力、面色白、易出汗。

生活饮食注意事项： 三餐要正常摄取，不要一忙就忘了吃饭，并注意积极摄取一些有营养的食物，如鱼、蛋、肉、奶、蔬果等。也可在医生指导下吃些调养身体的补品，如人参、黄芪。

血虚者

症状： 面色苍白或蜡黄、嘴唇不红、指甲无血色，妇女会出现经血过少、贫血、时常心慌、失眠、头晕、眼花、手足发麻冷凉等症状。

生活饮食注意事项： 在生活上注意多吃含铁质的食物，如葡萄、樱桃、苹果、深绿色蔬菜、鱼、蛋、奶、大豆、猪肝、鸡肝等。

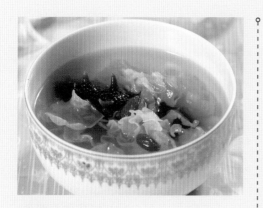

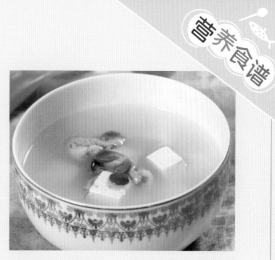

银耳乌龙汤

材料： 银耳5克，水发海参50克。

调料： 盐5克，味精5克，料酒8克。

做法

1.银耳温水泡开，去根蒂，清水洗净；海参洗净，切成小片。

2.将银耳、海参片一起放入开水锅中汆透，捞出滤去水分；锅内放入适量水、盐、味精及料酒、银耳、海参片，小火煨5分钟，盛入碗中。

3.另起锅，放入清汤200克、盐、味精及料酒，汤烧开，撇去浮沫，倒入盛银耳与海参片的汤碗中即可。

蛤蜊豆腐汤

材料： 蛤蜊250克，豆腐200克，咸火腿肉1大片，葱1根，姜2片，高汤1碗（500毫升左右）。

调料： 盐1小勺，白胡椒粉适量。

做法

1.蛤蜊用冷水淘洗几次，放入清水中静置2小时吐净泥沙备用。

2.热锅，把咸火腿肉切小块放入锅中煸出香味，再放入葱姜一起爆香。

3.倒入一碗高汤大火煮开。放入切块的豆腐煮开。再放入蛤蜊，中火加盖煮5分钟。最后调入盐和白胡椒粉即可。

芥菜煮莲藕

材料： 大芥菜、莲藕、鱼丸、大枣、熟鸡油各适量。

调料： 生姜、盐、味精、白糖各适量。

做法

1.大芥菜去叶留茎改刀成块；莲藕去皮切块；大枣泡透；生姜去皮切片。

2.烧锅加水，待水开时投入大芥菜块、莲藕块煮去其中苦味，捞起冲透。

3.另烧锅下油，放入姜片、大芥菜块、莲藕块、大枣，注入清汤、鱼丸点透，调入盐、味精，再煮5分钟即可食用。

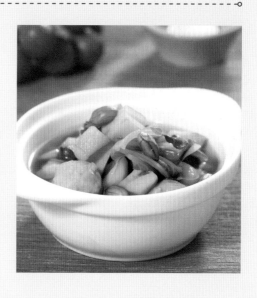

产后便秘

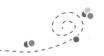

妈妈产后饮食如常，但大便数日不行或排便时干燥疼痛难以解出者，称为产后便秘，是最常见的产后疾病之一。产妇便秘可通过身体运动，促进肠蠕动，帮助恢复肌肉紧张度等方法加以预防。

产后便秘调养方案

产后几乎所有的新妈妈都会便秘，这是因为分娩前后基本不进食，腹压降低不易用劲，会阴切开或痔疮疼痛不能用劲，产后卧床休息等各种不利条件相互叠加所致。此外，新妈妈在产后几天内的饮食单调，往往饮食中缺乏纤维素食物，尤其缺少粗纤维，这就减少了对消化道的刺激作用，也使肠蠕动减弱，影响排便。

如果产后有便秘，需加紧改善，因为便秘会带来很多问题，不仅影响产妇的心情，更重要的是可能带来一系列的不良后果。

引起肛肠疾患。便秘时，排便困难，粪便干燥，可直接引起或加强肛门直肠疾患，如直肠炎、肛裂、痔等。

胃肠神经功能紊乱。便秘时，粪便潴留，有害物质被重吸收可引起胃肠神经功能紊乱而致食欲不振、腹部胀满、嗳气、口苦、肛门排气多等表现。

诱发心脑血管疾病。临床上因便秘用力而增加腹压，屏气使劲排便造成的心脑血管疾病发作有逐年增多趋势。如诱发心绞痛、心肌梗死、脑出血、中风猝死等。

影响大脑功能。便秘时代谢产物久滞于消化道，在细菌的作用下产生大量有害物质，如甲烷、酚、氨等，这些物质部分扩散进入中枢神经系统，会干扰大脑功能，突出表现为记忆力下降、注意力分散、思维迟钝等。

以上危害并非都会出现，但足以说明必须在日常生活中加强便秘的预防和治疗，将便秘赶走。

可通过身体运动，促进肠蠕动。健康、顺产的产妇，产后第二天即可开始下床活动，逐日增加起床的时间和活动范围。也可以在床上做产后体操，做缩肛运动，锻炼骨盆底部肌肉，促使肛门部血液回流。

注意保持每日定时排便的习惯。有些产妇的大便并非干结，但却不易解下，每次大便，憋气用力，精疲力竭却解不下来。这种情况就应该养成定时排便的习惯。即使无便可排，也应该在便桶上坐一会儿，久而久之，便会形成条件反射，养成定时排便的习惯。

在饮食上，要合理搭配，荤素结合。产后可以适当吃一些新鲜的蔬菜瓜果。少吃辣椒、胡椒、芥末等刺激性食物，尤其是不可饮酒。香油和蜂蜜有润肠通便作用，产后宜适当食用。

炖参肠

材料： 海参、猪大肠各200克，黑木耳50克，葱、姜各5克。

调料： 酱油10克，料酒50克。

做法

1.将海参用水发好，去肠肚切成条。

2.木耳用水发好，洗净，切成条。

3.猪大肠洗净，切10厘米长的段。

4.锅内放入水烧开，将海参、大肠分别焯一下；将大肠放入锅内加水煮至五分熟，放海参、葱、姜、料酒、酱油，煮至海参、大肠酥烂后加木耳，再煮至木耳熟时即可。

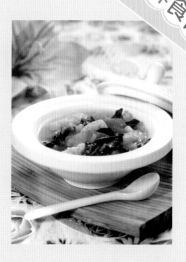

核桃仁拌芹菜

材料： 芹菜300克，核桃仁50克。

调料： 盐、味精、香油各适量。

做法

1.将芹菜择洗干净，切成3厘米长的段，下沸水锅中焯2分钟捞出，注意不要焯得太熟。

2.焯后的芹菜用凉水冲一下，沥干水分，放盘中，加盐、味精、香油。

3.将核桃仁用热水浸泡后，去掉表皮，再用开水泡5分钟取出，放在芹菜上，吃时拌匀即可。

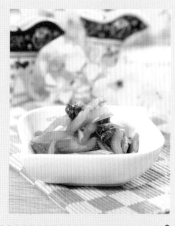

鲜蘑蛋白

材料： 鲜蘑12个约100克，鸡蛋清3份，菜叶5片。

调料： 植物油、盐、味精各适量。

做法

1.将蛋清放入碗中，加1克盐搅打散开。取12只汤匙，抹上一层薄薄的油，蛋清分别在匙内摊平，每个汤匙中摆上一个鲜蘑，上笼蒸3分钟左右取出，晾凉后将汤匙中的蛋清一一磕出。

2.锅放炉火上，放入食用油烧热，下菜叶炒几下，加入罐头鲜蘑水150克、盐、味精、蛋清、鲜蘑，烧开后盛入汤盘即成。

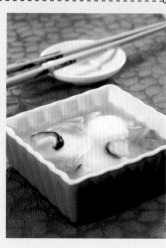

产后腹痛

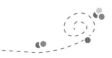

妇女下腹部的盆腔内器官较多，出现异常时，容易引起产后腹痛，包括腹痛和小腹痛，以小腹部疼痛最为常见。

产后腹痛调养方案

产后腹痛，是妇女下腹部的盆腔内器官出现异常时引起的腹痛。产后腹痛多是由于子宫收缩所致。子宫收缩时，引起血管缺血，组织缺氧，神经纤维受压，所以产妇会感到腹痛。当子宫收缩停止时，血液流通，血管畅通，组织有血氧供给，神经纤维解除挤压疼痛消失，这个过程一般在1~2天内完成。

初产妇因子宫纤维较为紧密，子宫收缩不甚强烈，易复原，且复原所需时间也较短，疼痛不明显。如果产妇由于多次妊娠，子宫肌纤维多次牵拉，复原较难，疼痛时间相对延长，且疼痛也较初产妇剧烈些。

中医认为，产后腹痛是正常的生理现象。如果疼痛时间超过1周，并为连续性腹痛，或伴有恶露量多、色暗红、多血块、有秽臭气味，多属于盆腔有炎症，应请医生检查治疗。

产妇若在月子中起居不慎，或受生冷，或腹部触冒风寒，或用冷水洗涤，使寒邪乘虚而入，血脉凝滞、气血运行不畅，不通则痛。有的产妇产后因过悲、过忧、过怒，使肝气不舒，肝郁气滞，则血流不畅，以致气血瘀阻，也会造成腹痛。也有的产妇因产后站立、蹲下、坐、卧时间过长，持久不变换体位，引起瘀血停留，而致下腹疼痛坠胀，甚至引起疼痛。

因本病一般发生于产后几天，所以饮食应以营养丰富、易于消化为宜，但由于产妇产后一般食量较大，故饮食应有节制，以防止发生伤食腹痛，另外，应忌食寒凉生冷之物及一些易引起胀气的食物。此外，可选择食用一些药膳来帮助减轻症状。以下食谱对产后腹痛有一定疗效，可以酌情选用。

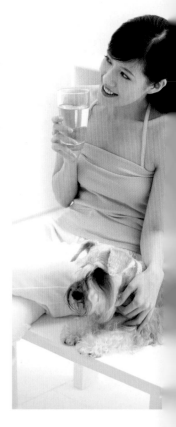

当归炖羊肉

材料： 当归30克，羊肉400克，枸杞子5克，玉竹10克。

调料： 生姜10克，葱10克，盐8克，胡椒粉少许，绍酒3克。

做法

1.将枸杞子、玉竹洗净；当归、生姜切成片；羊肉切成块；葱切成段。

2.锅内烧水，待水开后，投入羊肉块，用中火煮尽血水，捞起备用。

3.取炖盅1个，加入羊肉、当归、枸杞子、玉竹、生姜、葱，注入适量清汤，调入盐、胡椒粉、绍酒炖约2小时即可。

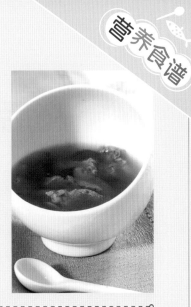

山药羊肉汤

材料： 羊肉250克，山药100克。

调料： 盐、味精、料酒、葱、姜、胡椒粉各适量。

做法

1.羊肉洗净入沸水汆一下，除去血水；姜、葱洗净后拍软备用。

2.将山药切成长斜片，与羊肉一起置于锅中，注入适量清水，加入姜、葱、胡椒粉、料酒炖至烂熟，捞出羊肉放凉。

3.将羊肉切成片，装入碗中，再将原汤除去姜、葱，略加调味，连山药一起倒入羊肉碗内即可。

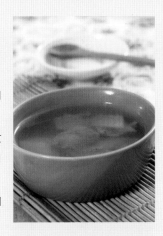

八宝鸡

材料： 肥母鸡1只（约1500克），猪肉500克，党参、白术、茯苓、炙甘草、熟地、白芍各10克，当归15克，川芎6克。

调料： 盐15克，葱、姜各10克，味精3克。

做法

1.鸡洗净，切成小块；猪肉洗净，切成小块。

2.味中药用干净纱布包裹。

3.将鸡肉、猪肉放入锅中，加适量水，并把药包放入锅中，置火炉上煎煮。先用旺火烧开，撇去浮沫，加入葱、姜、盐，改用小火炖至鸡肉及猪肉烂熟，去药包，加入味精，分数次食肉喝汤。

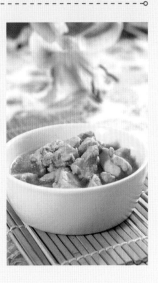

尊养食谱

产后恶露

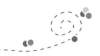

产妇分娩后随子宫蜕膜特别是胎盘附着物处蜕膜的脱落，含有血液、坏死蜕膜等组织经阴道排出称为产后恶露。一般情况下，产后3周以内恶露即可排净，如果超过3周仍然淋漓不绝，即为恶露不尽。

李宁详解孕产期饮食营养

🥕 产后恶露调养方案

无论是顺产还是剖宫产，女人都要经历产后复原这一特殊时期，而恶露是这一时期特有的现象。

正常情况下，产后3周左右恶露即净，若超过3周恶露仍不净，则为病理现象。量或多或少，色或淡红或深红或暗紫，或有血块，或有臭味或无臭味；产妇常伴有腰酸痛、下腹坠胀疼痛，有时可有发热、头痛、关节酸痛等症状，妇科检查可发现子宫复旧不良。

恶露不正常的情况有多种，具体要按相关表现来调理或就医。需要注意的是，在恶露排出的关键时期，产后妈妈在饮食上一定要注意，应以清淡、稀软、多样化为主。忌生冷、辛辣、油腻、不易消化的食物。为免温热食物助邪，可多吃新鲜蔬菜。气虚者，可喝一些鸡汤、桂圆汤等。血热者可食梨、橘子、西瓜等水果，但宜温服。血热、血瘀、肝郁化热的病人，应加强饮品服食，如藕汁、梨汁、橘子汁、西瓜汁，以清热化瘀。脾虚气弱的患者，遇寒冷季节可增加摄入羊肉、狗肉等温补食品。肝肾阳虚的病人，可增加摄入滋阴食物，如甲鱼、龟肉等。

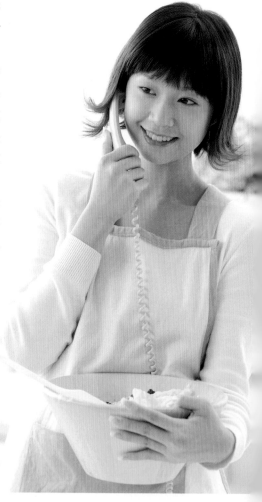

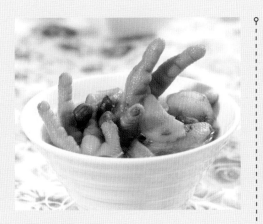

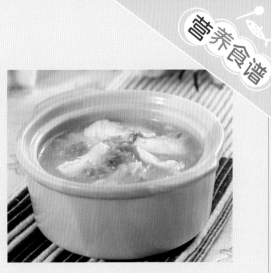

花生鸡脚汤

材料： 鸡爪10只（约200克），花生5克。

调料： 姜片、盐各3克，味精1克，鸡油10克，黄酒适量。

做法

1.先将鸡脚剪去爪尖，洗净；把花生米放入温水中浸泡半小时后，换用清水洗净。

2.将盛有适量清水的锅置于火上，用旺火将水煮沸，放入鸡脚、花生米、黄酒、姜片，盖上锅盖，煮2小时后，加入适量的盐、味精，再用文火焖煮一会儿，浇上鸡油，即可食用。

黄鱼羹

材料： 净黄鱼肉、葱末、嫩笋、熟火腿、鸡蛋、清汤各适量。

调料： 绍酒、味精、姜汁水、姜末、葱段、盐、湿淀粉、植物油各适量。

做法

1.黄鱼肉切片；嫩笋、熟火腿切成末；鸡蛋打散。

2.起锅热油，将葱段、姜末煸出香味，将鱼片落锅，放入绍酒、姜汁水、清汤、笋末、盐烧沸，后加入味精、湿淀粉勾芡，淋入鸡蛋液和植物油，用手勺推匀，盛在汤盘中，撒上葱末、熟火腿末即可。

鸡子羹

材料： 鸡蛋3个，阿胶30克，甜酒100克。

调料： 盐1克。

做法

1.先将鸡蛋打入碗内，用筷子搅匀，备用。

2.把阿胶打碎，在锅内炒泡，加入甜酒和少许清水，用小火煎煮，待胶化后，倒入鸡蛋，点入盐调味，稍煮片刻即可食用。

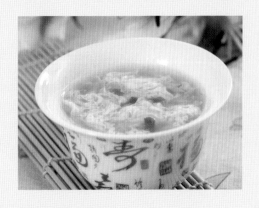

产后抑郁

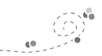

产后忧郁症是指产后出现一过性忧郁状态，表现为情绪低落、食欲不振、头昏、乏力、失眠、沮丧、焦虑、易怒、缺乏信心。很多产妇曾经有过类似反应，一般症状轻微、病程短暂，但有极少数忧郁状态持续存在，可发展为产后抑郁症。

产后抑郁调养方案

产后抑郁症已成为新妈妈常见的产后疾病之一，这是由分娩后内分泌环境的急剧变化和一些外在因素引起的。

月子里的哺乳妈妈还没完全适应小家庭里的添丁进口，再加上身体的疼痛不适，比较容易产生一些情绪问题。带小宝宝的疲劳，在心里总会有一些落差，如果不及时调整好心情，就容易导致产后抑郁症。

产后抑郁症多在产后2周发病，产后4～6周症状明显。临床症状表现与一般抑郁症相同，其显著特征是情绪低落，持续时间较长，呈心理功能下降或社会功能受损的消极情绪状态，常感到心情压抑，情感淡漠，对身边的人充满敌意，与家人及丈夫关系不协调，睡眠障碍。重者甚至绝望，出现自杀或杀婴倾向。母亲角色的适应不良，将会影响乳汁的分泌，影响产妇的产后恢复，甚至影响家庭生活和夫妻关系，如不及时发现并予以纠正，后果严重。

引起产后抑郁症的因素较多，从怀孕到分娩，体内激素水平发生了巨大变化，是产后抑郁症发生的生物学基础。另外，家庭遗传也有一定的影响。

心理因素：产妇往往为分娩时的疼痛、是否能顺利分娩、分娩中母子能否安全、婴儿是否健康、

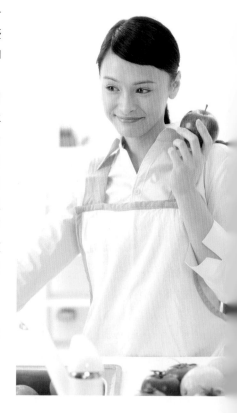

婴儿性别是否理想等担忧，承受着一系列复杂的心理压力。另外，一些家庭在产前对孕妇百般呵护，而分娩后则是以孩子为中心，使产妇感觉受到冷落，从而出现心理失衡现象。

社会因素：不良的分娩结局，如死胎、畸形儿及家庭对婴儿性别的反感，缺乏家庭和社会的支持与帮助，是产后抑郁症发生的危险因素。而现在有些家庭尤其是条件富裕者，产后过分强调产妇休息，有关婴儿的日常护理全部由家人负责，不让产妇参与其中，使其未能真正进入母亲角色，也是产后抑郁症发生的诱发因素。

食物中所含的维生素和氨基酸对于人的精神健康具有重要影响。如果缺乏某种单一营养物质也能引起抑郁症，这种情况可以多吃富含B族维生素的食物，如粗粮、鱼等。另外，心情不好的妈妈可以多吃些甘甜的食物，如大枣、黑枣、龙眼干、红糖、葡萄干等，甜食有转换心情的效果，可以使人产生愉悦感。

专家提示

产后抑郁症一般不需要药物治疗，如果症状严重且持续时间长，就需要找医生咨询了。

🥕 远离产后忧郁症

大多数女性分娩后都经历过所谓的产后忧郁症，具体表现为感觉悲伤，总有一种哭泣的冲动。这种状况通常发生在产后4天。对大多数新妈妈来说，产后忧郁症只持续几天的时间，若产后长期忧郁，应及时看心理医生。

妈妈自身积极调理情绪

1.**关爱自己：** 由于要忙于照顾孩子，新妈妈可能休息不够。在宝宝睡觉的时间，可以暂时将宝宝托付给亲人看管，自己抓紧时间去休息一下，不要占用这段时间去处理别的事。只有休息好了，心情才会更容易放松。

2.**出去走走，换换心情：** 新妈妈尽量每天都抽出一点时间来放松一下，而不要总是把自己闷在昏暗的室内睡觉、吃饭或者给孩子喂奶。长期如此得不到有力的情绪宣泄，很容易走向抑郁。像散步或瑜伽之类比较轻柔的运动可以使新妈妈的心灵变得沉静。

3.**和其他新妈妈多沟通：** 出去认识一些新朋友，和社区、公园里的新妈妈一起聊聊天，有相同经历的人会让新妈妈感觉到自己并不孤独。

4.**积极与爸爸沟通：** 有些新妈妈担心自己生孩子后因为体型不好看而影响夫妻感情，也有的新妈妈担心孩子以后的上学、工作等。这些令自己焦虑的事情请和新

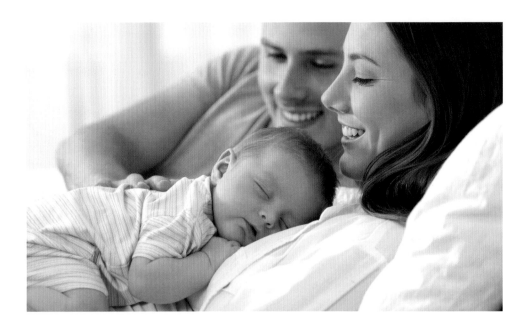

爸爸说一说，会发现事情其实并没有那么坏。

5.**寻求医生帮助：** 如果新妈妈感觉自己的忧郁状况十分严重，自己已经无法应对，一定要积极向医生求助，进行有效的产后忧郁症治疗。

爸爸积极从旁帮助

1.**多与妈妈谈心：** 新爸爸可以多和新妈妈沟通，问问新妈妈最近的感受，也可以多和新妈妈讲一些笑话、小故事，分享一下自己在外面的有趣见闻。多聊天谈心，有助于及时释放自己内心的压力与烦恼，当有人能够真诚耐心地来听自己的倾诉时，新妈妈自然就会有一种如释重负的感觉。

2.**帮助妈妈树立信心：** 新妈妈的顾虑有很多都是因为对自己的不自信、对未来生活的担忧带来的，新爸爸及时细心的安抚与帮助可以起到很大的作用。

3.**生活方面细心照顾：** 月子里，新爸爸应该尽一切可能包揽家务，这样会让新妈妈心理有一种安全感，觉得新爸爸时刻爱护着自己和孩子。等到新妈妈能够下床走动后，新爸爸要多陪新妈妈散步等，接触外面的世界也有利于新妈妈走出抑郁的情绪。

专家提示

自我放松的训练方法：

握拳。双手伸直紧握拳头，紧握到手发抖后，再慢慢放松，这个练习能帮助个人体验身体放松与紧绷的感觉。

咬牙。咬紧牙关直到不能再紧为止，再慢慢放松，这个方法有与握拳同样的作用。

静坐。想象自己置身在山里、海边或任何能使自己心情愉快的地方。

小炒虾仁

材料： 鲜虾仁50克，西芹250克，白果仁、杏仁、百合各25克。

调料： 盐、油、味精等各适量。

做法

1.西芹切段或片，与白果仁、杏仁、百合等一同焯水。

2.虾仁上浆，并放在油锅里过一下。

3.取出后与西芹等一同炒熟，放入调味料调味即可。

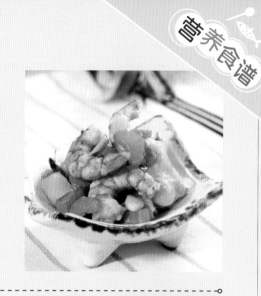

果仁巧克力

材料： 巧克力100克，杏仁、腰果、花生仁各15克。

做法

1.将果仁切碎，铺在烤盘上入烤箱，以150℃烤约3分钟，至果仁稍变黄并有香味溢出即可。

2.将巧克力切细碎，以隔水加热的方式融化，勿超过40℃，巧克力才不会变质而保持光泽。

3.将果仁碎倒入巧克力酱中，拌匀，倒入模具中待其冷却凝固即可。

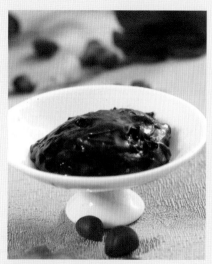

猪肉苦瓜丝

材料： 猪肉丝150克，苦瓜300克，小青椒3个。

调料： 葱丝、姜丝、酱油、盐、油各适量。

做法

1.苦瓜切丝；青椒破口去子切粗丝。

2.将炒锅洗净烤干，不放油，放入苦瓜和青椒干煸到水分干备用。

3.锅中放油烧热，放入肉丝快炒，水分快干时放葱、姜丝、酱油、苦瓜和青椒，煸炒片刻再放盐调味即可。

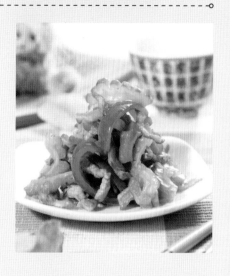

图书在版编目（CIP）数据

李宁详解孕产期饮食营养 / 李宁编著. -- 成都：
四川科学技术出版社，2020.6
ISBN 978-7-5364-9818-1

Ⅰ．①李… Ⅱ．①李… Ⅲ．①围产期－营养学－基本
知识 Ⅳ．①R153.1

中国版本图书馆CIP数据核字（2020）第084643号

❄ ❄ 李宁详解孕产期饮食营养 ❄ ❄

LINING XIANGJIE YUNCHANQI YINSHI YINGYANG

编 著 者：李 宁

出 品 人：程佳月
责 任 编 辑：胡小华
封 面 设 计：仙 境
责 任 出 版：欧晓春
出 版 发 行：四川科学技术出版社
　　　　　　地址：成都市槐树街2号　邮政编码：610031
　　　　　　官方微博：http://weibo.com/sckjcbs
　　　　　　官方微信公众号：sckjcbs
　　　　　　传真：028-87734037
成 品 尺 寸：170mm×240mm
印 　 张：19
字 　 数：380千
印 　 刷：雅迪云印（天津）科技有限公司
版次/印次：2020年8月第1版　2020年8月第1次印刷
定 　 价：55.00元

ISBN 978-7-5364-9818-1